간을 살리는 밥상

간 건강은 식탁에서 회복된다!

간을 살리는 밥상

간 건강은 식탁에서 회복된다!

주부의벗사 지음 | 이동수 · 김기욱 감수
윤혜림 옮김

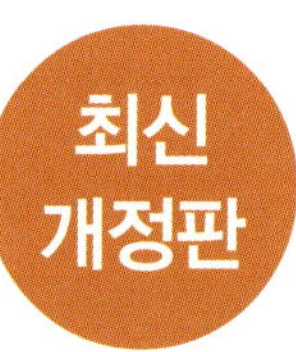

전나무숲

간 건강은 결국 식탁에서 시작된다!

남들보다 몇 배나 더 많은 일을 하면서도 힘든 기색을 드러내지 않고, 웬만한 손상에도 소리조차 내지 않는 장기가 있다. 그러나 이런 묵묵함과 참을성은 때로 스스로를 위태롭게 만들기도 한다. 바로 '인내의 장기', '침묵의 장기'라 불리는 간(肝)이다.

간은 심장, 신장과 함께 생명 활동을 지탱하는 핵심 기관이지만, 그 역할을 정확히 알고 있는 사람은 많지 않다. 흔히 '간이 안 좋다' 하면 술을 원인으로 떠올리지만, 실제로는 다양한 요인이 간 질환을 일으킨다.

과거에는 우리나라에서 B형·C형 간염 바이러스 감염이 주요 원인이었다. B형 간염은 한때 인구의 5~8%가 보유했으나 현재는 백신 보급으로 약 3% 수준으로 감소했고, C형 간염 역시 일부에서 발견되지만 최근에는 직접 작용 항바이러스제(DAA)로 치료가 가능해졌다. 반면 최근에는 알코올성 간 질환과 대사이상 연관 지방간 질환(MASLD)이 빠르게 증가하며 새로운 주요 원인으로 떠오르고 있다.

간 질환의 가장 큰 문제는 초기에는 뚜렷한 증상이 거의 없다는 점이다. 이 때문에 치료 시기를 놓치기 쉽고, 병원을 찾았을 때는 이미 간경변증이나 간암으로 진행된 경우도 적지 않다. 하지만 간 건강은 병원에서의 치료만으로 지켜지는 것이 아니다. 우리가 매일 먹는 음식과 생활습관이 간의 상태를 좌우한다. 결국 간 건강은 증상이 나타난 이후가 아니라, 매일의 식탁에서 시작된다.

이 책은 간을 이해하는 것에서 출발해, 내 간 상태를 알고, 식사의 기준을 세우고,

이를 생활 속에서 실천하는 방법까지 단계적으로 안내하는 실용 건강서다. 간 질환을 예방하고 회복하려는 환자와 가족, 그리고 평소 간 건강을 지키고 싶은 모든 사람에게 가장 현실적인 기준과 방법을 제시한다.

Part 1 간의 역할과 특징, 간 질환의 원인과 종류를 통해 간을 이해한다.

Part 2 검사와 진단을 통해 내 간 상태를 정확히 파악한다.

Part 3 간을 살리는 식사의 기준을 바꾸고, 무엇을 어떻게 먹어야 할지 정리한다.

Part 4 간에 좋은 식품의 성분과 작용을 이해하고, 이를 제대로 활용한다.

Part 5 57가지 레시피로 매일 실천할 수 있는 간 건강 식탁을 완성한다.

Part 6 기능별 건강식을 통해 간 회복을 돕는 식사의 효과를 높인다.

Part 7 식사와 함께 실천해야 할 생활요법과 습관을 제시한다.

Part 8 Q&A 형식으로 간 질환에 대한 오해를 바로잡고, 관리 기준을 정리한다.

이 책이 여러분의 든든한 '간 건강 지킴이'가 되어, 간 질환의 예방과 회복은 물론 평생 건강을 관리하는 길잡이가 되기를 바란다.

간을 지키는 가장 확실한 방법은 특별한 약이 아니라, 매일의 식사와 생활습관을 바꾸는 것이다.

침묵의 장기, 간을 지키는 법

의학이 눈부시게 발전하면서 많은 질환이 완치되거나 장기적인 관리가 가능해 졌지만, 만성 간 질환(만성간염, 간경변증, 간암을 포괄하는 개념)은 아직까지도 근본적인 치료법이 완전히 확립되었다고 말하기 어렵다. 간은 병이 상당히 진행될 때까지 자각 증상이 거의 없어 '침묵의 장기'로 불리며, 이 때문에 발견과 치료가 늦어지는 경우가 많다.

실제로 우리나라 사망 통계에서도 간 질환은 여전히 주요 사망 원인 상위 10위 안에 들어 있으며, 특히 30~50대 중년층에서의 만성 간 질환은 가정과 직장에서 중심적인 역할을 하는 연령대라는 점을 생각하면 가정과 사회 전체에 큰 부담으로 이어질 수 있다.

우리나라 만성 간 질환의 주요 원인은 전통적으로 만성 B형 간염, 만성 C형 간염, 알코올성 간 질환이지만 최근에는 대사이상 연관 지방간 질환(MASLD)이 급격히 증가하면서 새로운 주요 원인으로 빠르게 부상하고 있다. 만성간염이나 간경변증 등 만성 간 질환은 원인에 따라 양상이 다르지만, 간 기능 보호와 합병증 예방이라는 관리 원칙은 공통적이다. 다만 항바이러스 치료, 절주, 생활습관 교정 등 원인에 따른 치료법은 반드시 함께 이루어져야 한다. 또한 간암 환자의 대부분은 이러한 기저 질환을 동반하기 때문에 암 치료와 더불어 만성 간 질환 관리 역시 지속적으로 이루어져야 한다.

치료는 크게 일반적 치료(공통 관리)와 원인적 치료(질환 원인 교정)로 나눌 수 있다. 만성 간 질환은 무엇보다 장기적이고 꾸준한 관리가 필수이므로 환자와 보호자 모두 최신 치료법과 생활습관 개선에 관한 정보를 자연스럽게 높은 관심으로 받아들이게 된다.

오늘날 우리는 간에 관한 수많은 정보를 손쉽게 접할 수 있다. 그러나 특히 만성 간 질환 치료와 관련된 정보는 지나치게 방대해 일부는 상용 약제 외에 민간요법이나 건강기능식품을 과신하게 만들어 오히려 증상을 악화시키는 경우도 적지 않다. 이러한 현실에서 만성 간 질환에 대해 정확하고 이해하기 쉬운 정보를 제공하는 책이 필요하다.

이 책은 간의 구조와 기능, 간 질환의 원인과 증상, 진단과 치료를 간결하고 알기 쉽게 정리했으며, 특히 환자들에게 중요한 영양 관리 부분을 충실히 다루고 있다. 간 건강에 필요한 영양소와 유익한 식품, 그리고 실생활에서 쉽게 실천할 수 있는 조리법까지 함께 소개해 간 질환 관리에 실질적인 도움을 줄 수 있도록 구성하였다.

이 책을 통해 얻은 지식을 바탕으로 올바른 관리 방법을 실천하여 많은 사람들이 스스로의 간 건강을 지키는 데 도움이 되기를 바란다. 결국 간 건강은 특별한 치료 이전에 매일의 식탁과 생활습관에서 시작된다는 사실을 이 책이 다시 한번 일깨워 주기를 기대한다.

_ 가톨릭대학교 대전성모병원 교수 이동수

Part 1 간을 이해하면, 관리가 시작된다

Part 2 간 상태를 정확히 아는 것이 먼저다

Part 3　간을 살리는 식사의 기준을 바꾼다

Part 4　간에 좋은 식품, 제대로 알고 활용한다

Part 5　매일 실천하는 간 건강 식탁

주요리

돼지고기로 만드는 주요리

닭고기로 만드는 주요리

쇠고기로 만드는 주요리

다짐육으로 만드는 주요리

생선으로 만드는 주요리

Part 6   간을 회복시키는 특별 건강식

Part 7   식사만큼 중요한 생활습관과 요법

Part 8 간 질환, 가장 많이 묻는 질문에 답한다

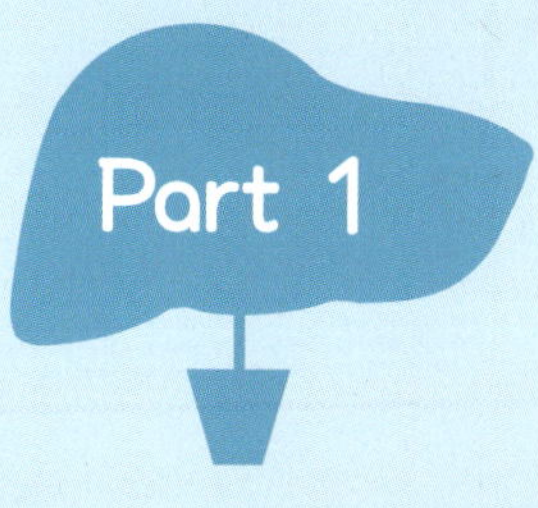

간을 이해하면, 관리가 시작된다

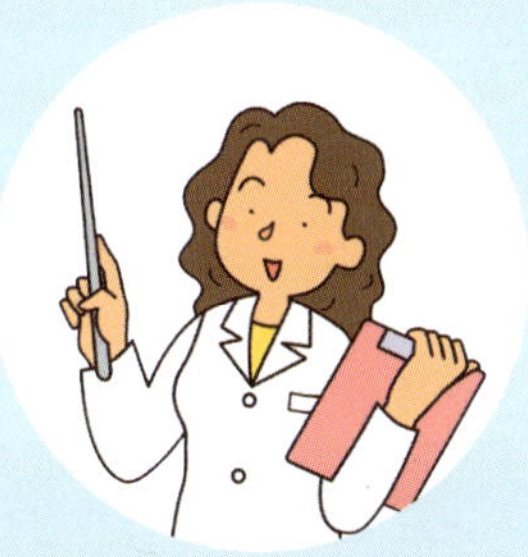

간은 영양소를 대사하고 유해물질을 해독하며 담즙을 만들어내는 '인체의 화학공장'이다. 하지만 예비 능력과 재생 능력이 뛰어나 상당 부분이 손상되어도 뚜렷한 증상이 나타나지 않아 '침묵의 장기'라 불린다. 이 장에서는 간의 역할과 특징, 간 질환의 원인과 종류를 통해 간 건강 관리의 출발점을 이해할 수 있다.

참여한 전문가들

- 나카시마 토시아키(中嶋 俊彰) : 사이세카이 교토부병원 원장 · 교토부립 의과대학 임상교수
- 오니시 쿠니히코(大西 久仁彦) : 오니시내과 원장
- 노무라 키주로(野村 喜重郎) : 노무라소화기내과 원장

간은 우리 몸에서
어떤 일을 하는가?

모세혈관망으로 이루어진 체내 '화학공장'

간은 인체에서 가장 큰 장기로 무게가 1.2kg 정도 된다. 쉬지 않고 영양소를 대사하고 수백 가지 유해물질을 해독하는 '인체의 화학공장'이다.

간 내부에는 모세혈관 모양의 미세 혈관계(혈관동, hepatic sinusoids)가 촘촘히 분포해 있다. 혈액은 간동맥과 문맥을 통해 간으로 들어오고, 간정맥을 거쳐 다시 몸 밖으로 빠져나간다. 간세포에서는 지방 소화에 필요한 담즙이 만들어진다. 간은 우리 몸에서 200가지가 넘는 일을 하지만, 그 기능은 크게 다음 세 가지로 나눌 수 있다.

- **대사 작용 : 인체에 필요한 물질을 분해·합성·저장한다.** 음식물에서 얻는 3대 영양소(탄수화물, 단백질, 지방)를 화학반응을 통해 몸에 필요한 형태로 분해·합성하고, 필요할 때를 대비해 저장한다.
- **해독 작용 : 유해물질을 분해하여 배출한다.** 몸속에 생성된 암모니아 등의 노폐물이나 외부에서 들어온 약물, 알코올, 환경 독소 등을 분해하여 배출한다.
- **담즙 생성 : 지방의 소화를 돕는다.** 지방을 소화하는 데 필요한 담즙을 만든다. 담즙은 담낭(쓸개)에 임시로 저장되었다가 필요할 때 십이지장으로 분비된다.

이 밖에도 간은 다음과 같은 중요한 일들을 한다.

- 오래된 적혈구와 불필요한 호르몬을 분해한다.
- 적혈구 생성에 필요한 철분을 저장하여 혈액 형성에 이용한다.
- 비타민을 저장하거나 활성 형태로 전환한다.
- 간에 존재하는 면역세포(쿠퍼세포)는 혈액 속 세균을 제거하고, 면역 물질을 만들어 우리 몸의 방어력을 높인다.

예비 · 재생 능력이 뛰어난 '침묵의 장기'

간에서는 분당 약 1.5ℓ의 혈액이 순환하며, 하루에 약 2,000ℓ가량의 혈액을 처리한다. 이 수치는 와인병 수천 병에 해당하는 양으로, 그만큼 간의 대사와 해독 작용이 생명 유지에 얼마나 중요한지 보여준다.

간이 손상되어 제 기능을 하지 못하면 유해물질이 제대로 제거되지 못하고 몸속에 쌓인다. 그 독성 물질이 뇌에까지 영향을 미치면 뇌세포가 손상되어, 심한 경우 생명까지 위협받을 수 있다. 간은 이런 위험에 대비해 놀라운 예비 능력을 지니고 있다. 간세포는 스스로 분열해 손상된 부위를 보완할 수 있으며, 이 덕분에 상당 부분이 손상되어도 대사와 해독 기능을 유지한다. 또한 재생 능력이 탁월해, 수술로 간의 70~80%를 절제하더라도 수개월 안에 원래 크기와 기능을 거의 회복한다. 이처럼 간세포가 파괴되어도 나머지 세포들이 역할을 대신하기 때문에 초기에는 특별한 증상이 나타나지 않는다. 이 대단한 '참을성' 덕분에 간은 '침묵의 장기'라 불린다.

간 질환은 다른 질환과 달리 초기 증상이 거의 없어 발병 사실을 알아차리기 어렵다. 의학 보고에 따르면 간 질환을 자각하는 사람 중 약 30%는 황달이 생긴 뒤에야, 나머지 대부분은 건강검진을 통해 우연히 발견한다고 한다. 이런 점을 고려하면 간 건강을 지키기 위해서는 정기적인 간 기능검사는 물론, 평소 간 질환에 대한 바른 이해와 지식을 갖추어 스스로의 간 기능을 꾸준히 점검하는 습관이 무엇보다 중요하다.

간의 위치와 구조

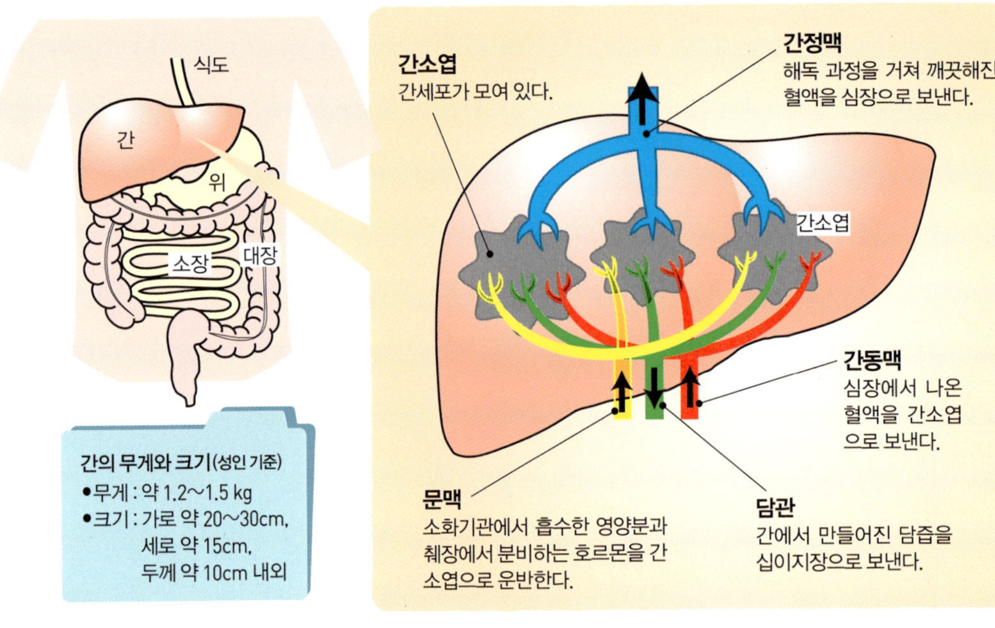
식도
간
위
소장
대장

간의 무게와 크기 (성인 기준)
• 무게 : 약 1.2~1.5 kg
• 크기 : 가로 약 20~30cm,
  세로 약 15cm,
  두께 약 10cm 내외

간소엽
간세포가 모여 있다.

간정맥
해독 과정을 거쳐 깨끗해진
혈액을 심장으로 보낸다.

간소엽

간동맥
심장에서 나온
혈액을 간소엽
으로 보낸다.

문맥
소화기관에서 흡수한 영양분과
췌장에서 분비하는 호르몬을 간
소엽으로 운반한다.

담관
간에서 만들어진 담즙을
십이지장으로 보낸다.

간의 기능과 역할

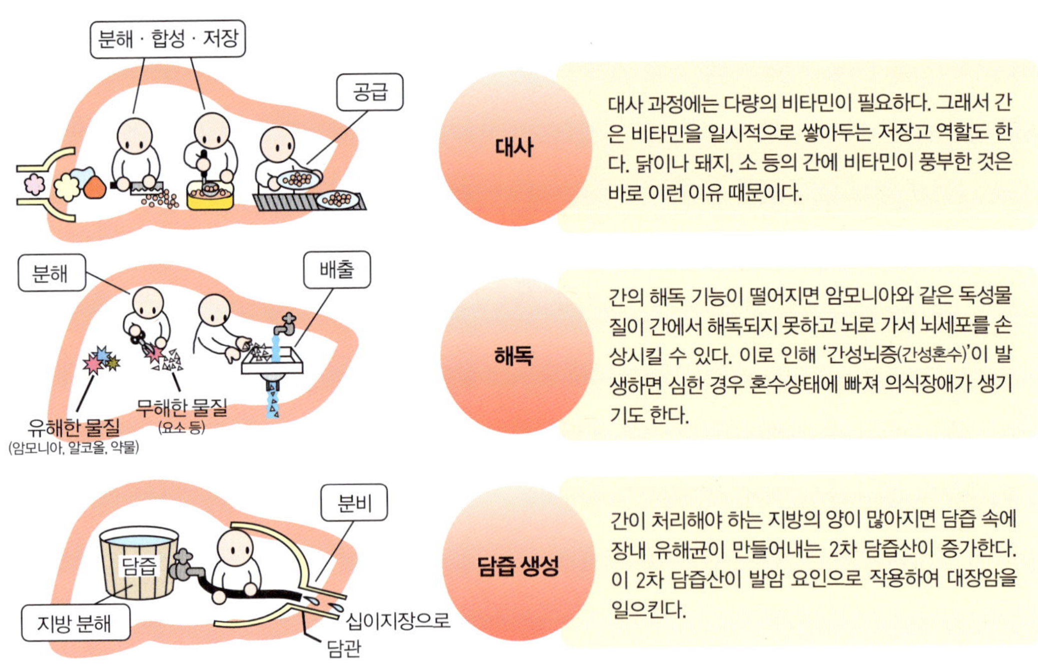
분해 · 합성 · 저장
공급

분해
배출

유해한 물질
(암모니아, 알코올, 약물)
무해한 물질
(요소 등)

분비
담즙
지방 분해
십이지장으로
담관

대사
대사 과정에는 다량의 비타민이 필요하다. 그래서 간
은 비타민을 일시적으로 쌓아두는 저장고 역할도 한
다. 닭이나 돼지, 소 등의 간에 비타민이 풍부한 것은
바로 이런 이유 때문이다.

해독
간의 해독 기능이 떨어지면 암모니아와 같은 독성물
질이 간에서 해독되지 못하고 뇌로 가서 뇌세포를 손
상시킬 수 있다. 이로 인해 '간성뇌증(간성혼수)'이 발
생하면 심한 경우 혼수상태에 빠져 의식장애가 생기
기도 한다.

담즙 생성
간이 처리해야 하는 지방의 양이 많아지면 담즙 속에
장내 유해균이 만들어내는 2차 담즙산이 증가한다.
이 2차 담즙산이 발암 요인으로 작용하여 대장암을
일으킨다.

간 질환은 왜 생기고
어떤 종류가 있나?

원인과 증상을 조합하여 진단한다

간 질환은 원인에 따라 바이러스성, 알코올성, 약제성, 자가면역성, 대사성, 선천성 등으로 구분한다. 대표 질환으로는 간염, 간경변증, 지방간 등이 있다. 대체로 원인과 질환명을 조합하여 '바이러스성 간염', '알코올성 간 질환' 등으로 진단한다. 바이러스성 간염은 다시 급성간염, 만성간염, 전격성 간염으로 세분된다.

한국인에게 발생하는 간 질환 대부분은 바이러스성 간염이며, 그중에서도 B형과 C형 간염바이러스에 의한 간염이 약 60~85%를 차지한다.

> **간염**
> 만성 B형 간염이 약 50~70%, 만성 C형 간염이 약 10~15%

현재까지 알려진 간염바이러스는 A형, B형, C형, D형, E형으로 5종이 주된 원인으로 확인되어 있다.

간염은 염증의 지속 기간에 따라 급성과 만성으로 나눈다. 간에 생긴 염증이 6개월 이내에 회복되면 '급성간염', 6개월 이상 지속되면 '만성간염'으로 구분한다. 만성간염 대부분은 간염바이러스 감염으로 생기며, B형 간염바이러스가 약 50~

70%, C형 간염바이러스가 약 10~15%를 차지한다. 그 밖의 원인으로는 자가면역성 간 질환이나 윌슨병[*]과 같은 대사성 간 질환 등이 있다.

급성간염이 갑자기 악화되어 간세포가 광범위하게 파괴되는 경우를 '전격성 간염'이라 하며, 사망률이 70~80%에 이를 정도로 매우 위험한 질환이다.

* 구리 대사 이상으로 인해 간과 뇌, 각막을 비롯한 여러 장기에 구리가 축적되어 발생하는 유전질환.

A형 간염_ 감염자의 대부분이 급성간염을 앓고 완치된다

해마다 5만~20만 명이 감염되는 A형 간염은 전체 급성간염의 약 40%를 차지한다. 감염자의 변에서 배출된 바이러스가 채소나 음료수 등을 오염시켜 전염되며, 특히 조개류는 A형 간염바이러스를 축적하는 성질이 있어 생굴을 먹고 감염되는 경우도 있다.

A형 간염은 2~6주의 잠복기를 거친 뒤 38℃ 이상의 고열, 피로감, 메스꺼움, 식욕부진 등 급성간염의 초기 증상이 나타난다. 이런 증상은 약 일주일 후 가라앉지만, 이어서 눈의 흰자위나 피부가 노랗게 변하는 황달 증상이 생긴다. 황달은 2~4주간 지속되다가 항체가 생기면 사라지고, 이때 간 기능 수치도 정상으로 회복된다.

B형 간염_ 감염자의 약 10%에서 만성간염으로 진행된다

B형 간염바이러스는 주로 혈액을 통해 전염되지만, 최근에는 수혈로 인한 감염은 거의 사라졌다. 주사기나 침 치료, 문신, 성관계 등으로 감염자의 혈액이나 체액에 접촉하면 감염될 수 있다. 감염된 산모가 출산할 경우 태아의 약 95%가 산도를 통과하는 과정에서 전염된다.

B형 간염바이러스에 감염되었으나 간 기능 장애가 나타나지 않는 사람을 'B형 간염바이러스 보유자'라고 한다. 보유자의 약 30~50%는 시간이 지나면서 간경변증으로 진행할 수 있지만, 매년 5~15% 정도에서는 간수치가 정상으로 회복되기도 한

다. 만성 B형 간염은 안정, 균형 잡힌 식사, 그리고 항바이러스제 등으로 치료한다.

C형 간염_ 감염자의 70%가 만성간염으로 진행된다

C형 간염은 주로 혈액을 통해 전염된다. 감염 경로의 절반은 수혈이나 혈액제제, 나머지는 과거의 예방접종이나 침 치료 등이 원인이다. 성관계나 출산을 통한 감염은 드물며, 출산 시 산모를 통해 전염되는 수직 감염률은 2% 이하로 매우 낮다.

감염 후 약 40일의 잠복기를 거쳐 급성간염으로 발전하고, 이 중 70~80%가 만성간염으로 진행한다. 그 가운데 30~40%는 간경변증이나 간암으로 악화되므로 조기 진단과 치료가 매우 중요하다.

우리나라에서는 전 국민의 약 1%가 C형 간염바이러스 보유자로 추정된다. 최근에는 B형 간염이 줄어들면서, 앞으로 C형 간염의 비중이 점차 높아질 것으로 보인다.

C형 간염이 만성화되면 발병 후 10~20년간의 소강기를 거쳐 악화되는데, 이 과정을 '비행기의 이륙'에 비유하기도 한다. 비행기가 천천히 활주로를 달리다가(소강 상태) 어느 지점을 넘어서면(악화기 돌입) 급격히 가속해 이륙 후에 계속 상승하듯(악화 지속), C형 간염도 일정 시기를 지나면 급속히 악화되는 경향이 있기 때문이다.

●● **C형 간염의 진행 과정**

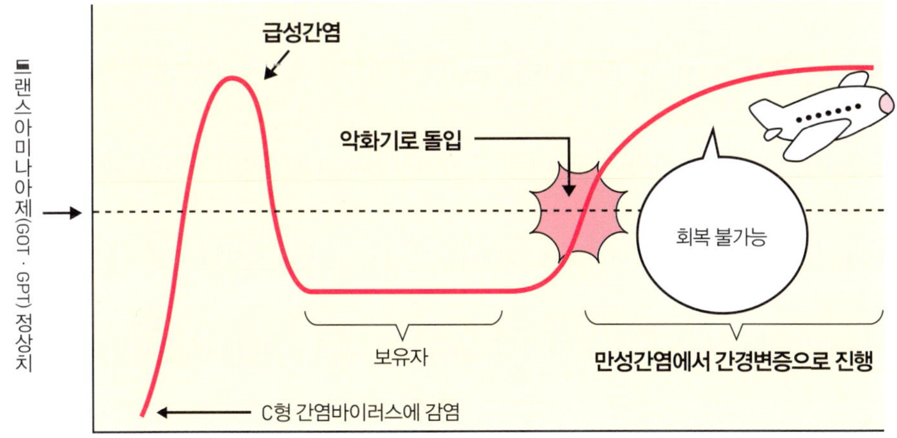

D형 간염_ B형 간염을 치료하면 함께 호전된다

D형 간염은 주로 남유럽과 미국 등에서 발생하며, 한국과 일본에서는 드물다. B형 간염바이러스가 있어야 증식할 수 있으므로 두 바이러스가 함께 감염되면 증상이 악화하기 쉽다. B형 간염을 치료하거나 억제하면 D형 간염바이러스도 함께 사라진다.

E형 간염_ 주로 열대와 아열대 지역에서 발생한다

E형 간염은 오염된 물이나 음식을 통해 경구감염으로 전파된다. 인도, 중국, 인도네시아, 알제리, 멕시코 등 아시아와 아프리카의 열대·아열대 지역에서 많이 발생하며, 한국과 일본에서는 드물다.

그 밖의 간 질환
비만, 음주, 약물 등 다양한 원인으로 일어난다

비알코올성 지방성 간염_ 비만한 사람이나 당뇨병 환자에게 많다

*
여러 원인에 의한 간 질환이 진행되어 간의 합성 및 해독 기능이 제대로 이루어지지 않는 상태.

비만한 사람이나 당뇨병 환자, 중년 여성에게 흔하다. 간에 지방이 과도하게 축적되면서 염증이 생기고, 그대로 두면 간부전*이나 간경변증으로 진행될 수 있다. 생활습관을 개선하고 비만이나 당뇨병을 조절하면 호전될 수 있다.

알코올성 간 질환_ 장기간의 과음으로 간에 중성지방이 쌓여 발생한다

장기간의 과음으로 간에 중성지방이 쌓이면서 간 기능이 저하된 상태를 말한다.

술을 자주 마시면 손상된 간세포가 재생될 시간이 부족해지고, 영양 결핍 상태가 지속되어 간 질환이 악화하기 쉽다.

알코올성 간 질환은 성별이나 체질에 따라 차이가 있지만, 일반적으로 남성은 하루 알코올 40g 이하(포도주 2잔, 소주 반병 정도), 여성은 하루 20g 이하로 섭취하는 것이 안전하다. 이미 간 질환이 있는 사람은 금주가 필수다. 알코올 농도 15도 정도의 술을 매일 약 900mℓ씩 마시면 10년 후 20%, 15년 후에는 절반 가까이가 간경변증으로 진행될 수 있다.

지방간_ 잘못된 생활습관이 원인인 경우가 많다

비만, 과음, 당뇨병 등으로 간의 지방 대사에 이상이 생겨 간세포의 30% 이상에 중성지방이 축적된 상태를 말한다. 대부분 특별한 증상은 없지만 오른쪽 윗배가 뻐근하거나 피로감이 심해질 수 있다. 지방간을 개선하려면 비만, 과음, 당뇨병 등 원인이 되는 생활습관을 바로잡는 것이 우선이다.

약제성 간 장애_ 원인이 된 약 복용을 중단하면 대부분 회복된다

약을 먹은 후 1~4주 사이에 나타나는 간 기능 장애로 발열, 피부 가려움, 황달 등 다양한 증상이 생길 수 있다. 대부분은 특정 약물에 대한 과민반응으로 발생하며, 원인이 된 약의 복용을 중단하면 대부분 회복된다.

이 밖에도 신체의 면역체계가 간세포를 공격해 발생하는 자가면역성 간 질환, 유전적 요인으로 생기는 대사성 간 질환(윌슨병, 혈색소증 등) 등이 있다.

만성간염이 오래되어 간세포가 손상·파괴되면 간 조직이 섬유화되어 간이 작고 딱딱하게 변한다. 이처럼 간의 구조와 기능이 심하게 손상된 상태를 '간경변증'이라고 한다.

초기에는 전신 피로감, 미열, 식욕부진, 복통 등의 증상이 나타날 수 있지만 별다른 이상이 느껴지지 않는 경우도 많다. 간경변증이 진행되면 복수, 식도정맥류 파열, 간성뇌증, 부종 등 심각한 합병증이 발생할 위험이 커진다.

간암

원인의 90%는 B형 또는 C형 간염바이러스다

간암은 크게 전이성 간암과 원발성 간암으로 나뉜다. 전이성 간암은 다른 장기에서 생긴 암세포가 혈류를 타고 간으로 퍼진 경우로, 만성간염이나 간경변증과는 직접적인 관련이 없다. 반면 원발성 간암은 간에서 처음 발생한 암으로 대부분 간세포암(HCC) 형태로 나타난다. 주된 원인은 B형 또는 C형 간염바이러스 감염으로 이 두 바이러스가 간세포의 DNA를 손상해 암세포로 변하게 만든다. 전체 원인의 약 90%가 B형 또는 C형 간염바이러스에 의해 발생한다.

만성간염이나 간경변증이 오랜 기간 지속되면서 간암으로 발전하는 때도 많다. 특히 C형 간염 환자는 간경변증 진단 후 5~15년 사이에 간암이 생길 가능성이 높다.

●● 간 질환의 원인과 진행 과정

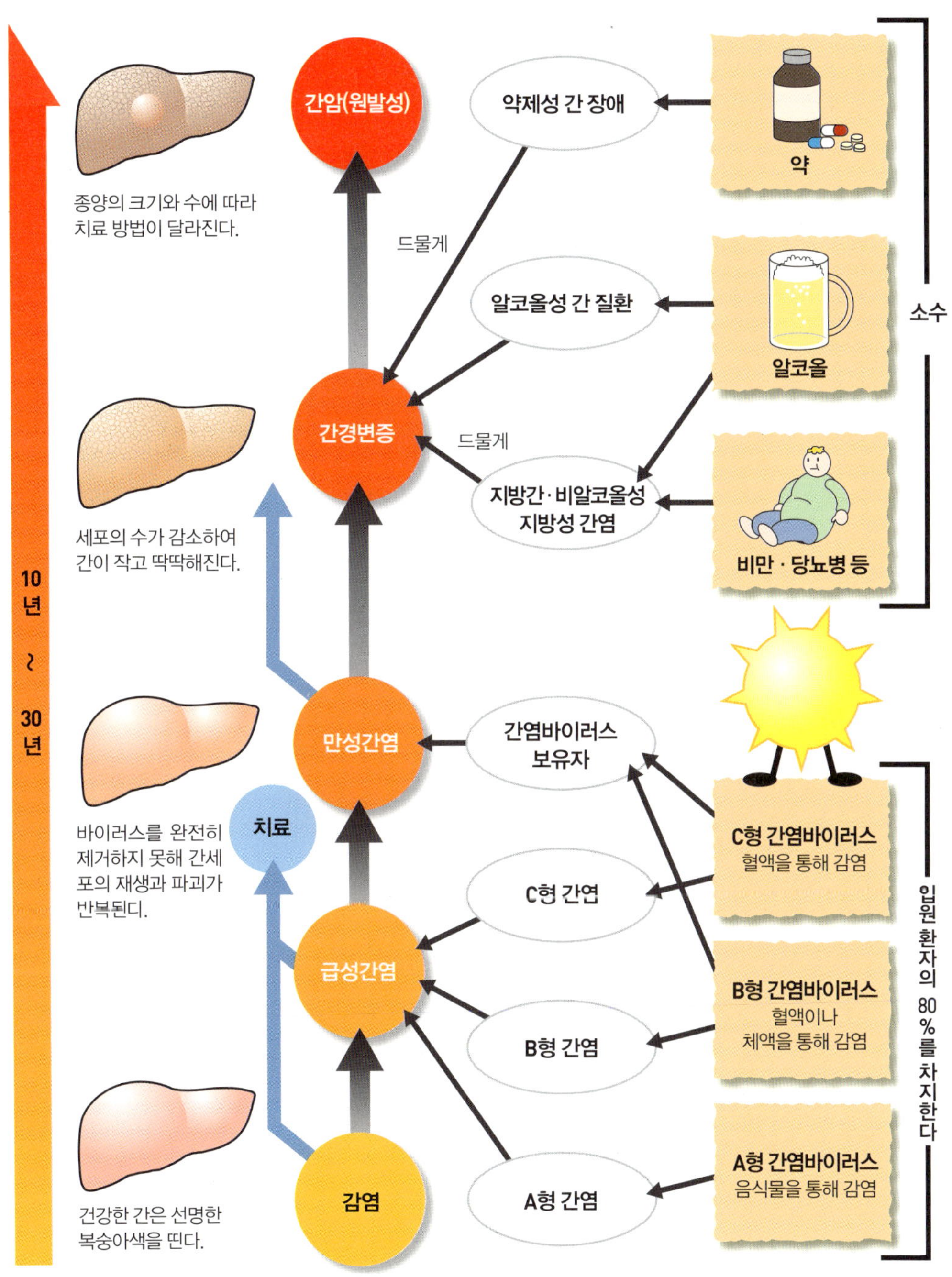

이런 증상이 나타나면
간 질환을 의심할 수 있다

간은 상태가 악화돼야 신호를 보내는 장기다

간은 우리 몸에서 가장 큰 장기다. 예비 능력이 뛰어나 웬만한 손상은 스스로 극복하고, 세포 재생 능력도 강해 염증으로 세포가 손상되더라도 곧 새로운 세포를 만들어낸다. 간은 묵묵히 제 역할을 해내는 참을성 많은 장기이지만, 그렇다고 해서 어떠한 상황에서도 증상을 나타내지 않는 것은 아니다. 상태가 악화되면 결국 침묵을 깨고 이상을 알리는 신호를 보낸다.

이상 신호를 간과해선 절대 안 된다

간이 보내는 신호, 즉 자각증상을 느낀다는 것은 이미 병이 상당히 진행되었다는 뜻이다. 질병을 치료하는 데는 조기 발견과 대처가 무엇보다 중요하지만, 간 질환은 초기 증상이 거의 없어 발병 사실을 모르고 지나치는 경우가 많다.

처음에는 쉽게 피로하거나 기운이 빠지고, 메스꺼움이나 입맛 저하가 생기기도 한다. 그러나 이런 증상은 과로나 몸살과 구별하기 어려워 대부분 가볍게 넘기기 쉽다.

간 질환의 대표적 증상으로는 황달이 있지만, 황달이 나타나지 않는 경우도 많다. 결국 간이 더 이상 버티지 못해 내는 '비명'조차 일상적인 증상처럼 보이기 때문에 이상 신호를 느꼈다면 반드시 병원을 찾아 검사를 받아야 한다.

간경변증이 돼야 다양한 자각증상이 나타난다

간염 초기의 가벼운 증상을 그대로 두면 만성간염으로 진행되고, 이 상태가 악화되면 간세포가 심하게 손상되어 재생이 어려워진다. 이때부터 여러 가지 자각증상이 뚜렷해진다.다.

남성에게는 유방이 여성처럼 부풀어 오르는 '여성 유방화 현상'이 나타날 수 있다. 간 기능이 저하되면 여성호르몬인 에스트로겐을 제대로 분해하지 못해 혈중 농도가 높아지고, 그 결과 가슴이 여성처럼 부풀어 오른다.

에스트로겐은 말초혈관을 확장하는 작용도 한다. 간에서 처리하지 못한 에스트로겐이 혈액으로 유입되면 손바닥이 붉어지는 '수장홍반'이나 목·어깨·가슴 부위에 거미 모양의 붉은 반점이 생기는 '거미상 혈관종'이 나타난다.

간경변증이 진행되면 문맥의 혈류가 막혀 압력이 높아지면서 복부 표면의 정맥이 확장되는 '복벽정맥 확장'이 생기기도 한다. 또 간 기능 저하로 비타민과 미네랄 대사가 원활하지 못해 다리에 쥐가 자주 나고, 입에서 곰팡이 냄새와 비슷한 '간성 구취'가 날 수도 있다.

문맥압이 상승하면 2차적으로 고알도스테론증이 생겨 신장에서 나트륨 재흡수가 증가하고, 그 결과 복강 내에 체액이 과다하게 쌓여 복수가 생긴다. 이러한 증상이 나타나면 반드시 의사의 진단과 치료를 받아야 한다.

●● 간 질환의 자가진단 항목

자신에게 해당하는 항목에 표시하고 그 점수를 모두 더한다. 합계 점수로 현재 나의 간 상태를 진단한다.

자각 증상(스스로 느끼는 변화)

몸이 나른하다	1점
미열이 있다	1점
식욕이 없다	1점
기름진 음식이 소화가 되지 않는다	1점
배가 더부룩하다	1점
숨이 찬다	1점
이유 없이 몸이 가렵다	1점
술이 센 편이었으나 최근 갑자기 약해졌다	4점

타각 증상(겉으로 확인되는 변화)

손톱이 창백해지고 곤봉형으로 변한다	3점
살짝 부딪혀도 피가 난다	3점
손바닥이 붉다	3점
대변이 희다	2점
소변이 진하다	2점
소변이 노랗다	5점
눈의 흰자위가 노랗다	5점
등이나 어깨에 거미 모양의 반점이 생긴다	5점
오른쪽 윗배에서 명치에 이르는 부위가 부어 있다	5점
남성인데도 유방이 부풀고 커진다	5점

진단

0점
현재로는 안심해도 된다. 지금의 생활습관을 유지하도록 애쓴다.

1~3점
간이 건강한 편은 아니다. 간 건강을 해치는 생활습관을 찾아 바로잡는다.

4~5점
간 질환이 의심된다. 식사로 영양을 고루 섭취하고 평소에 운동을 꾸준히 한다. 불안하면 병원에서 검사를 받아본다.

6점 이상
간에 이상이 생겼을 위험이 높다. 간은 '침묵의 장기'인 만큼 이 정도 증상이 나타났을 때는 병원을 찾아 검사를 받아야 한다.

간 질환을 예방·치료하는 바른 습관

간암은 해마다 증가하는 추세다. 한국에서는 매년 약 1만 명이 간암으로 사망하며, 주요 원인으로는 B형 간염과 C형 간염이 큰 비중을 차지한다. B형 간염은 혈액, 모자 간 수직감염, 성접촉 등을 통해 전염되며 감염력이 강한 편이다. 다만 적절한 치료와 관리가 이루어지면 간경변증이나 간암으로의 진행 위험을 낮출 수 있다. C형 간염은 혈액을 통해 감염되며, 과거에는 수혈이 주요 원인이었지만 현재는 주사기 공유나 의료 시술 과정에서의 감염도 문제가 된다. 감염자의 상당수는 만성간염으로 진행하고, 그중 일부는 간경변증과 간암으로 이어질 수 있으므로 조기 진단과 지속적인 치료가 중요하다.

음주로 인한 알코올성 간 질환 역시 간과할 수 없다. 장기간 과도한 음주를 지속하면 간 손상이 누적되어 간경변증으로 진행할 수 있다. 일반적으로 하루 알코올 섭취량이 80~120g 수준(소주 약 1~2병)에 이르면 위험이 크게 증가하는 것으로 알려져 있다. 이러한 점에서 간경변증은 생활습관과 밀접한 질환으로, 음주 습관을 개선하면 예방이 가능하다.

간 질환을 예방하고 관리하기 위해서는 수면, 식사, 스트레스 관리, 운동 등 생활습관 전반을 점검하는 것이 중요하다. 특히 과도한 스트레스는 면역 기능을 저하시켜 질환의 악화를 초래할 수 있다. 또한 체력에 맞지 않는 격렬한 운동은 체내 활성산소 생성을 증가시켜 간세포에 부담을 줄 수 있다. 활성산소는 산화력이 강한 불안정한 분자로, 다양한 질환과 관련이 있는 것으로 알려져 있다.

■ 간을 보호하는 바른 생활습관

1. 식사로 영양을 고루 섭취하고 술은 되도록 마시지 않거나 적게 마신다.

2. 숙면을 취한다.

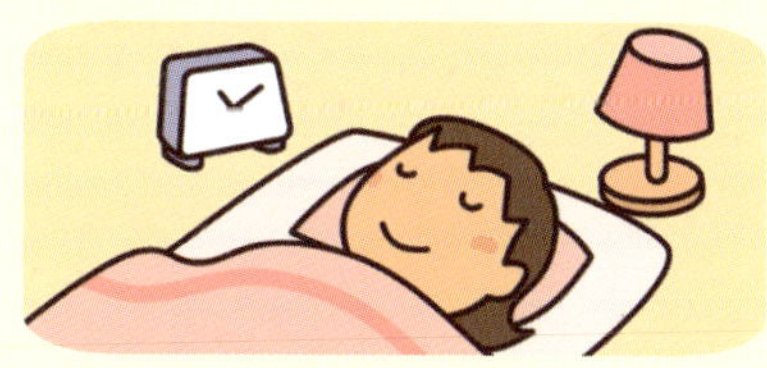

3. 적당한 강도의 운동을 한다.

4. 스트레스를 해소한다.

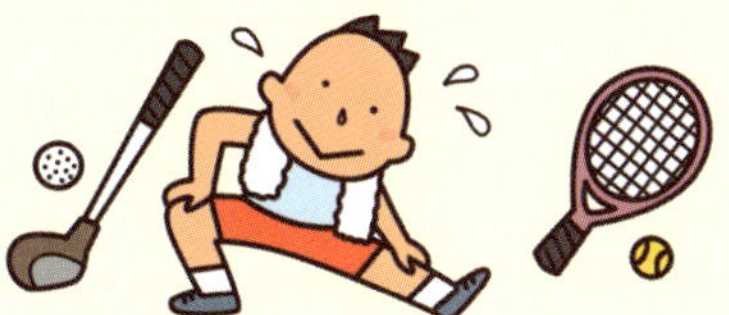

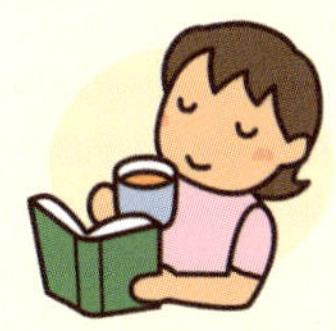

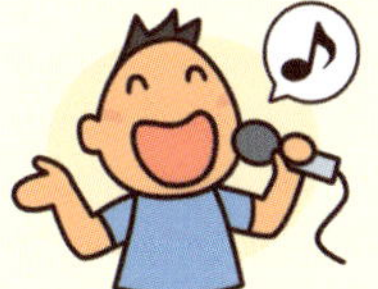

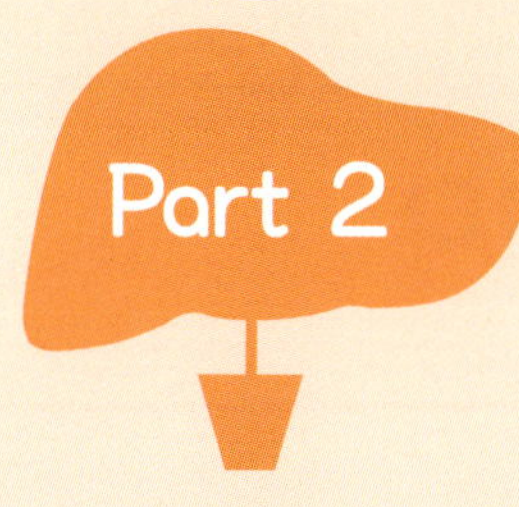

간 상태를 정확히 아는 것이 먼저다

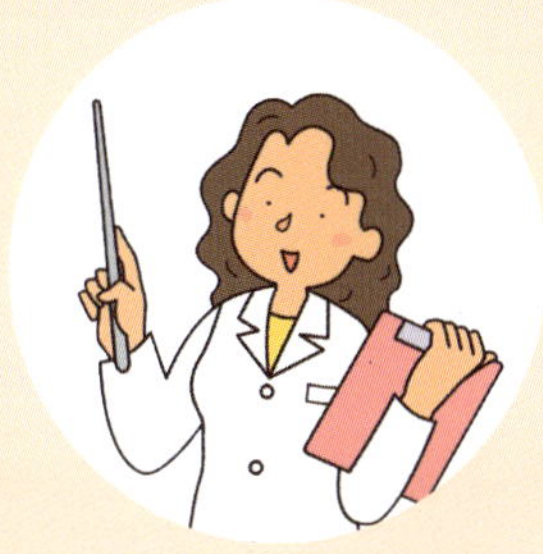

간 질환은 초기 증상이 거의 없어 정기적인 검진을 통해 상태를 확인하는 것이 중요하다. 혈액검사, 소변검사, 영상검사, 간생체검사 등을 통해 간의 상태와 질환의 진행 정도를 확인할 수 있다. 이 장에서는 검사와 진단, 치료의 기본을 통해 자신의 간 상태를 스스로 판단하는 기준을 세울 수 있다.

참여한 전문가들

- 나카시마 토시아키(中嶋 俊彰) : 사이세카이 교토부병원 원장 · 교토부립 의과대학 임상교수
- 아라이 모토오(新井 基夫) : 세카클리닉 원장
- 이코시 야스나리(猪越 恭也) : 도자이약국 약사
- 무로가 쇼조(室賀 昭三) : 온치도무로가의원 원장

일 년에 한 번, 건강검진으로
간 건강을 관리한다

간 질환의 10%는 건강검진에서 발견된다

간은 재생 능력이 뛰어나 염증으로 간세포가 파괴되더라도 몸에 별다른 증상이 나타나지 않는다. 이런 이유로 뚜렷한 자각증상을 느껴 병원을 찾을 때는 이미 병세가 상당히 진행된 경우가 많다.

이런 상황을 피하려면 정기적인 건강검진을 통해 간 기능 이상을 가능한 한 일찍 발견해야 한다. 국민건강보험공단에서 실시하는 건강검진이나 직장인 건강검진을 이용해도 좋고, 필요하다면 개인 건강검진센터를 찾는 것도 방법이다. 일 년에 한 번은 꼭 건강검진을 받아 내 간의 상태를 확인하자.

조기 발견으로 간 건강을 회복한다

건강검진 항목에는 GOT(AST), GPT(ALT), γ-GTP 등 간 기능 이상을 확인하는 혈액검사가 포함되어 있다. 이 검사에서 간 기능 장애가 의심된다면 좀 더 정확한 결과를 얻기 위해 정밀검사를 받는 것이 좋다. 검진기관에서 재검이나 추가 검사를 권고받았다면 '바쁘다'라는 이유로 미루지 말고, 바로 확인해야 한다. 어떤 질병이든 일찍 발견할수록 치료가 쉽다.

건강검진을 받는 사람들 가운데 약 10% 정도가 혈액검사에서 간 기능 이상 소견을 보인다. 이 중에서는 알코올성 간 질환이나 지방간이 대부분이며, 일부는 만성간염으로 진단된다. 그러나 검사 결과 이상이 나타났다고 해서 반드시 간에 문제가 있는 것은 아니다. 과로나 수면 부족, 스트레스 등으로 몸 상태가 일시적으로 나빠져 검사 수치가 정상 범위를 벗어날 수도 있다. 이럴 때일수록 정확한 진단을 위해 추가 검사가 필요하다.

검사 결과 간 질환이 의심되더라도 원인 요인을 신속하게 제거하면 건강을 회복할 수 있다. 알코올성 간 질환이라면 금주하고, 비만으로 인한 지방간이라면 식사요법과 운동요법을 병행하는 것이 중요하다. 이런 노력을 꾸준히 이어가며 정기적으로 간 기능검사를 받으면 심각한 단계로 악화하는 것을 예방할 수 있다. 만성간염 역시 조기에 치료할수록 회복 가능성이 높다.

문진

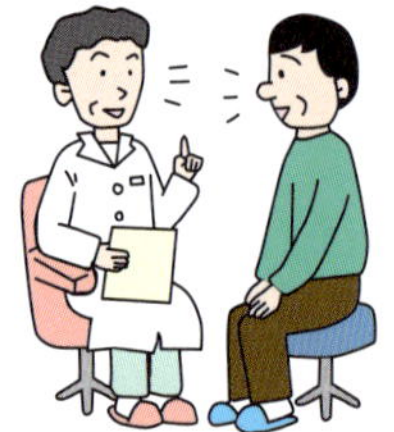

자각증상이나 병력, 가정환경, 업무 환경, 음주량, 복용 중인 약물 등에 관해 묻는다. 또 수혈이나 침 치료, 해외여행 경험 등을 묻기도 한다. 간염이 의심되는 경우 바이러스의 감염경로를 파악하기 위한 질문을 한다. C형 간염이 의심되면 과거에 수술이나 수혈을 받은 적이 있는지를 묻고, B형 간염이 의심되면 부모나 형제 가운데 간 질환 환자가 있는지를 확인한다.

혈액검사

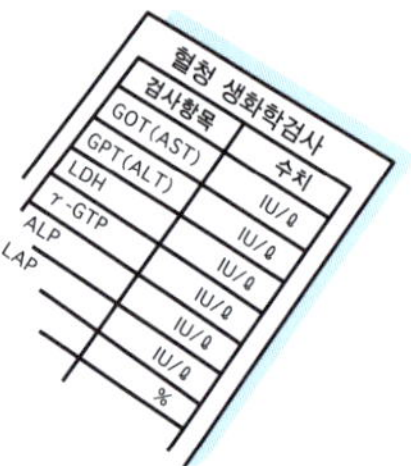

간 기능을 조사하기 위한 혈액검사 항목은 20가지가 넘는다. 그중에서 특히 중요한 것이 GOT(AST), GPT(ALT), ALP, γ-GTP, LDH 등 혈액 속 효소의 양을 측정하는 검사다. 그 밖에 각종 간염바이러스 표지자, 혈청 빌리루빈, 혈청 알부민, 콜린에스터레이스, 교질반응 같은 검사도 있다.

소변검사

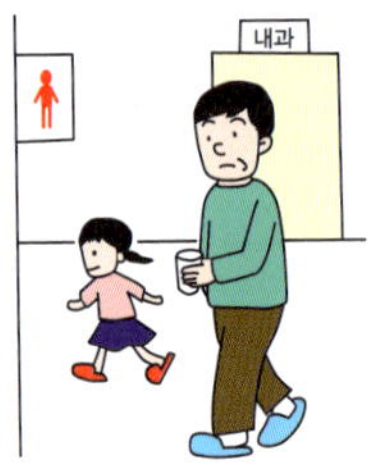

소변검사에서는 소변에 있는 빌리루빈과 우로빌리노겐의 반응을 조사한다. 요당도 검사하여 간 질환과 함께 발병하기 쉬운 당뇨병의 유무를 확인한다. 복용 중인 약물이나 그날의 몸 상태에 따라 양성반응이 나올 수도 있으므로 다른 날에 한번 더 검사하기도 한다.

정밀검사

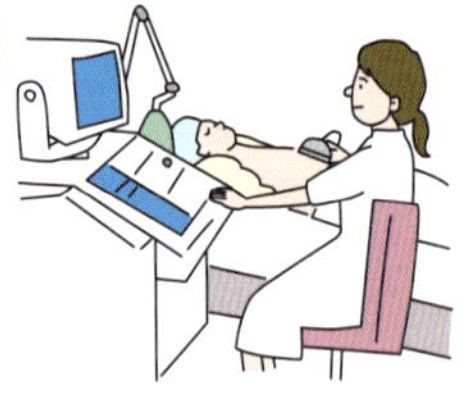

혈액검사나 소변검사 결과 간 질환이 강하게 의심되면 초음파검사나 엑스선촬영, CT(컴퓨터단층촬영), MRI(자기공명영상) 같은 영상검사로 간의 상태를 살펴본다. 확진을 위해 간 조직을 채취하여 현미경으로 조사하는 간생체검사를 하거나 복부에 복강경을 삽입해 간의 표면을 직접 관찰하기도 한다.

혈액검사로 간의 기능과 간 질환 여부를 확인한다

GOT · GPT (AST · ALT)

GOT(AST) 정상치 : 10~30 IU/ℓ
GPT(ALT) 정상치 : 5~42 IU/ℓ

가장 기본적인 간 기능 검사 항목이다. GOT·GPT는 간세포 안에 있는 효소로, 아미노산 대사 과정에서 중요한 역할을 한다. 간세포가 손상되면 이 효소들이 혈액으로 흘러나와 혈중농도가 높아지게 된다. GOT는 AST(아스파르테이트 아미노전이효소)라고 부르고, GPT는 ALT(알라닌 아미노전이효소)라고 부른다.

두 효소의 비율(GOT/GPT)은 간 질환의 종류와 진행 정도를 파악하는 지표로 사용된다. 만성간염이나 비알코올성 지방간 환자는 GPT 수치가 현저하게 상승하여 GOT/GPT가 1 이하로 떨어지는 경우가 많다. 반대로 알코올성 지방간이나 간경변증 환자는 GOT/GPT가 1 이상이 되며 간암으로 악화하면 2~3까지 올라가기도 한다. 간세포의 손상이 심할수록 GOT와 GPT 모두 상승하지만, 병이 진행될수록 GOT 상승 폭이 더 커지는 경향이 있다.

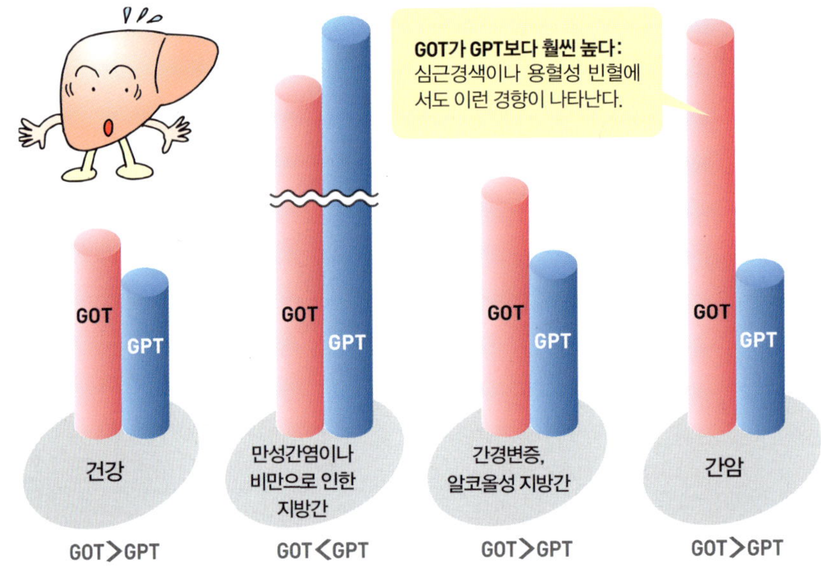

LDH

LDH 정상치 : 50〜400 IU/ℓ

LDH(젖산탈수소효소)는 간에서 탄수화물이 에너지로 대사될 때 작용하는 효소다. 간, 신장, 심근, 골격근, 암세포에 많다. 간세포가 손상되거나 파괴되면 혈중농도가 증가한다. 다른 검사 결과와 종합하여 간 기능을 진단한다.

γ-GTP

γ-GTP 정상치 : 0〜40 IU/ℓ

γ-GTP는 간, 신장, 췌장 등 여러 장기의 세포막에 있는 효소로 간이 손상되면 혈액으로 흘러나와 혈중농도가 높아진다. 만성간염, 간경변증, 간암으로 진행할수록 수치가 상승한다. 특히 알코올은 간세포에서 γ-GTP의 생성을 촉진하므로 평소 음주가 잦은 사람의 절반 정도와 알코올성 간 질환 환자의 대부분이 높은 수치를 나타낸다.

ALP

　ALP(알칼리성 인산분해효소)는 간을 비롯해 장 점막, 뼈, 신장 등에서 생성되는 효소로 인산화합물을 분해하는 일을 한다. 이 효소는 담즙의 흐름이 막히거나 정체될 때 혈중농도가 상승한다. 담도암이나 담석증 등으로 담도가 막히면 담즙 내 ALP가 혈류로 역류하고, 이와 동시에 간세포에서 ALP 생성이 활발해져 수치가 더욱 높아진다.

LAP

　LAP(류신아미노펩티드 가수분해효소)는 단백질 분해 효소의 하나로 간과 신장, 장 등에 많이 있다. 간염, 간경변증, 간암 등으로 담도가 막혀 담즙이 정체되면 황달이 생기는데, 이때 LAP가 혈액으로 흘러들어가 혈중농도가 높아진다. 특히 폐쇄성 황달을 일으키는 질병이나 급성간염에 걸리면 LAP 수치가 정상의 2〜5배까지 상승할 수 있다.

혈청 단백질 분획

　혈청에는 여러 종류의 단백질이 들어 있으며, 그중 알부민과 네 가지 글로불린의 비율을 '혈청 단백질 분획'이라 한다. 혈청에 들어 있는 주요 단백질인 알부민과 글로불린의 성분 균형을 조사하면 간의 단백질 합성 기능을 파악할 수 있다. 정상적이면 알부민이 약 67%, 글로불린이 약 33%를 차지하며, 알부민과 글로불린의 비율(A/G비)은 1.1〜2.0 정도이다. 그러나 간세포가 손상되면 알부민 합성이 감소해

A/G비가 낮아지고, 간경변증이 진행되면 알부민은 감소하고 감마글로불린이 증가한다.

콜린에스터레이스(ChE)

콜린에스터레이스는 간에서 합성되어 혈액으로 방출되는 효소로, 신경전달물질인 아세틸콜린을 분해하는 역할을 한다. 이 효소의 수치를 조사하면 만성 간 질환의 정도와 경과를 파악할 수 있다. 간 기능이 저하되거나 영양 상태가 나쁠 때는 혈청 콜린에스터레이스의 수치가 낮아진다. 특히 비대상성 간경변증*이나 전격성 간염 환자는 수치가 현저하게 떨어진다. 반대로 지방간 환자는 간에서 효소 합성이 활발해져 정상보다 높은 수치를 나타내기도 한다.

*
간 기능이 더 이상 유지되지 못해 복수, 황달, 출혈 등의 합병증이 나타나는 상태.

혈액응고검사

혈액응고 인자는 우리 몸이 상처를 입었을 때 피가 멈추도록 돕는 단백질이다. 13종류의 혈액응고 인자 가운데 대다수가 간에서 생성되기 때문에 간 기능이 떨어지면 지혈이 잘되지 않는다.

프로트롬빈은 간에서 만들어지는 혈액응고 인자의 하나로, 이 기능을 확인하는 검사가 프로트롬빈 시간(PT)이다. 이 검사는 혈장에 시약을 넣은 뒤 피가 응고되어 덩어리(응괴)가 생길 때까지 걸리는 시간(초) 또는 정상치에 대한 비율(%)로 표시한다. 급성간염, 간경변증, 전격성 간염 등으로 간 기능이 떨어지면 프로트롬빈 시간이 길어지고 비율은 낮아진다. 일반적으로 15초 이상이거나 70% 이하로 떨어지면 중증 간 질환이 의심된다.

혈청 총빌리루빈(T-Bil)

황달이 생겼을 때 피부나 눈이 노래지는 것은 혈액 속의 빌리루빈 농도가 높아졌기 때문이다. 빌리루빈은 적혈구가 파괴되면서 생긴 물질로, 혈액 속에서 알부민과 결합한 간접 빌리루빈과 간에서 글루쿠론산과 결합한 직접 빌리루빈이 있다. 이 두 가지를 합한 값을 총빌리루빈이라고 한다. 전격성 간염이나 비대상성 간경변증처럼 간 기능이 현저히 떨어지면 간이 간접 빌리루빈을 직접 빌리루빈으로 전환하지 못해 혈중 빌리루빈 농도가 증가한다. 또한 폐쇄성 황달이나 담즙 정체가 생기면 직접 빌리루빈이 담도로 배출되지 못해 혈액 속에 쌓이게 된다.

ICG시험

ICG시험은 간이 이물질을 얼마나 잘 배설하는지를 알아보는 검사다. 정맥으로 색소(인도시아닌 그린)를 주사한 뒤, 15분 후 채혈하여 혈액 속에 남아 있는 색소의 양을 측정한다. 정상적인 간은 색소를 빠르게 처리하므로 15분 후 남은 색소 농도가 10% 이하로 떨어진다. 그러나 간경변증 등으로 간 혈류가 원활하지 못하거나 배설 기능이 저하되면 색소가 혈액 속에 오래 남게 된다. 검사 결과 남은 색소 농도가 15% 이상이면 활동성 만성간염, 25% 이상이면 간경변증을 의심할 수 있다.

혈청 총콜레스테롤

혈액 속에 들어 있는 콜레스테롤의 양을 측정하는 검사다. 콜레스테롤은 대부분 간에서 합성되기 때문에 간 기능이 저하되면 혈중 콜레스테롤 수치가 낮아진다. 만성간염이나 간경변증처럼 간의 합성 능력이 떨어질 때는 혈청 총콜레스테롤이 감소하고, 반대로 폐쇄성 황달이나 담즙 정체가 생기면 콜레스테롤이 담즙으로 배설되지 못해 혈중 수치가 높아진다.

혈청 교질반응

> 혈청 교질반응 정상치 : ZTT 2~12IU
> TTT 0~5IU

혈청에 시약을 넣어 단백질이 응고될 때 생기는 혼탁의 정도를 측정하는 검사다. 간 기능이 저하되면 감마글로불린이 늘어나 ZTT와 TTT 수치가 상승한다.

섬유화 표지자

> 섬유화 표지자 정상치 : 히알루론산 130ng/mg 이하
> P Ⅲ P 0.3~0.8IU/㎖
> Ⅳ형 콜라겐 150ng/㎖ 이하

만성간염이나 간경변증으로 간세포가 반복적으로 손상되면 재생이 어려워지고, 세포 사이에 콜라겐이 주성분인 섬유조직이 늘어난다. 이때 혈액에서 증가하는 P Ⅲ P(Ⅲ형 프로콜라겐의 N말단 펩티드)와 Ⅳ형 콜라겐을 섬유화 표지자라고 한다. PⅢP는 만성간염이 진행될수록 높아지고, Ⅳ형 콜라겐은 만성간염과 간경변증이 진행될수록 높아진다. 이 검사는 간 섬유화의 정도를 파악하는 보조 지표로 활용된다.

종양 표지자

암세포나 그 주변 조직에서 혈액으로 분비되는 특수한 단백질이나 효소, 호르몬을 종양 표지자(Tumor Marker)라 한다. 현재 40가지 이상이 알려져 있으며, 혈액 속 표지자의 종류와 농도를 조사하면 암의 가능성과 발생 부위를 추정할 수 있다.

●● **혈액검사 수치로 진단하는 간 질환**

（＋） : 정상치보다 높은 경우
（－） : 정상치보다 낮은 경우
⁉ : 의심되는 질환

		체질성 황달	폐쇄성 황달	급성간염	중증 간염	전격성 간염	만성간염	자가면역성 간염	약제성 간장애	알코올성 간 질환	비알코올성 지방성 간염	간내 담즙 정체	담도계 질환	중증 간 장애	지방간	간경변증	간암
GOT(AST), GPT(ALT)	(＋)		⁉	⁉	⁉	⁉	⁉	⁉	⁉	⁉	⁉			⁉	⁉	⁉	⁉
LDH	(＋)			⁉	⁉	⁉								⁉			⁉
γ－GTP	(＋)		⁉	⁉	⁉	⁉	⁉		⁉	⁉	⁉	⁉	⁉		⁉	⁉	⁉
ALP	(＋)		⁉						⁉			⁉	⁉				⁉
LAP	(＋)		⁉	⁉	⁉	⁉								⁉		⁉	⁉
총단백	(＋)						⁉								⁉		
알부민	(－)				⁉	⁉								⁉		⁉	⁉
콜린에스터레이스	(＋)														⁉		
콜린에스터레이스	(－)				⁉	⁉	⁉							⁉		⁉	⁉
프로트롬빈 시간 (%)	(＋)		⁉	⁉	⁉	⁉								⁉	⁉		
총빌리루빈	(＋)	⁉	⁉	⁉	⁉	⁉	⁉					⁉	⁉	⁉		⁉	⁉
직접 빌리루빈	(＋)	⁉	⁉	⁉									⁉				
간접 빌리루빈	(＋)				⁉	⁉										⁉	
ICG시험	(＋)						⁉										⁉
혈청 총콜레스테롤	(＋)		⁉									⁉			⁉		⁉
혈청 총콜레스테롤	(－)			⁉	⁉	⁉	⁉								⁉		⁉
교질반응 · ZTT	(＋)						⁉									⁉	⁉
교질반응 · ZTT	(－)														⁉		
교질반응 · TTT	(＋)						⁉									⁉	⁉
중성지방	(＋)										⁉				⁉		
중성지방	(－)													⁉			

소변검사로 간세포의 손상 정도를 확인한다

요 빌리루빈

간세포가 손상되거나 담즙이 정체되면 직접 빌리루빈이 담즙으로 배출되지 못해 신장을 통해 소변으로 빠져나온다. 검사지를 소변에 적셨을 때 변색되면 빌리루빈이 배출된 것으로 양성 반응이다. 급성간염 초기에는 황달이 없어도 양성이 될 수 있다. 회복기에 들어 빌리루빈이 감소하면 황달이 남아 있어도 음성으로 돌아온다.

요 우로빌리노겐

우로빌리노겐은 직접 빌리루빈이 담즙으로 배출된 뒤 장내 세균에 의해 분해되어 생기는 물질이다. 일부는 장에서 흡수되어 다시 간으로 돌아가지만, 간세포가 손상되어 기능이 떨어지면 재합성이 이루어지지 않아 소변으로 배출되는 양이 늘어난다. 이런 경우 소변 색이 진하게 변하는 양성 반응이 나타난다. 그러나 식사나 운동, 피로, 변비 등으로도 일시적 양성이 될 수 있어 이 검사만으로는 간 질환을 확진할 수 없다.

단백뇨

B형이나 C형 간염바이러스가 드물게 신장에 막성사구체신염을 일으킬 수 있다. 이때는 사구체에 염증이 생기면서 소변에 단백질이 섞여 나오는 단백뇨가 나타난다.

막성사구체신염은 사구체 기저막이 두꺼워지고, 그 아래층(내장상피하)에 면역글로불린이 과립 모양으로 침착되는 것이 특징이다. 이 면역글로불린은 간염바이러스 항원과 몸속에서 만들어진 항체가 결합해 생긴 면역복합체로, 이들이 사구체 모세혈관에 쌓이면서 단백질이 소변으로 빠져나오게 된다.

단백뇨 검사는 검사지를 이용해 소변에 적신 후 60초 이내 색이 초록색으로 변하면 양성으로 판정한다. B형·C형 간염에서도 이런 면역복합체가 신장에 일시적인 변화를 일으킬 수 있으나, 임상적으로 신장 질환으로 진행하는 경우는 매우 드물다.

간염바이러스 표지자검사로
바이러스의 종류와 양, 감염력을 안다

바이러스의 유무와 예후를 판단하는 자료가 된다

간염이 의심되면 혈액검사를 통해 바이러스 감염 여부와 감염력, 예후를 확인한다. 간염바이러스에 감염되면 혈액 속에 바이러스(항원 또는 유전자)가 존재하고, 면역 작용으로 이를 제거하는 항체(면역글로불린)가 생긴다. 이러한 항원과 항체를 '바이러스 표지자'라 하며, 이를 조사하면 감염된 바이러스의 종류와 양, 감염력을 알 수 있다.

A형 간염바이러스(HAV)의 표지자

A형 간염바이러스(HAV)의 표지자는 IgM-HA항체다. 이 항체는 감염 초기에 혈액에서 검출되므로 A형 간염 발생 초기 2~6개월 사이에 검사하면 조기 진단이 가능하다. 또한 HA항체(IgG)가 양성이면 과거에 감염된 적이 있거나 면역이 형성된 상태이므로 A형 간염이 유행하는 지역을 여행하더라도 재감염되지 않는다.

B형 간염바이러스(HBV)의 표지자

B형 간염바이러스(HBV)는 HBs항원, HBc항원, HBe항원 등 3종류의 항원 단백질을 지니고 있다. HBs항원이 양성이면 B형 간염바이러스에 감염된 것이며, HBe항원도 양성으로 나타나면 바이러스의 증식이 활발해 감염력과 간염의 활동성이 높다는 것을 알 수 있다.

반대로 HBe항체가 양성이면 바이러스의 양이 적고 활동이 둔해져 감염력이 낮으며 회복될 가능성이 높다. 또한 HBc항체(IgG)의 농도가 높으면 감염이 지속되고 있다는 의미이며, IgM-HBc항체의 농도가 높으면 최근에 감염되었음을 나타낸다.

HBs항체가 양성이면 과거에 감염된 적은 있지만 이미 바이러스가 제거되어 면역이 생긴 상태다. 한편, HBV-DNA 검사를 통해 혈액 속 바이러스의 양을 정확히 확인할 수 있다.

C형 간염바이러스(HCV)의 표지자

C형 간염바이러스(HCV)는 HCV항체가 양성이면 감염된 것을 뜻한다. 그러나 항체는 감염 후 1~2개월이 지나야 만들어지기 때문에 너무 일찍 검사하면 검출되지 않을 수도 있다. 따라서 급성간염이 의심되지만 A형이나 B형 간염이 아닌 경우에는 HCV-RNA 검사를 통해 혈액 속 바이러스 유전자의 존재 여부를 확인한다.

간염 종류	간염바이러스 표지자	양성 반응의 의미	
A형 간염	HA항체	과거에 A형 간염바이러스에 감염된 적이 있다.	
	IgM-HA항체	A형 간염이 발병했거나 2~6개월이 지난 상태다.	
B형 간염	HBs항원	B형 간염바이러스에 감염되었다.	
	HBs항체	과거에 B형 간염바이러스에 감염된 적이 있다.	
	HBc항체	**수치가 낮은 경우**	처음 감염되었거나 과거에 B형 간염바이러스에 감염된 적이 있다.
		수치가 높은 경우	B형 간염바이러스에 감염되었다.
	IgM-HBc항체	**수치가 낮은 경우**	보유자에게 급성간염이 발병했거나 B형 만성간염의 급성 악화기다.
		수치가 높은 경우	B형 급성간염이 발병했거나 3~6개월이 지난 상태다.
	HBe항원	혈액 속에 B형 간염바이러스가 많아 감염력이 강하다.	
	HBe항체	혈액 속에 B형 간염바이러스가 적어 감염력이 약하다.	
	HBV-DNA 중합효소	혈액 속에 있는 B형 간염바이러스의 양을 나타낸다.	
	HBV-DNA		
C형 간염	HCV항체 (제3세대 항체)	과거에 C형 간염바이러스에 감염된 적이 있거나 현재 감염된 상태다.	
	HCV-코어항체	C형 간염바이러스의 급성 악화와 관계가 있다.	
	HCV-RNA	C형 간염바이러스가 있다.	
	HCV 유전자형	인터페론 치료의 효과를 예측한다.	
D형 간염	HD항체	**수치가 낮은 경우**	과거에 D형 간염바이러스에 감염된 적이 있다.
		수치가 높은 경우	D형 간염바이러스 감염이 지속되고 있다.
E형 간염	HE항체	과거에 E형 간염바이러스에 감염된 적이 있거나 현재 감염된 상태다.	
G형 간염	HGV-RNA	G형 간염바이러스가 있다.	
TT형 간염	TTV-DNA	TT형 간염바이러스가 있다.	

영상 진단으로
병변을 명확히 파악한다

혈액검사에서 GOT·GPT, γ-GTP 등의 수치가 비정상으로 나오거나 소변검사에서 간 기능 이상이 의심될 때는 영상 진단을 통해 간의 상태를 보다 정확히 확인한다. 일반적으로 다음과 같은 방법들이 활용된다.

초음파검사

몸의 표면에 초음파 탐촉자를 대고 초음파를 보낸 뒤, 내장에서 반사되어 돌아오는 신호를 영상화하는 검사다. 통증이 없고 검사 시간이 짧으며 간의 형태와 병소를 직접 관찰할 수 있다.

지방간, 간경변증, 간암 등 간의 구조적 이상을 진단하는 데 유용하며, 지름 약 1cm 크기의 종양이나 혈관종, 2cm 정도의 담서이나 담낭(쓸개) 용종까지 발견할 수 있다.

컴퓨터단층촬영(CT)

X선 촬영 장치가 신체 주위를 회전하며 간을 여러 단면으로 촬영한 뒤, 이를 컴퓨터로 영상화하는 검사다. 간의 단층 이미지를 얻을 수 있으며, 3차원

CT를 이용하면 입체적으로 간을 관찰할 수 있다. 특히 간암의 조기 발견과 병변의 위치 파악에 유용하다.

자기공명영상(MRI)

강한 자기장을 이용해 인체 내 수소원자핵에 고주파를 가한 뒤, 조직의 신호 차이를 영상으로 변환하는 검사다. 방사선을 사용하지 않아 안전하고 자세를 바꾸지 않아도 원하는 방향의 단층 영상을 얻을 수 있다. CT보다 연부조직의 구별이 뛰어나 간의 종양이나 섬유화 진단에 적합하다.

간 신티그래피

방사성동위원소(RI)를 정맥주사로 주입한 뒤 간에 흡수된 RI가 방출하는 방사선을 검출하여 영상을 만든다. 간암이나 섬유화 등으로 간세포가 손상된 부위에는 RI가 흡수되지 않아 영상에 음영으로 나타난다. 이를 통해 간의 어느 부위에 병변이 있는지 확인할 수 있다.

혈관 조영검사

가느다란 카테터를 혈관 안에 넣어 간으로 보내고 조영제를 주입한 뒤 X선으로 촬영하는 검사다. 이를 통해 간의 혈관 구조와 혈류 상태를 정밀하게 관찰할 수 있다. 간경변증, 간암을 비롯한 다양한 간 질환의 진단에 활용된다.

복강경검사와 간생체검사로 간조직을 직접 관찰하고 확진한다

복강경검사_ 간의 상태를 육안으로 관찰한다

복강경검사와 간생체검사는 확진을 위해 간세포의 상태를 직접 관찰할 때 이용하는 검사법이다. 복강경검사에서는 복부에 지름 1cm 이내의 작은 구멍을 내고 복강경(배 안과 그 안의 장기를 검사하기 위한 내시경)을 삽입하여 장기의 상태를 맨눈으로 관찰한다.

이 검사를 통해 간의 크기와 형태, 색깔, 표면의 요철이나 결절, 종양의 유무, 섬유화 정도, 혈관의 확장이나 폐색 여부 등을 살필 수 있다. 또한 비교적 안전하게 간

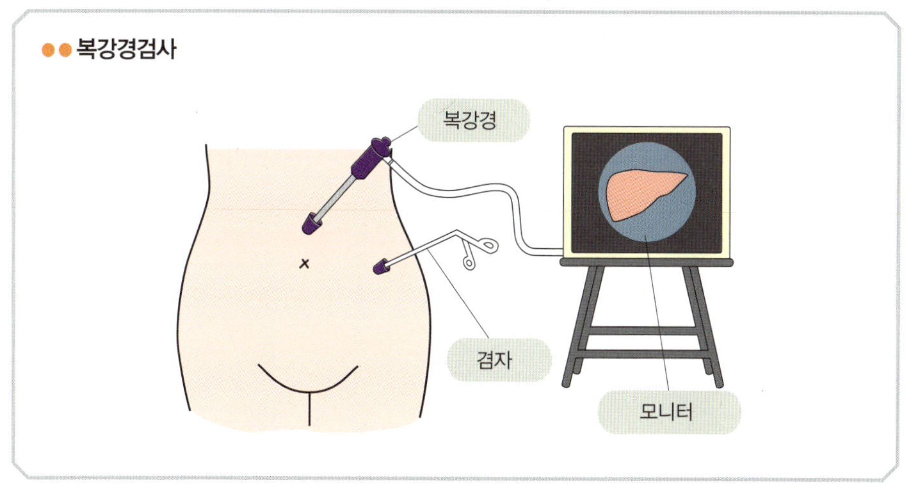

조직을 일부 채취할 수도 있다.

건강한 간은 표면이 매끄럽고 윤기가 나는 적갈색이다. 반면 급성간염이 진행 중인 간은 충혈되어 붉은 기가 강하고 부드럽게 부풀어 있는 모습으로 관찰된다. 복강경검사 중에는 간을 촬영한 영상을 모니터로 보면서 의사로부터 검사 소견과 치료 방향에 대한 설명을 들을 수 있다. 간생체검사를 함께 시행할 때는 보통 약 일주일 정도 입원이 필요하다.

간생체검사_ 간조직을 채취하여 간세포의 병변을 확인한다

간생체검사는 피부를 통해 가는 바늘을 간에 찔러 넣어 소량의 간 조직을 채취하고, 현미경으로 간세포의 병변을 조사하는 검사다. 국소마취하에 시행하므로 통증은 거의 없으며, 간 질환의 확진이나 병의 진행 정도를 평가하는 데 매우 유용하다.

특히 간염이 급성인지 만성인지 구분할 때 도움이 된다. 급성간염에서는 간세포들이 모여 있는 간소엽 전체에 괴사가 일어나지만, 만성간염에서는 주로 간소엽의 주변부(문맥역)에 국소적인 괴사가 생긴다. 이러한 조직학적 변화를 관찰하면 만성간염이 활동성인지 비활동성인지 판별할 수 있다.

또한 간생체검사는 만성간염과 간경변증을 구별하는 데도 쓰인다. 재생된 간세포 덩어리(결절)가 일부 부위에만 있으면 만성간염으로, 간 전체에 결절이 퍼져 있으면 간경변증으로 진단한다.

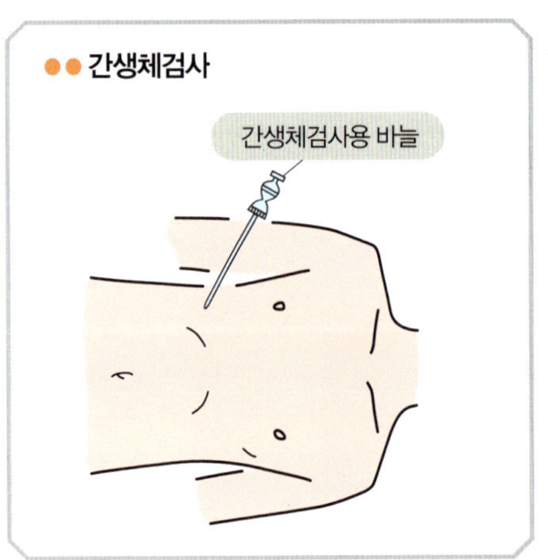

만성 C형 간염을 확진하는 검사

C형 간염바이러스(HCV) 감염이 의심되는 경우에는 다음과 같은 검사를 시행한다.

① HCV 감염 여부

② 혈중 바이러스 양(HCV−RNA)

③ 바이러스 유전자형

먼저 항체 검사에서 양성이 나오면 과거 또는 현재 감염을 의미한다. 이후 HCV−RNA 검사를 통해 실제로 바이러스가 체내에 존재하는지를 확인한다. HCV−RNA가 양성으로 나타나고 이러한 상태가 6개월 이상 지속되면 만성 C형 간염으로 진단한다. 간효소[(GOT(AST), GPT(ALT)] 수치는 간의 염증 정도를 평가하는 참고 지표로 활용된다.

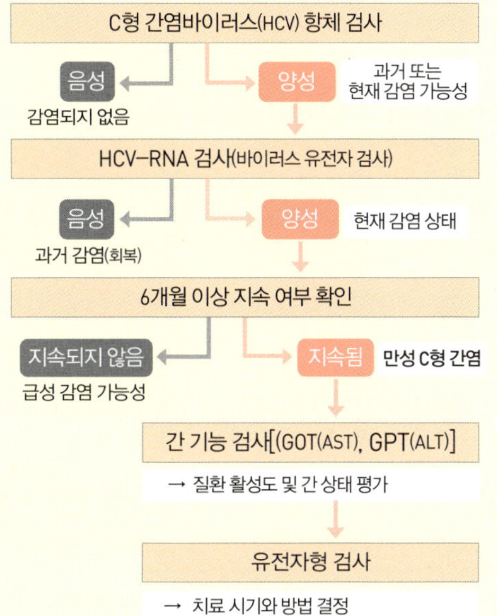

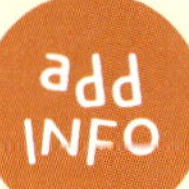

C형 간염의 초기 대처와 입원 치료의 필요성

만성 C형 간염은 대부분 외래에서 치료가 가능하지만, 상태에 따라 입원이 필요한 경우도 있다. 황달이 심해지거나 전신 상태가 악화되는 등 간 기능 저하가 의심될 때는 입원 치료를 고려한다. 또한 간생검과 같은 검사나 치료 과정에서 부작용이 예상되는 경우에도 입원이 필요할 수 있다.

과거에는 급성간염 초기에는 반드시 입원해 안정을 취해야 한다고 여겨졌지만, 현재는 대부분 외래에서 경과 관찰이 가능하다. 다만 증상이 심하거나 합병증의 위험이 있는 경우에는 입원 치료가 도움이 된다. 치료 중 발열이나 심한 피로감 등 부작용이 나타날 때에도 안정을 위해 입원을 고려할 수 있다.

목적	검사 항목	검사명
간의 손상 정도를 확인한다	GOT · GPT	간 기능검사
간 기능을 확인한다	알부민, 빌리루빈, 프로트롬빈 시간, 트롬보 검사, 헤파플라스틴 시험, 암모니아, 총콜레스테롤	
담즙의 흐름을 확인한다	ALP, γ-GTP, 빌리루빈, 총콜레스테롤	
간염의 만성화 정도를 확인한다	감마글로불린, 교질반응(ZTT), ICG시험	
질환의 원인을 조사한다	바이러스 표지자	
혈소판 감소와 간경변증의 징후를 조사한다	적혈구, 백혈구, 혈소판	혈액검사
간이 정상적으로 기능하는지 확인한다		소변검사
간에 장애가 있는지 확인한다		대변검사
간암의 발생 여부를 확인한다	알파태아단백,* 이상프로트롬빈	종양표지자검사
간의 크기와 형태, 암 발생 여부를 확인한다	복부 초음파검사, CT검사, MRI검사	영상검사
간조직을 채취 · 검사하여 정확한 진단을 한다		간생체검사

* 태아의 간조직이나 위장관에서 만들어지는 단백질. 간암 세포가 만들어내는 특이한 단백질로 이 수치를 간암을 진단하는 데 이용한다.

간 질환으로 확진되면 어떤 치료를 받게 되나?

염증과 섬유화의 정도를 기준으로 상태를 평가한다

만성간염은 간의 염증이 6개월 이상 지속되는 상태를 말한다. 한국에서는 만성간염의 원인 중 약 50~70%가 B형 간염, 약 10~15%가 C형 간염이며, 나머지는 알코올, 대사이상 연관 지방간 질환(MASLD) 등 다양한 원인에 의해 발생한다.

과거에는 염증의 정도를 중심으로 만성간염의 상태를 구분했다. 예를 들어 GOT·GPT 수치가 높은 경우를 '활화산', 염증이 가라앉은 상태를 '휴화산'에 비유하기도 했다. 그러나 이러한 분류는 간의 섬유화 정도를 충분히 반영하지 못한다는 한계가 있다.

현재는 염증의 활성도(grade)와 섬유화의 진행 단계(stage)를 함께 고려해 만성간염의 상태를 평가하며, 이를 진단과 치료의 기준으로 활용한다.

항바이러스제로 바이러스의 증식을 억제한다

만성간염은 간세포에 존재하는 바이러스를 면역 작용만으로 충분히 제거하지

●● **만성간염의 상태 평가** 염증의 활성도(grade)와 섬유화(stage) 진행 단계에 따른 병리학적 분류

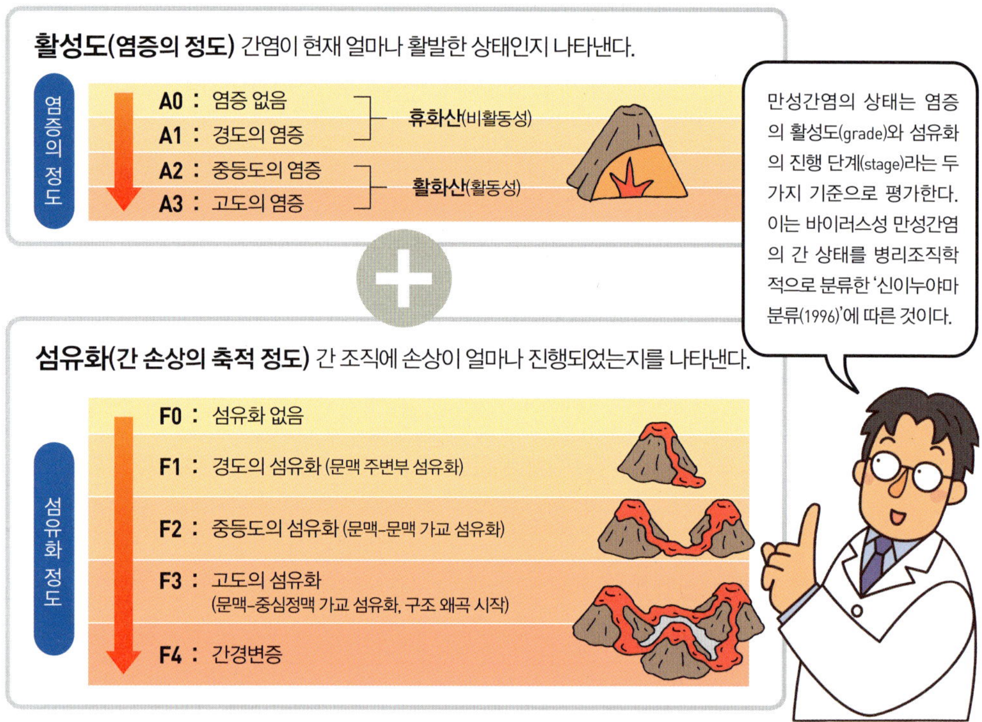
활성도(염증의 정도) 간염이 현재 얼마나 활발한 상태인지 나타낸다.

염증의 정도

A0 : 염증 없음
A1 : 경도의 염증
휴화산(비활동성)
A2 : 중등도의 염증
A3 : 고도의 염증
활화산(활동성)

만성간염의 상태는 염증의 활성도(grade)와 섬유화의 진행 단계(stage)라는 두 가지 기준으로 평가한다. 이는 바이러스성 만성간염의 간 상태를 병리조직학적으로 분류한 '신이누야마 분류(1996)'에 따른 것이다.

섬유화(간 손상의 축적 정도) 간 조직에 손상이 얼마나 진행되었는지를 나타낸다.

섬유화 정도

F0 : 섬유화 없음
F1 : 경도의 섬유화 (문맥 주변부 섬유화)
F2 : 중등도의 섬유화 (문맥–문맥 가교 섬유화)
F3 : 고도의 섬유화
(문맥–중심정맥 가교 섬유화, 구조 왜곡 시작)
F4 : 간경변증

●● **간염 치료의 목표와 치료 방침**

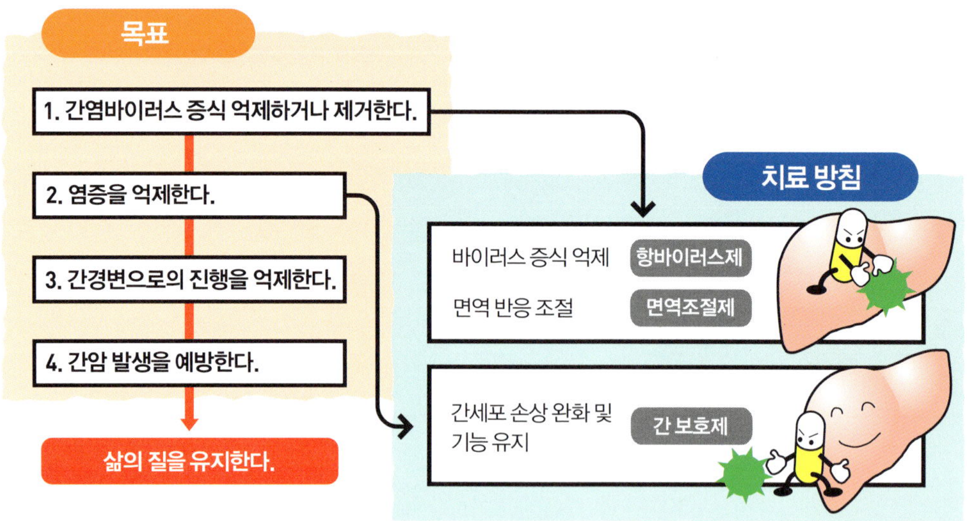
목표

1. 간염바이러스 증식 억제하거나 제거한다.
2. 염증을 억제한다.
3. 간경변으로의 진행을 억제한다.
4. 간암 발생을 예방한다.

삶의 질을 유지한다.

치료 방침

바이러스 증식 억제   항바이러스제
면역 반응 조절   면역조절제

간세포 손상 완화 및 기능 유지   간 보호제

만성간염의 상태 평가(신이누야마 분류 기반)

● 만성간염의 활성도(grade)

활성도	간소엽 활성	문맥역/문맥 주변부 활성
최소	괴사 없음	경한 문맥역 염증 이하
경소	1개 이하 국소괴사 또는 경한 염증	소수 문맥역에서 미약한 조직 괴사
중등소	2~5개 국소괴사	대부분 문맥역에서 50% 이하 조직 괴사 또는 가교상 괴사
고도	6개 이상 괴사 또는 융합괴사	대부분 문맥역에서 50% 이상 조직 괴사 또는 가교상 괴사

● 만성간염의 섬유화(stage)

진단	점수	정의
섬유화 없음	F0	정상
문맥역 섬유화	F1	섬유화에 의해 문맥역이 확장된 상태
문맥 주변부 섬유화	F2	섬유화가 문맥역을 넘어 간소엽 내로 일부 확장된 상태 (초기 구조 변화)
가교 섬유화	F3	문맥-문맥 또는 문맥-중심정맥을 연결하는 섬유화로 간 구조가 왜곡되기 시작한 상태
간경변증	F4	재생결절이 광범위하게 형성된 상태

못한 상태다. 따라서 치료의 중요한 목표는 간염바이러스의 증식을 억제하거나 제거하는 것이다. 이를 위해 항바이러스제와 면역조절제가 사용된다. 항바이러스제는 바이러스의 증식을 직접 억제하며, 면역조절제는 면역 반응을 조절해 바이러스에 대한 방어를 돕는다.

간 보호제로 간세포 손상을 완화한다

항바이러스 치료로 충분한 효과를 얻지 못한 경우에는 간세포의 손상을 줄이고 기능을 유지하는 것이 중요하다. 이때 간 보호제가 보조적으로 사용된다.

간 보호제는 바이러스를 직접 제거하는 약은 아니지만, 간세포의 손상을 완화하고 간 기능을 유지하는 데 도움을 줄 수 있다. 이러한 치료를 통해 염증이 완화되면 GOT·GPT 수치가 개선되고, 일상생활을 유지하는 데 도움이 된다.

간경변증
대상기를 유지하고 합병증을 조기에 치료한다

간경변증의 주요 원인은 B형 간염이며, C형 간염과 알코올성 간질환이 뒤를 잇는다

간경변증은 간세포의 파괴와 재생이 장기간 반복되는 과정에서 정상적인 간조직이 섬유화 조직으로 바뀌고, 그 결과 간이 딱딱하게 굳으면서 기능이 저하되는 만성 간 질환이다. 한국에서는 간경변증의 주요 원인으로 B형 간염이 가장 많으며, 그 외 C형 간염, 알코올의 과다 섭취, 비알코올 지방간 등도 중요한 원인으로 작용한다.

간경변증 초기에는 일상생활에 큰 지장을 줄 정도의 뚜렷한 증상이 나타나지 않는다. 남아 있는 정상 간세포가 간 기능을 어느 정도 대신하기 때문이다. 이 시기의 간경변증을 '대상성 간경변증(대상기)'이라고 한다.

섬유화된 간이 원래 상태로 완전히 회복되기는 어렵지만, 대상기에는 비교적 정상에 가까운 생활을 유지할 수 있다. 따라서 62쪽의 활동 기준표를 참고해 자신의 상태에 맞는 생활 범위를 조절하면서, 간 기능과 질환의 진행 상태를 꾸준히 확인하는 것이 중요하다. 이처럼 대상기를 가능한 한 오래 유지하여 합병증 없이 생활하는 것이 간경변증 치료의 첫 번째 목표다.

그러나 섬유화가 진행되어 간 기능이 더 저하되면 '비대상성 간경변증(비대상기)'으로 넘어가며, 이때는 여러 합병증이 나타날 수 있다. 이 같은 합병증을 조기에 발견하고 적절히 치료하는 것이 간경변증 치료의 두 번째 목표다.

간경변증의 3대 합병증

● 복수

복수는 복강 내에 체액이 과도하게 축적되는 상태로, 간경변증에서 가장 흔하게 나타나는 합병증이다. 이는 간의 섬유화로 문맥압이 상승하고 혈중 알부민이 감소하면서 발생한다.

복수가 생기면 복부가 팽창하고 손발이나 전신이 붓는 증상이 나타난다. 증상이 경미한 경우에는 염분 섭취 제한, 수분 조절, 안정 등의 생활요법으로 조절할 수 있으며, 중등도 이상의 경우에는 이뇨제를 사용해 복수를 조절한다.

● 간성뇌증

간경변증이 진행되어 간 기능이 떨어지면 장에서 생성된 독성물질이 제대로 처리되지 못한다. 또 섬유화가 진행되면서 간이 딱딱해지면, 장에서 문맥을 통해 간으로 흘러들어가야 할 혈류가 간을 거치지 않고 식도 정맥이나 배꼽 주위의 정맥, 항문의 정맥 등으로 우회하게 된다. 이로 인해 암모니아와 같은 독성물질이 간에서 해독되지 못한 채 혈액을 통해 뇌로 이동하여 뇌세포에 영향을 미친다.

GOT · GPT(IU/ℓ)	업무(가사 포함)	목욕	운동 · 여가 활동	정기검진(외래 방문)
300 이상	반일 근무 등 약간의 제한이 필요 (주 2~3일은 가사 도우미에게 부탁)	수건으로 몸을 닦거나 샤워	• 독서 • 비디오 시청 • 카드 게임	1~2주에 한 번
100~300	야근 금지 (하루 7시간 이내)	주 1~2일	• 매우 천천히 걷는 산책(시속 1.6km) • 뜨개질	2~4주에 한 번
50~100	야근 가능 (제한 없음)	주 3~4일	• 천천히 걷는 산책(시속 3.2km) • 자전거 타기(평지) • 골프(골프 카트로 이동) • 당구 • 볼링	한 달에 한 번
50 미만	제한 없음	자유	• 조금 빨리 걷는 산책(시속 4.8km) • 자전거 타기 • 골프 • 수영 • 배드민턴(복식)	두 달에 한 번

그 결과 간성뇌증이 발생하면 의식 저하, 행동 및 성격 변화 등이 나타나며, 심한 경우 혼수상태에 이를 수 있다. 특징적인 증상으로는 양팔을 앞으로 뻗었을 때 손이 새가 날갯짓하듯 떨리는 '수전증(asterixis)'이 있다.

간성뇌증은 특정한 단일 검사로 확진하기보다는 임상 소견과 검사 결과를 종합해 진단한다.

● 식도정맥류

간경변증이 진행되면 간문맥의 압력이 상승하여, 문맥을 통해 간으로 들어가야 할 혈액이 간을 통과하지 못하고 식도 정맥 등 다른 경로로 우회하게 된다. 이러한 과정에서 식도 정맥이 확장되고 혹처럼 부풀어 오르는데, 이를 식도정맥류라고 한다.

식도정맥류는 간경변증 환자의 약 80%에서 발생하며, 정맥류가 파열되면 다량의 피를 토하거나 항문으로 출혈이 발생할 수 있고, 대처가 늦으면 생명을 위협할 수 있다. 정맥류가 발생하고 진행되는 속도는 간경변증의 원인이나 간 기능의 저하 정도에 따라 다르다. 현재 정맥류가 없더라도 정기적으로 내시경검사를 통해 상태를 확인하고, 출혈 위험이 높은 경우에는 예방적 치료를 시행하는 것이 중요하다.

간암

조기 발견과 적절한 치료로 생존율을 높이고 간 기능을 최대한 보존한다

고위험군은 정기적으로 검사를 받는다

간암 초기에는 대개 별다른 자각증상이 없다. 병이 진행되면 발열, 체중 감소, 빈혈, 심한 피로감이 나타나며, 황달이나 복수 같은 증상이 동반되기도 한다.

간암 역시 다른 암과 마찬가지로 조기 발견이 무엇보다 중요하다. 조기에 발견

할수록 치료 선택의 폭이 넓어지고 예후도 좋아지기 때문이다. 따라서 정기적으로 영상검사와 종양표지자검사를 받는 것이 필요하다. 특히 B형 간염바이러스 보유자, C형 간염이나 간경변증 환자, 간암의 가족력이 있는 사람, 그리고 지방간 질환이 있는 경우에는 간암 발생 위험이 높은 고위험군에 해당하므로 더욱 주의 깊은 관리가 필요하다.

간경변증의 중증도와 종양 상태에 따라 치료법이 달라진다

암은 일반적으로 수술, 항암요법, 방사선치료를 중심으로 치료한다. 그러나 간암 환자의 경우 만성간염이나 간경변증을 동반하는 경우가 많아 간 기능이 저하되어 있고 혈류 상태도 좋지 않아 항암치료의 효과가 제한적일 수 있다.

간 절제술은 간암을 가장 확실하게 제거할 수 있는 치료 방법이지만, 암 조직과 함께 일부 정상 간 조직도 함께 제거해야 한다. 간은 재생 능력이 뛰어나 일정 범위 내에서는 절제 후 기능이 회복될 수 있으나, 간경변증이 있는 경우에는 재생 능력이 떨어져 절제 범위에 제한이 따른다.

따라서 간경변증의 정도(간의 예비 기능), 종양의 크기와 개수, 발생 위치 등을 종합적으로 고려해 치료 방법을 결정한다. 간 절제술이나 간이식 외에도, 암세포에 혈액을 공급하는 혈관을 차단해 종양을 괴사시키는 간동맥 색전술이나, 고주파를 이용해 열로 암 조직을 파괴하는 고주파 열치료 등 다양한 치료법이 시행된다.

한의학에서는
간 질환을 어떻게 보나?

기(氣), 혈(血), 수(水)의 균형으로 질병을 판단한다

한의학에서는 질병을 치료할 때 신체를 이루는 '기(氣)', '혈(血)', '수(水)'의 균형을 살펴 증상에 가장 적합한 약을 처방한다. 또 체질을 '증(症)'으로 진단하여 기, 혈, 수의 상태에 따라 실증(實症)과 허증(虛症), 중간증(中間症)으로 나눈다. 실증은 대개 체격이 다부지고 혈색도 좋다. 체력이 강하고 위장도 튼튼하며 질병에 대한 저항력도 강하다. 허증은 호리호리한 체형에 안색이 좋지 않다. 체력과 위장이 약하며 질병에 대한 저항력도 떨어진다. 중간증은 키나 살집이 보통이고 체력이나 질병에 대한 저항력도 안정적이다.

이런 증상이 있으면 간 기능을 의심한다

간은 오장(폐, 간, 비장, 심장, 신장)의 하나다. 한의학에서 말하는 '간의 이상'은 현대의학에서 말하는 '간 질환'과 다소 차이가 있다. 현대의학에서는 간을 '침묵의 장기'라고 하지만 한의학에서는 이상이 생기면 재빨리 신호를 보내는 장기라고 말한다.

현대의학에서 간 기능 장애는 주로 간세포가 바이러스나 약물 성분에 의해 손상·파괴된 상태를 가리키며, 혈액검사 등에서 이상이 나타났을 때 알게 된다. 그러나 한의학에서는 간이 보내는 위험신호를 감지하면 간에 문제가 생긴 것을 알 수 있다고 본다. 특히 다음과 같은 증상이 자주 나타나면 간 건강에 주의해야 한다고 말한다.

● 눈에 나타나는 증상

- 눈이 쉬 피로하고 침침하다.
- 시력이 갑자기 떨어졌다.
- 눈이 아프거나 건조하고 충혈된다.
- 눈물이 지나치게 많이 나온다.
- 백내장이 심해졌다.

● 근육이나 손톱에 나타나는 증상

- 어깨(특히 오른쪽)가 자주 결리고 아프다.
- 다리에 쥐가 난다.
- 손가락이 당기고 쥐가 난다.
- 손톱이 약하고 울퉁불퉁하다.

● 정신적인 증상

- 불안·초조감
- 우울감
- 불면증, 악몽
- 생리전증후군

- 위장에 나타나는 증상

- 식욕부진
- 메스꺼움
- 변비와 설사가 번갈아 나타난다.

- 기타

- 갑자기 기운이 위로 치밀어 얼굴이 달아오르고 땀이 났다가 한기를 느끼는 체온
  조절 장애
- 생리 불순

한약으로 치료할 때 고려할 점

한약을 이용할 때는 반드시 한의사나 한의약사의 진단을 받아야 한다. 체질과 증상에 맞게 처방한 약이 아니면 부작용을 겪거나 오히려 질병이 더 악화될 수 있기 때문이다. 그리고 한약을 복용하기 전에는 반드시 담당 의사와 상담해야 한다.

- 시호계지탕

간 질환에 효과가 있는 대표적인 한약이다. 시호계지탕(柴胡桂枝湯)은 소시호탕(小柴胡湯)에 계지와 작약을 배합한 것으로 작용이 비교적 온화하다.

- 오령산

간경변증이 되면 수분 대사가 원활하지 못해 복수가 생기고 복부팽만이 나타난다. 5가지 생약을 배합한 오령산(五苓散)은 이 같은 수분의 대사를 촉진하여 증상을 개선한다. 오령산은 이뇨 작용이 강하므로 간경변증 환자가 이용할 때는 반드시 담당 의사와 상담해야 한다.

● 계지복령환

계지복령환(桂枝茯笭丸)은 간에 생긴 염증을 가라앉히는 효능이 있어 만성간염 환자에게 자주 처방된다. 간염바이러스와 싸우는 면역세포인 대식세포를 활성화하는 성분이 들어 있다.

● 삼황사심탕

황련, 황금, 대황의 3가지 생약을 배합해서 만든다. 황련과 황금은 염증을 억제하고 상기와 충혈을 해소한다. 대황은 하제 작용을 한다. 이러한 효능이 상호작용하여 소염·해독 효과를 낸다.

삼황사심탕(三黃瀉心湯)을 술 마시기 전에 3g 정도 복용하면 숙취를 막는 데 도움이 된다. 하루에 한번씩 3~6개월간 꾸준히 복용하면 간이 튼튼해져 숙취가 잘 생기지 않는다.

삼황사심탕은 어느 정도 체력이 있고 몸집이 단단한 '실증'인 사람에게 잘 든다. 특히 목에서 위로 피가 오르고 머리나 목이 부은 느낌이 드는 사람, 얼굴로 열이 올라 색이 붉고 명치에 불쾌감이 들며 굳은 변을 보는 사람에게 효과가 있다.

● 기국지황환

'간의 기능은 오장(五臟)의 하나인 신(腎)의 지배를 받는다'는 한의학의 개념을 따른 처방이다. 기국지황환(杞菊地黃丸)은 주로 신을 강하게 하는 육미지황환(六味地黃丸)에 간을 도와 눈을 지키는 구기자와 국화를 배합해서 만든다. 중국에서는 '마시는 안약'으로 불릴 만큼 눈에 나타나는 다양한 증상을 개선한다. 장시간의 컴퓨터 사용에서 오는 눈의 피로를 풀고 노화에 따른 시력 저하를 예방하는 데도 효과가 있다.

● 전칠인삼 · 영지

간 기능 장애로 진단을 받았거나 오른쪽 옆구리나 등이 아플 때는 전칠인삼이나 영지를 쓴다. 기국지황환, 소요산, 전칠인삼, 영지를 배합해서 쓰기도 한다.

● 보중익기탕

간염이 있으면 전신 피로감과 식욕부진 등이 나타난다. 보중익기탕(補中益氣湯)은 중국 원나라 시대에 체력 증강제로 만들어진 한약으로 피로를 해소하고 식욕을 증진하는 효과가 뛰어나다. 약해진 몸에 온화한 작용으로 기운을 보하여 전신 허약 증상을 개선한다. 키나 살집이 중간 정도이거나 조금 마른 편에 안색이 나쁜 '허증'인 사람에게 특히 효과가 있다.

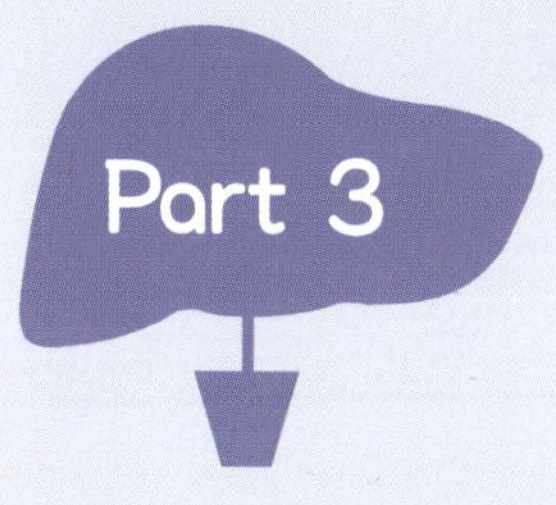

간을 살리는
식사의 기준을 바꾼다

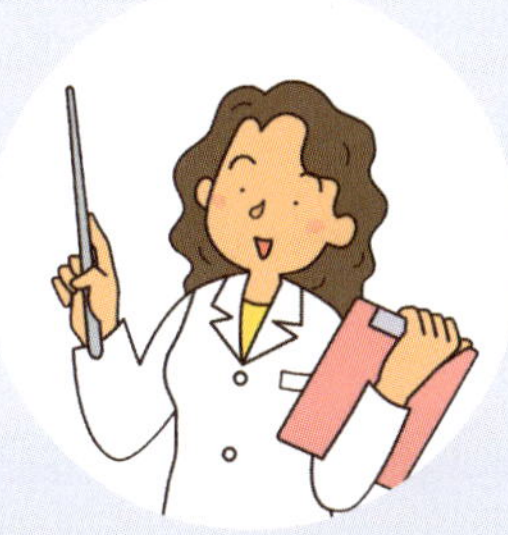

간 질환을 예방하고 기능을 유지하려면 영양소를 고루 갖춘 식사를 규칙적으로 해야 한다. 적절한 열량과 질 좋은 단백질을 섭취하고, 지방과 염분을 줄이며 비타민 · 미네랄 · 항산화물질 · 식이섬유를 충분히 섭취하는 것이 중요하다. 이 장을 통해 간 건강을 지키는 식사의 기준을 스스로 세울 수 있다.

참여한 전문가들

● 가와시마 유키코(川島 由起子) : 성마리안나 의과대학병원 영양부 부장
● 가나자와 요시에(金澤 良枝) : 도쿄 가세가쿠인단기대학 교수 · 의학박사 · 영양관리사

다양한 영양소를
고루 갖추어 먹는다

5대 영양소를 고루 섭취한다

영양이 균형을 이룬 식사란 간단히 말해 '다양한 영양소가 들어 있는 식품을 골고루 적당량 먹는 것'이다. 많은 영양소 중에서 인간이 생명 활동을 하는 데 반드시 필요한 것 5가지를 '5대 영양소'라고 한다. 오른쪽 표를 보고 5대 영양소가 주로 어떤 일을 하고 간에는 어떤 영향을 미치는지 알아두도록 한다.

식품마다 여러 종류의 영양소가 서로 다른 비율로 들어 있기 때문에 식사로 어느 영양소를 얼마큼 섭취할 수 있는지는 정확하게 알기 어렵다. 그렇다면 가장 간편한 방법은 '여러 가지 식품을 고루 먹는 것'이다. 하루에 30가지 식품을 먹으라고 권하는 것도 이런 이유에서다. 30가지가 무리라면 20~25가지 정도의 다양한 식품을 먹도록 애써야 한다.

특히 에너지원인 탄수화물과 단백질, 지방이 들어 있는 밥과 고기, 생선, 기름 등은 눈으로 양을 가늠하기 쉬우므로 매일 식탁에 올려 적절한 양을 먹는다. 비타민과 미네랄은 우리 몸에서 필요로 하는 양은 매우 적지만 반드시 음식을 통해 섭취해야 하므로 여러 가지 채소와 콩류, 어패류, 과일 등을 챙겨 먹도록 한다.

●● 5대 영양소와 주요 기능

영양소	주요 기능	간에 미치는 영향	풍부한 식품
탄수화물	체온, 운동, 뇌 활동 등 인체의 생명 활동에 에너지원으로 사용된다.	포도당으로 분해되고 그중 일부는 간에서 글리코겐 형태로 저장되었다가 간이 해독 작용을 할 때 에너지원이 된다.	밥, 빵, 곡류, 감자류, 면류, 스파게티, 과일, 설탕 등
단백질	혈액, 내장, 근육, 뼈와 피부를 구성한다. 세포의 기능을 조절하고 생명을 유지하는 데 꼭 필요한 효소와 호르몬, 면역 물질의 재료가 된다.	간이 기능하는 데 필요한 여러 가지 효소의 재료가 된다. 파괴된 간세포를 재생하여 회복시킨다.	육류, 어패류, 달걀, 대두, 두부 등의 콩 제품, 우유 · 유제품 등
지방	효율 높은 에너지원으로 작용한다. 세포막을 구성하고 호르몬 생산에 이용된다. 지용성 비타민의 흡수를 돕는다.	지용성 비타민(비타민A · D · E · K)이 간의 대사 작용을 돕는다.	**식물성** 유채기름, 올리브기름, 참기름 등 **동물성** 버터, 돼지기름 등
비타민	인체의 성장이나 생명 활동을 위해 생리 기능을 정상으로 유지하고 대사조절 물질로 작용한다.	•**비타민A, C, E** : 활성산소를 억제하는 항산화작용을 한다. •**비타민B복합체** : 간 기능을 정상으로 유지한다. •**비타민C** : 간의 해독 작용을 도와 간에 침입한 바이러스의 증식을 억제한다. 콜라겐의 생성을 촉진한다. •**비타민E, B$_2$** : 지방의 대사를 돕는다. •**비타민U** : 간세포의 재생을 돕는다.	녹황색 채소, 과일, 감자류, 콩류, 해조류, 육류, 어패류 등
미네랄	뼈와 치아, 피부, 모발 등을 구성한다. 심장과 근육, 신경의 기능, 신진대사 등 인체의 생리 기능을 조절하고 정상으로 유지한다.	**아연** : 간의 대사 작용에 필요한 효소를 구성한다.	채소, 과일, 감자류, 콩류, 해조류, 어패류, 우유, 견과류 등

●● 그 밖의 영양소와 주요 기능

영양소	주요 기능	간에 미치는 영향	풍부한 식품
식이섬유	인간의 소화효소로 분해되지 않는 성분으로, 변의 양을 늘리고 배변 활동을 촉진하여 지방과 유해 성분의 배출을 돕는다.	지방의 과도한 흡수를 막고 변비가 생기지 않도록 하여 간의 부담을 줄여준다.	채소, 과일, 곡류, 콩류, 감자류, 버섯, 해조류 등
피토케미컬	식물 속에 들어 있는 항산화물질로, 암이나 동맥경화 등의 발생을 억제한다.	간경변증이 간암으로 진행되지 않도록 막는다.	녹황색 채소, 고수, 허브류, 과일, 찻잎, 깨 등

밥과 반찬, 국을 매일 식탁에 올린다

식사로 영양을 고루 섭취하려면 한식을 먹는 것이 좋다. 서양요리에도 메인디시라는 것이 있지만 한식의 주식과는 개념이 다르다. 주식인 밥에 주요리와 반찬 한두 가지, 여기에 찌개나 국을 더해 식탁을 차리면 간단하고도 효과적으로 필요한 영양소를 균형 있게 섭취할 수 있다.

주식인 밥으로는 탄수화물을 얻고, 주요리의 고기나 생선으로는 단백질을 얻을 수 있다. 여기에 반찬의 채소나 해조류에서 여러 가지 비타민과 미네랄을 얻으면 매일 식사로 5대 영양소를 모두 섭취할 수 있다. 다만 국이나 찌개는 하루 한 끼로 제한하여 염분을 과다 섭취하지 않도록 한다. 이런 식단이라면 한 끼에 10가지 가까운 다양한 식품을 먹게 되고, 이렇게 하루 세끼를 먹으면 영양을 고루 섭취할 수 있다.

우유 · 유제품, 과일을 매일 먹는다

영양을 고루 섭취하려면 하루 세끼 외에 매일 우유·유제품과 과일을 꼭 챙겨 먹는 것이 좋다. 우유는 평소 섭취에 소홀하기 쉬운 칼슘과 양질의 단백질이 풍부하므로 하루에 1컵(180mℓ, 저지방 우유는 240mℓ) 정도를 꼭 마신다.

우유를 좋아하지 않거나 마시면 속이 거북한 사람은 우유 대신 플레인 요구르트(180g)를 먹어도 된다. 이때 되도록 설탕이 들어가지 않은 요구르트를 고르고, 단맛이 부족하다 싶으면 과일을 섞어 먹는다.

과일에는 비타민과 미네랄, 식이섬유 등이 들어 있고 특히 비타민C가 풍부하다. 그러나 당분이 많기 때문에 정해진 양을 지켜서 먹어야 섭취 열량을 초과하지 않는다.

우유와 과일을 꼭 함께 먹을 필요는 없다. 과일은 간식이나 후식으로 먹고, 우유는 하루 세끼 중 한 끼에 음료로 곁들여도 된다.

외식할 때는 백반을 고른다

직장에서 밖에 나가 점심을 먹을 때면 흔히 덮밥이나 카레라이스 같은 일품요리를 고르게 된다. 원하는 음식을 맛있게 먹으면 소화도 잘되고 기분도 좋지만 아무래도 일품요리는 영양이 치우치기 쉬우므로 되도록 밥과 국, 반찬이 함께 나오는 백반을 고르는 것이 좋다. 꼭 일품요리를 먹어야 한다면 어쩌다 한 끼 정도로 제한하고 여러 가지 재료가 들어간 메뉴를 고른다. 5장의 '주식' 부분에 그런 일품요리 레시피가 있으니 손수 만들 때 이용하도록 한다.

영양의 균형을 고려한다면 일품요리를 연달아 먹는 것은 좋지 않다. 만약 점심에 일품요리를 먹었다면 그날 저녁이나 다음 날 아침 식사는 영양을 고루 갖춘 식사를 해야 한다. 예를 들어 점심에 볶음밥만 한 그릇 먹었다면 저녁에는 단백질이 풍부한 음식과 채소를 먹어야 점심 식사에서 모자랐던 영양을 보충할 수 있다.

간을 살리는 식사법

- 영양소를 고루 갖춘 식사를 한다.
- 하루 세끼를 규칙적으로 먹는다.
- 하루에 필요한 열량을 알고 이를 지켜 섭취한다.
- 질 좋은 단백질을 필요량만큼 섭취한다.
- 지방을 과다 섭취하지 않는다.
- 염분을 과다 섭취하지 않는다.
- 비타민과 미네랄, 항산화물질을 적극적으로 섭취한다.
- 식이섬유를 충분히 섭취한다.
- 가공식품 대신 제철 식품을 이용해 가정에서 만든 음식을 먹는다.
- 금주 · 금연한다.

- 아침에 주식으로 빵을 먹을 때는 단백질이 들어 있는 식품과 채소를 꼭 챙겨 먹는다. 예를 들면 주요리 대신 햄과 달걀부침, 반찬 대신 양상추와 토마토 또는 오이를 먹는다.
- 열량(80쪽 참조)이 모자라거나 양이 부족한 느낌이 들 때는 채소나 해조류로 만든 저열량 반찬을 한 가지 더 올린다.

● 비타민과 미네랄을 섭취한다.

우유나 요구르트를 하루에 1컵 정도 마시면 평소에 부족하기 쉬운 칼슘을 보충할 수 있다. 과일로는 비타민과 미네랄, 항산화물질(95쪽 참조)을 얻을 수 있다.

● 단백질과 지방을 섭취한다.

주요리는 육류, 어패류, 달걀, 콩 제품 중 어느 한 가지를 사용해서 만든다. 여기에 채소나 감자류를 곁들이면 비타민과 미네랄, 식이섬유도 섭취할 수 있다. 또 조리할 때 기름을 사용하면 지방도 얻을 수 있다.

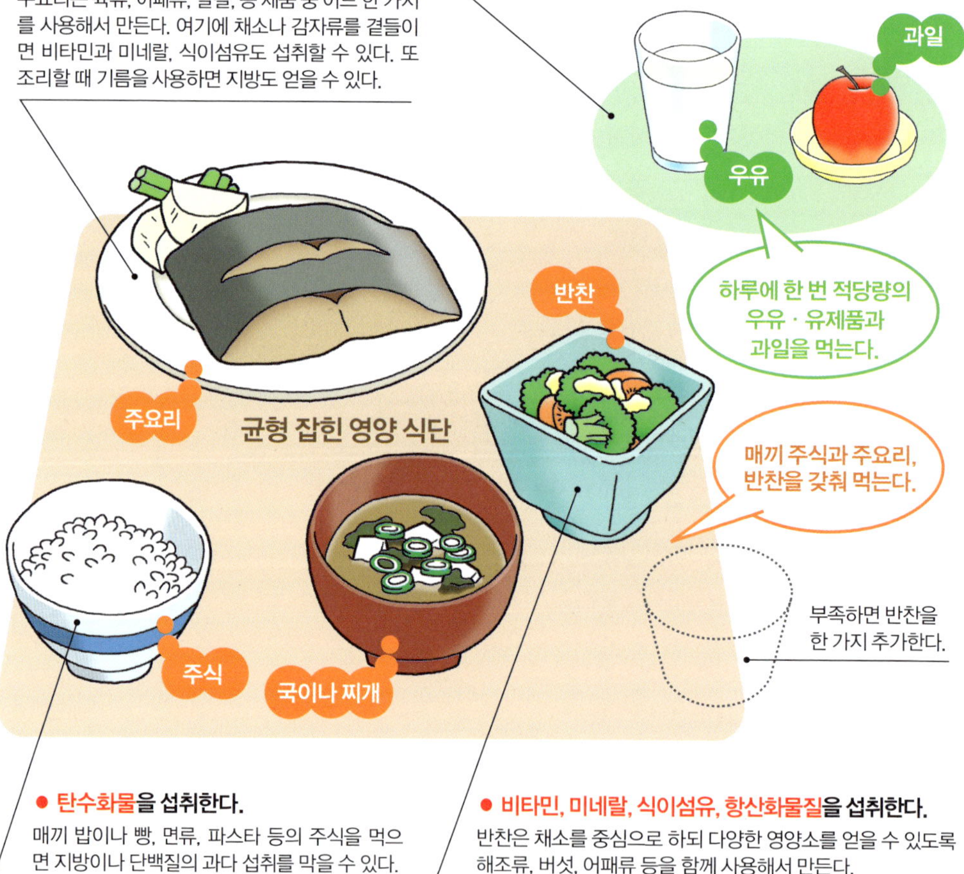

● 탄수화물을 섭취한다.

매끼 밥이나 빵, 면류, 파스타 등의 주식을 먹으면 지방이나 단백질의 과다 섭취를 막을 수 있다.

● 비타민, 미네랄, 식이섬유, 항산화물질을 섭취한다.

반찬은 채소를 중심으로 하되 다양한 영양소를 얻을 수 있도록 해조류, 버섯, 어패류 등을 함께 사용해서 만든다.

하루 세끼를
규칙적으로 먹는다

생체리듬에 맞춰 규칙적으로 생활한다

영양소를 고루 갖춰 먹더라도 먹는 시간이 불규칙하면 식사요법으로 효과를 보기 힘들다. 인간의 몸은 낮과 밤의 변화에 따른 생체리듬에 맞춰 활동하기 때문이다. 해외여행을 나가면 시차로 고생하는 것도 현지 시간에 생체리듬이 적응하지 못해서다. 해외가 아니더라도 평소의 생활습관이 불규칙하면 생체리듬이 깨지고 이로 인해 수면장애가 생기거나 몸에 이런저런 불쾌 증상이 나타난다.

자율신경계가 소화작용을 제어한다

식사 시간이 하루의 생체리듬을 만드는 요인이 되는 이유는 소화작용이 자율신경계의 제어를 받기 때문이다. 자율신경은 인간의 의지와 관계없이 작용하는 신경계로, 소화·흡수·대사 등을 조절하여 신체 기능을 일정하게 유지한다.

자율신경에는 교감신경과 부교감신경이 있다. 일반적으로 교감신경은 인체가 급격한 변화에 대처할 때 작동하며 심장 수축력을 높이고 호흡을 빠르게 하며 소화활동을 억제한다. 부교감신경은 몸을 평온한 상태로 유지하고 소화와 대사를 촉진하여 영양분이 몸에 저장되도록 한다.

교감신경과 부교감신경은 서로 길항작용을 하는데, 교감신경은 주로 낮에 활동

할 때 우세하고 부교감신경은 밤에 안정을 취할 때 우세하다. 식사와 수면은 이러한 교감신경과 부교감신경의 전환 및 생체리듬에 영향을 미친다. 예를 들어 아침에 식사를 하면 혈당치가 올라 우리 몸은 자연스럽게 활동 모드로 들어간다. 반대로 밤늦게 식사를 하면 위와 장이 늦은 시간까지 소화 활동을 해야 하므로 잠을 이루기가 쉽지 않다. 따라서 저녁 식사는 되도록 잠자기 3시간 전에 마치고 늦은 시간에는 육류나 지방이 많은 음식을 피하는 것이 좋다.

불규칙한 식사는 간에 부담을 준다

간은 식사로 섭취한 영양소를 우리 몸이 사용하기 쉬운 형태로 변환해서 저장하거나 혈액으로 내보내는 일을 한다. 그런데 이 기능도 자율신경의 지배를 받는다.

식사 시간이 불규칙하면 생체리듬이 깨지고 그 영향이 간의 대사 작용에도 미치기 때문에 애써 얻은 영양소를 제대로 이용할 수 없다. 식사 시간뿐만 아니라 취침과 기상의 수면 리듬이 불규칙해도 피로나 불면증 같은 불쾌 증상이 나타난다. 이렇게 되면 신체 저항력이 떨어져 결국 간이 부담을 받게 된다.

간염이 악화되거나 더 심각한 질환으로 진행되지 않게 하려면 간뿐만 아니라 몸 전체가 건강해야 한다. 하루 세끼를 제때 먹어야 하는 이유가 여기에 있다.

●● 건강을 지키는 식습관

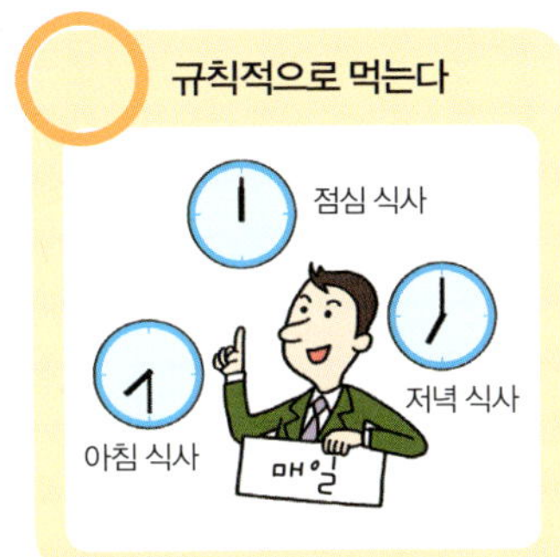
규칙적으로 먹는다
점심 식사
저녁 식사
아침 식사
매일

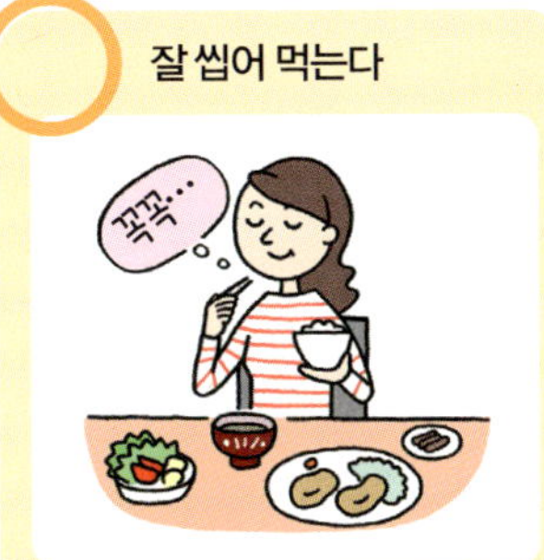
잘 씹어 먹는다
꼭꼭…

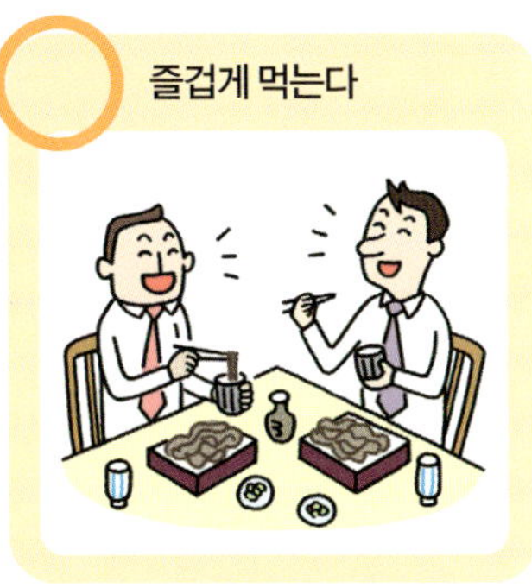
즐겁게 먹는다

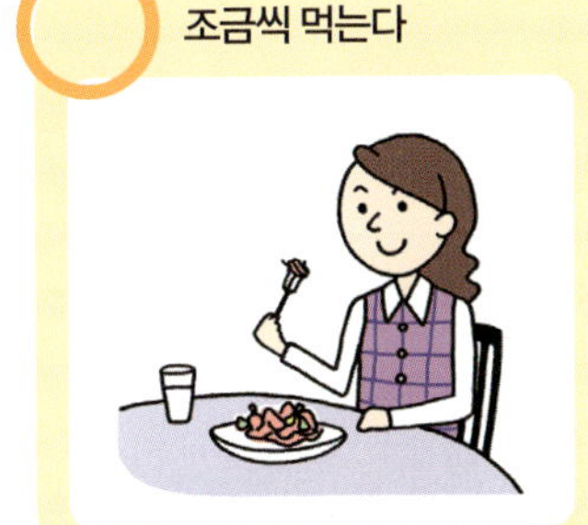
조금씩 먹는다

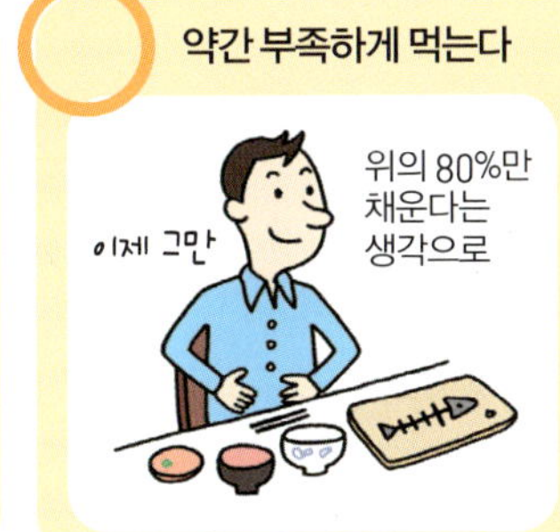
약간 부족하게 먹는다
이제 그만
위의 80%만 채운다는 생각으로

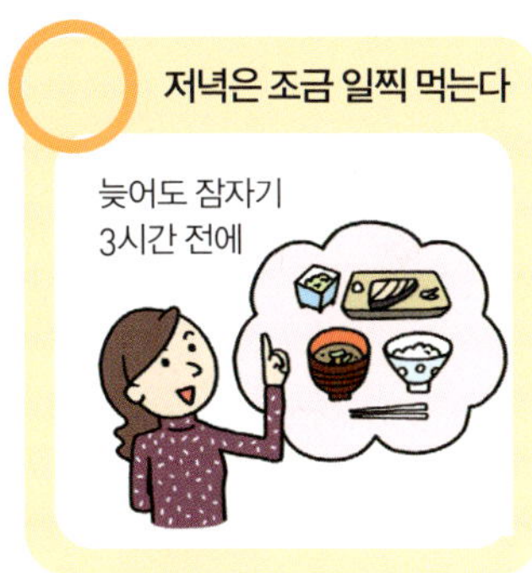
저녁은 조금 일찍 먹는다
늦어도 잠자기 3시간 전에

●● 간과 건강을 해치는 잘못된 식습관

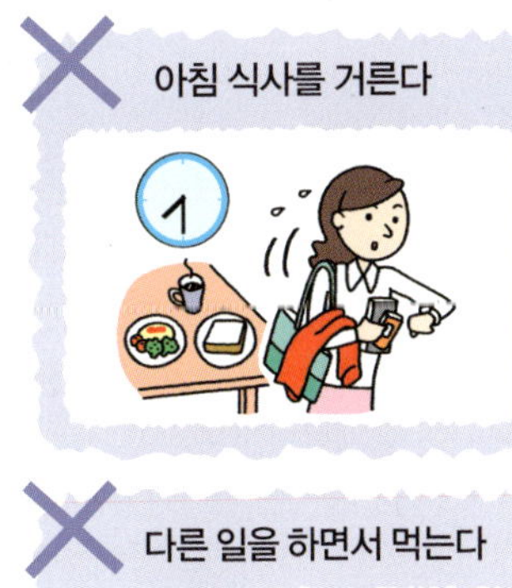
아침 식사를 거른다

점심 식사를 거른다

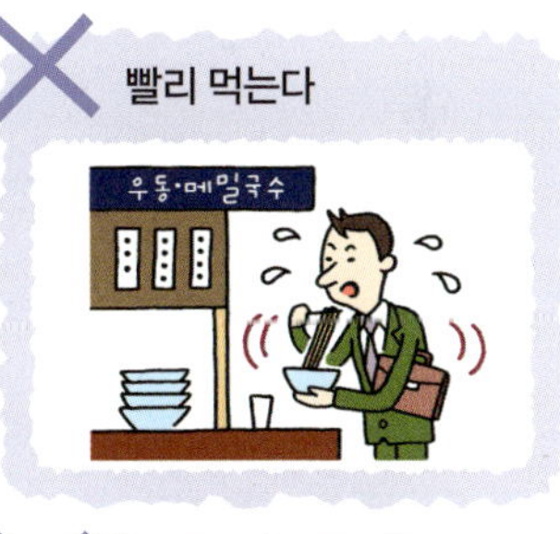
빨리 먹는다
우동·메밀국수

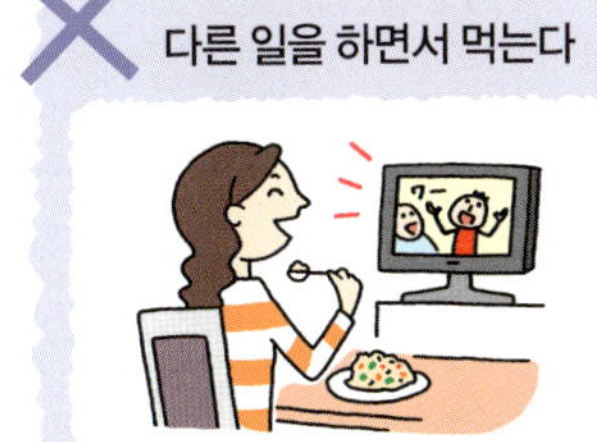
다른 일을 하면서 먹는다

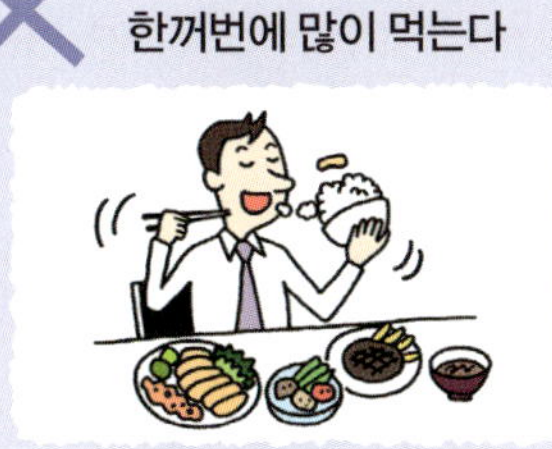
한꺼번에 많이 먹는다

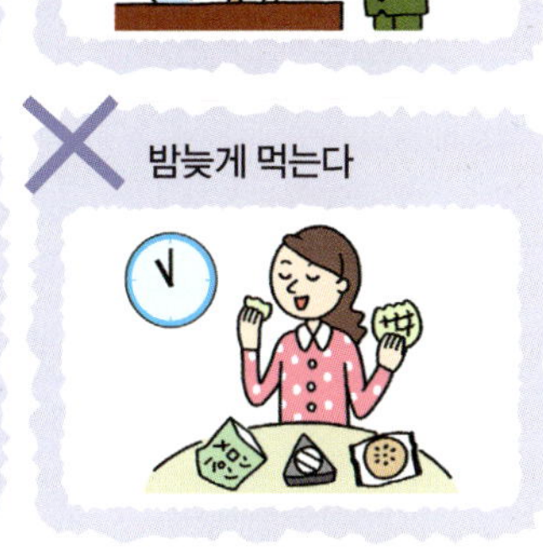
밤늦게 먹는다

하루에 필요한 열량을 알고
이를 지켜 섭취한다

적절한 열량 섭취로 비만을 막는다

만성간염이 있을 때는 지방간이나 생활습관병 등이 함께 일어나지 않도록 특히 주의해야 한다. 우선 지금보다 살이 더 쪄서는 안 된다. 평소에 식사로 적절한 열량을 섭취하는 습관을 들여 내게 알맞은 체중을 유지하도록 애써야 한다.

'적절한 열량'은 사람마다 다르다. 나이와 비만 정도, 일상의 운동 강도도 고려해야 하는데 이를 정확하게 계산하기란 쉽지 않다. 그래서 여기서는 신체 조건과 간 질환의 종류를 기준으로 하여 하루에 열량이 얼마나 필요한지를 알아보기로 한다.

표준체중을 목표로 삼는다

82쪽에 있는 계산식에 따라 '하루필요열량'을 구한다.

먼저 **1**에서 자신의 키에 맞는 표준체중을 구한다. **2**에서는 **1**에서 구한 표준체중에 '표준체중 1kg당 하루필요열량'을 곱한다. 이때 '하루필요열량'은 어떤 간 질환을 앓고 있느냐에 따라 달라진다. 이것도 엄밀히 따지면 사람마다 다른데, 만약 자신이 살이 좀 찐 편이라면 열량 범위에서 작은 쪽을 골라 곱한다. 이때 비만 정도를 좀 더 정확하게 알려면 체질량지수(BMI)를 계산한다.

예로 든 A씨는 만성 C형 간염을 앓고 있기 때문에 '표준체중 1kg당 하루필요열량'은 '바이러스성 만성간염'에 해당하는 '30~35kcal'가 된다. A씨는 BMI의 계산 결과가 정상 범위에 들기는 하지만 조금 살이 찐 편이라서 표준체중 1kg당 하루필요열량으로 30kcal를 선택했다.

현재는 비만이더라도 이 방법으로 구한 '하루필요열량'을 지켜서 섭취하면 차츰 표준체중에 가까워질 것이다. 회식 등이 있으면 평소보다 더 많이 먹게 되므로 미리 전날부터 식사량을 조금 줄여서 3일 정도 안에 섭취 열량을 조절하도록 한다.

규칙적으로 체중을 재어 변화를 파악한다

내가 하루에 섭취하는 열량이 적절한지 알려면 체중을 재어 그 변화를 살펴보면 된다. 체중이 계속 늘어나면 식사량이 너무 많은 것이고 반대로 계속 줄어들면 부족하다는 뜻이다. 이런 점에서 규칙적으로 체중을 재는 습관은 식사요법의 첫 단계로서 매우 중요하다.

실제로도 매일 체중을 재면서 그 증감에 신경을 쓰면 적정 체중을 유지하는 데 도움이 된다. 체중은 매일 같은 시간에 같은 조건으로 재야 한다. 아침에 일어나서 화장실에 다녀온 후 식사를 하기 전에 잰다. 체중계를 화장실이나 욕실 앞에 두고 매일마다 체중을 기록하면 변화를 알 수 있어 열량 조절에도 도움이 된다.

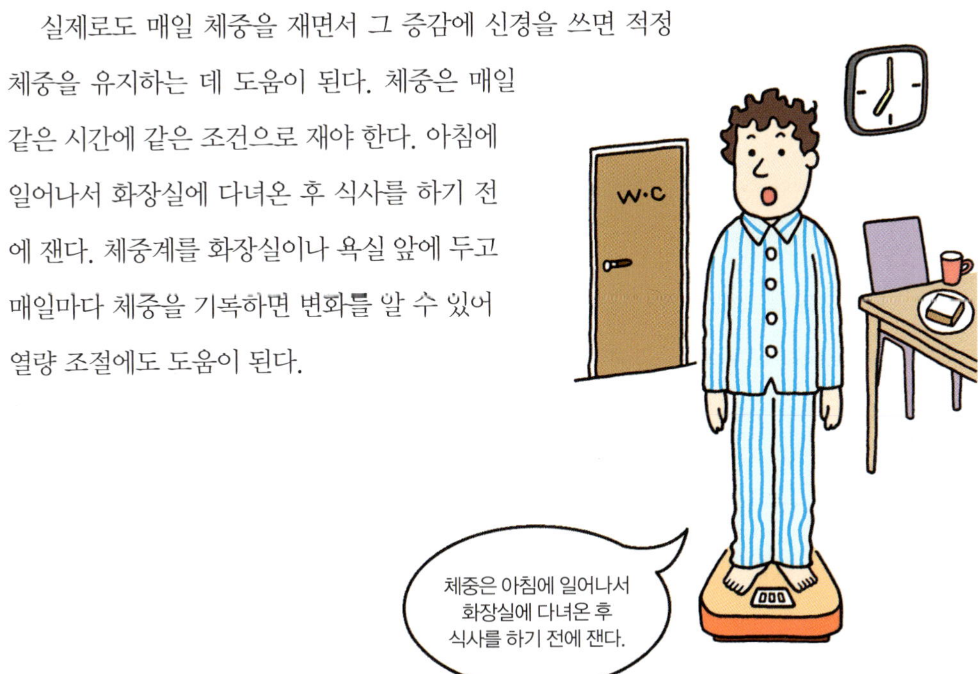

●● **자신의 하루필요열량을 구한다**

1. 키에 맞는 표준체중을 구한다.

$$\text{표준체중(kg)} = \text{신장(m)} \times \text{신장(m)} \times 22$$

예) A씨는 키 165cm에 만성 C형 간염을 앓고 있다.

1.65 × 1.65 × 22 = 59.895(약 60 kg) ◀

그러나 A씨의 현재 체중은 64kg이다.

2. 간 질환의 종류에 따른 하루필요열량을 찾아 표준체중에 곱한다.

표준체중 1kg당 하루필요열량

바이러스성 만성간염	30~35kcal
알코올성 지방간	25~35kcal
알코올성 간경변증	30~35kcal
비만성 지방간	25~30kcal

자신의 비만 정도를 좀 더 정확하게 알려면 체질량지수(BMI)를 계산한다.
BMI는 키와 체중을 이용하여 비만 정도를 평가하는 지표로, 세계보건기구(WHO)를 비롯해 국제적으로 사용되고 있다.

BMI와 비만 정도

18.5 미만	저체중
18.5 이상, 25 미만	정상
25 이상	비만

$$\text{BMI} = \text{체중(kg)} \div \text{신장(m)} \div \text{신장(m)}$$

예) A씨의 현재 체중은 64kg이므로

64 ÷ 1.65 ÷ 1.65 = 23.507··· (약 23.5)

수치는 정상 범위에 들지만 살이 좀 찐 편이라서 '표준체중 1kg당 하루필요열량'의 범위에서 작은 쪽인 30kcal를 골라 '표준체중'에 곱했다.

A씨의 하루필요열량

60kg × 30kcal = 1,800kcal

3. 나의 하루필요열량을 구한다.

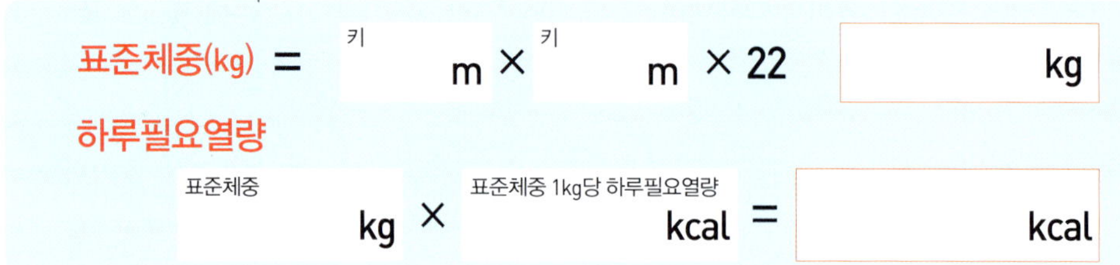

질 좋은 단백질을
필요량만큼 섭취한다

단백질은 간세포를 재생 · 회복하기 위해 반드시 필요하다

단백질은 혈액과 내장, 근육, 뼈와 피부를 구성하는 중요한 성분이다. 또 효소와 호르몬, 면역 물질 등 생명을 유지하는 데 꼭 필요한 많은 물질의 재료가 되기도 한다.

신체 조직을 구성하는 단백질의 일부는 날마다 조금씩 분해되어 새로운 단백질로 교체되기 때문에 단백질은 매일 공급되어야 한다. 특히 간에 염증이 있을 때는 반드시 단백질을 섭취해야 한다. 간은 2,000가지가 넘는 효소의 작용으로 기능하기 때문에 효소의 주성분인 단백질이 계속 부족하면 간 기능이 떨어진다.

파괴된 간세포를 재생·회복하는 데도 단백질이 필요하다. 만성 간 질환 환자의 경우, 단백질 합성이 감소하고 단백질 분해가 증가하니 단백질을 적절히 공급하는 것이 좋다.

간에서 몸에 필요한 단백질을 만든다

단백질은 다수의 아미노산이 결합된 것이다. 20가지의 아미노산 중 몇 가지는 몸에서 합성할 수 있지만 나머지는 반드시 외부에서 섭취해야 하는 필수아미노산이다. 단백질은 고기나 생선 외에 대두 같은 콩류나 쌀 등의 곡류, 빵이나 면에도 들어 있다. 다 같은 단백질이지만 아미노산 조성은 각기 다르다.

음식물로 섭취한 단백질은 위와 장에서 아미노산으로 분해되어 간으로 운반된다. 간에서는 아미노산을 다시 조합하여 몸에 필요한 단백질을 만든다. 몸이 필요로 하는 단백질을 만들려면 필수아미노산이 모두 있어야 한다. 이런 점에서 인체의 단백질을 만드는 데는 필수아미노산이 충분히 들어 있는 동물성 단백질이 식물성 단백질보다 더 효과적이다.

동물성 단백질과 식물성 단백질을 고루 섭취한다

'아미노산 스코어'는 식품의 아미노산 조성을 비교하여 단백질의 영양가를 판정한 수치다. 아미노산 스코어가 100에 가까울수록 아미노산의 균형이 좋은 양질의 식품이라 할 수 있다. 고기나 생선, 달걀, 우유 같은 동물성 식품의 아미노산 스코어는 100이고 식물성 식품인 대두는 86, 정백미는 65, 옥수수는 74다. 식물성 단백질을 섭취할 때는 쌀과 콩 등 서로 다른 식품을 함께 먹어야 부족한 필수아미노산을 보충할 수 있다.

아미노산 스코어만 보면 식물성 단백질보다는 동물성 단백질이 더 좋지만 동물성 식품에는 지방이 많다는 단점이 있다. 따라서 동물성 단백질과 식물성 단백질을 고루 섭취하는 것이 좋다.

건강한 성인의 단백질 권장 섭취량은 하루 60~80g(식품 자체의 양이 아니라 단백질의 양)이다. 간 질환을 예방·치료하기 위한 식사요법을 할 때는 현재 체중 1kg당 하루 1.0~1.5g의 단백질을 섭취하는 것이 적당하다.

●● 식품별 아미노산 스코어

쌀·곡류	아미노산 스코어
현미	68
정백미	65
쌀국수	62
식빵	44
밀가루(박력분)	44
국수	41
우동(생면)	41
밀가루(강력분)	38
콘플레이크	16

콩류	아미노산 스코어
풋콩	92
콩비지	91
두유	86
대두	86
유부	77
진간장	22

채소	아미노산 스코어
브로콜리	80
부추	77
옥수수	74
단호박	68
아스파라거스	68
당근	55

견과류	아미노산 스코어
밤	64
땅콩	62
아몬드	50
깨	50

어패류	아미노산 스코어
전갱이	100
붕장어	100
옥돔	100
은어	100
정어리	100
청새치	100
가다랑어	100
가자미	100
가다랑어포	100
보리멸	100
금눈돔	100
연어	100
대구	100
청어	100
갯장어	100
방어	100
복어	100
찐어묵*1	100
성게	82
대합	81
가리비패주	71
전복	68

육류	아미노산 스코어
닭고기 가슴살	100
닭 간	100
돼지고기	100
돼지 간	100
말고기	100
산양고기	100
로스햄	100
베이컨	95

달걀·유제품	아미노산 스코어
우유	100
달걀	100
생크림	100
요구르트	100
탈지분유	95
천연치즈	92

●● 간 질환별 단백질 하루 필요량(체중 1kg당)

바이러스성 간염	1.1~1.2g
알코올성 지방간	1.0~1.5g
알코올성 간경변증(대상기)	1.2~1.5g
비알코올성 지방간	1.0~1.5g

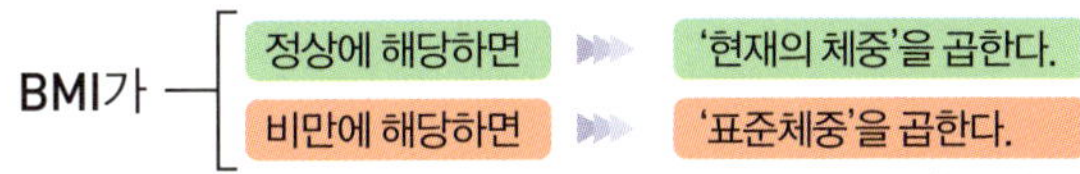

예) A씨는 키 165㎝에 체중 64kg(BMI는 23.5로 정상 범위에 든다)이며 C형 만성간염을 앓고 있다. A씨가 하루에 섭취해야 하는 단백질의 양을 구하면 다음과 같다.

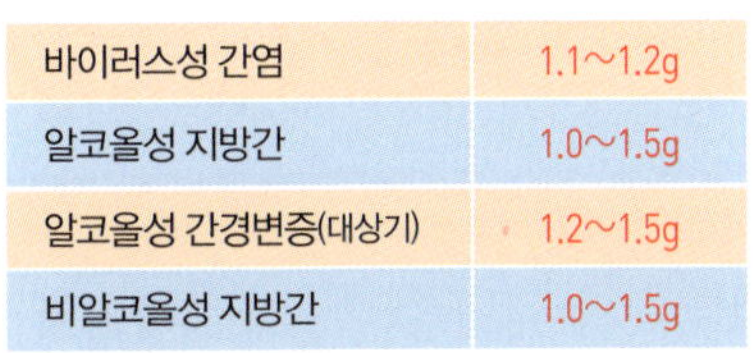

$$64 \times 1.1 = \boxed{70.4g} \sim 64 \times 1.2 = \boxed{76.8g}$$

●● 식품별 단백질 함유량(실제로 먹을 수 있는 양 100당)

동물성 식품			
마른새우	59.1	쇠고기 안심(스테이크용)	20.7
가다랑어(봄에포획, 생물)	28.5	돼지고기 뒷다리살	20.5
참다랑어	26.3	닭고기 가슴살	19.5
새끼 다랑어(생물)	25.2	꽁치	18.5
생햄	24.0	참치 통조림(물 담금)	18.4
반건조 잔멸치	23.1	임연수어(건조)	18.2
장어 간장구이	23.0	한치(생물)	17.6
닭고기 안심살	23.0	로스햄	16.5
돼지고기 안심살	22.8	비엔나소시지	13.2
프로세스치즈	22.7	베이컨	12.9

식물성 식품			
고야두부*2	49.4	옥수수	8.6
콩가루	35.5	중화면(생면)	8.6
땅콩(볶은 것)	26.5	구운 두부	7.8
깨(볶은 것)	20.3	두부(부침용)	6.6
아몬드	18.6	두부(찌개용)	4.9
생청국장	16.5	메밀국수(삶은 것)	4.8
튀긴 두부완자*3	15.3	콩비지	4.8
메밀국수(건조)	14.0	두유(무조정)	3.6
오트밀	13.7		
풋콩(삶은 것)	11.5		

*1 으깬 생선살을 조미하여 직사각형 나무판에 반달 모양으로 쌓아 찐 것.

*2 두부를 얼렸다가 말린 식품. *3 으깬 두부에 잘게 썬 야채나 다시마 등을 넣고 기름에 튀긴 것.

지방을
과다 섭취하지 않는다

지방 섭취는 총열량의 20~25%로 제한한다

지방은 세포막을 이루는 구성 성분이며 호르몬의 재료다. 또 영양소 중에서 가장 효율이 높은 에너지원이고 위(胃)에 머무르는 시간도 길어 포만감이 오래 간다. 지방은 지용성 비타민(비타민A·D·E·K)의 흡수를 돕는다. 간 질환이 있으면 지방을 섭취하여 비타민의 흡수를 촉진해야 하지만 지나치게 많이 섭취하면 역효과가 난다. 지방간이나 비만이 되거나 고지질혈증이 생길 수 있다.

서구식 식사에 치우치지 않는다면 지방의 섭취량을 크게 걱정할 필요는 없지만 간 질환이 있을 때는 과다 섭취하지 않도록 신경을 써야 한다. 간 질환 환자는 건강한 사람과 마찬가지로 총열량의 20~25% 정도의 지방을 섭취하는 것이 적당하다. 예를 들어 하루 섭취 열량이 1,800kcal라면 지방은 40~50g 정도를 섭취하면 된다. 비만이 원인인 지방간 환자는 지방 섭취를 총열량의 20% 이하로 제한해야 한다.

조리할 때 사용하는 기름의 양을 줄인다

돼지고기 삼겹살과 뒷다리살을 100g씩 먹었을 때 섭취하는 지방의 양은 각각 약 40g과 약 20g이다. 같은 100g이라도 생선을 먹었을 때 섭취하는 지방의 양은 몇 g에 불과하다. 기름이 많은 꽁치나 고등어, 장어 양념구이 등도 100g당 지방 함유량은 20g이 조금 넘을 정도다. 흰 살 생선은 지방 함유량이 더 낮다. 이를 보더라도 주 요리로는 고기와 생선을 고루 먹는 것이 좋다.

지방은 달걀, 콩류, 치즈, 마요네즈, 버터가 들어간 빵, 생크림이나 케이크 등 다양한 음식에 들어 있어 각별히 신경을 쓰지 않으면 생각보다 많은 양을 섭취하게 된다. 육류처럼 원래부터 지방이 함유된 식품도 있지만 가공이나 조리 과정에서 지방이 첨가되는 식품도 많다. 가정에서 음식을 만들 때만이라도 기름을 적게 사용하여 하루에 1~2큰술(12~24g)을 넘지 않도록 한다.

동물성 지방을 과다 섭취하지 않는다

지방에는 동물성 지방과 식물성 지방이 있다. 육류의 비계, 육류에 함유된 지방, 돼지기름, 버터 같은 동물성 지방은 체내에서 굳기 쉬운 데다 과다 섭취하면 콜레스테롤과 중성지방이 늘어나 동맥경화가 일어날 수 있다. 따라서 간 질환이 있는 사람은 동물성 지방을 너무 많이 섭취하지 않도록 한다.

동물성 지방과 반대로 유채기름이나 올리브기름, 콩기름 같은 식물성 기름은 혈중 콜레스테롤을 낮추어준다. 등 푸른 생선에 함유된 기름도 식물성 기름과 마찬가지로 불포화지방산이 많아 생활습관병을 막는 데 도움이 된다.

지방을 구성하는 성분인 지방산에는 질병을 예방하는 데 도움이 되는 것도 있지만 과다 섭취하면 오히려 염증을 악화시키는 것두 있다. 식물성 기름에는 여러 종류의 지방산이 들어 있으므로 목적에 맞게 골라서 사용한다.

	지방산	기능	풍부한 식품
생선 기름	EPA (에이코사펜타에노산)	혈전을 녹인다, 혈중 저밀도 콜레스테롤을 줄이고 고밀도 콜레스테롤을 늘린다, 알레르기 증상을 완화한다.	마래미, 꽁치, 정어리, 고등어, 장어 등
	DHA (도코사헥사에노산)	뇌신경의 발달을 돕기 때문에 인지증 예방에 효과적이다, 혈중 저밀도 콜레스테롤을 줄이고 고밀도 콜레스테롤을 늘린다.	꽁치, 다랑어, 방어, 고등어, 장어 등
식물성 기름	리놀산	혈중 저밀도 콜레스테롤을 줄이고 고밀도 콜레스테롤을 늘린다.	홍화씨 기름, 해바라기 기름, 콩기름, 옥수수기름, 참기름 등
	올레인산	혈액의 유동성을 높인다, 혈중 저밀도 콜레스테롤을 줄이고 고밀도 콜레스테롤을 늘린다, 장운동을 촉진한다.	올리브기름, 해바라기 기름 등
	알파리놀렌산	몸속에서 EPA나 DHA로 전환된다, 혈중 콜레스테롤을 줄인다.	아마씨 기름, 들기름, 유채기름, 차조기 기름, 콩기름 등

●● 지방 섭취를 줄이는 조리 요령

1 지방의 섭취량을 고려하여 식단을 짠다

주요리가 볶음 요리라면 반찬은 기름을 쓰지 않는 것으로 구성하여 지방의 섭취량을 조절한다.

2 육류는 지방이 적은 부위를 고른다

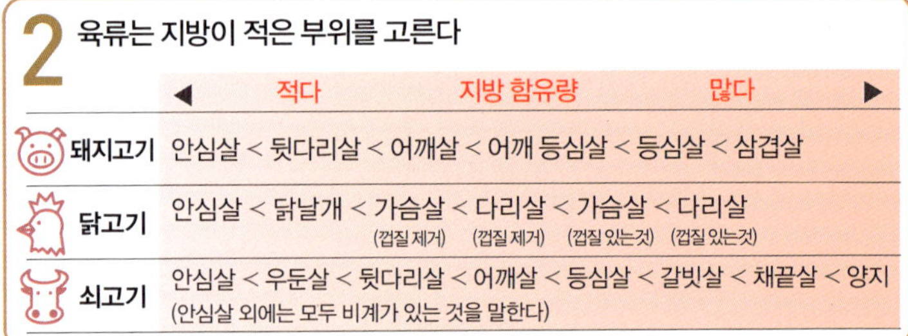

3 미리 지방을 제거하고 조리한다

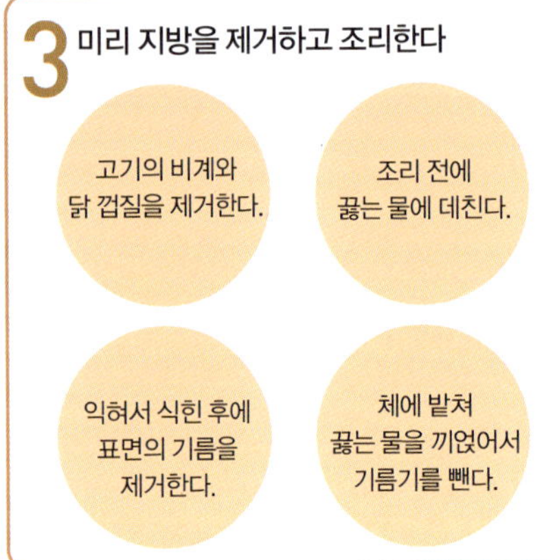

4 조리법을 바꿔 지방 섭취를 줄인다

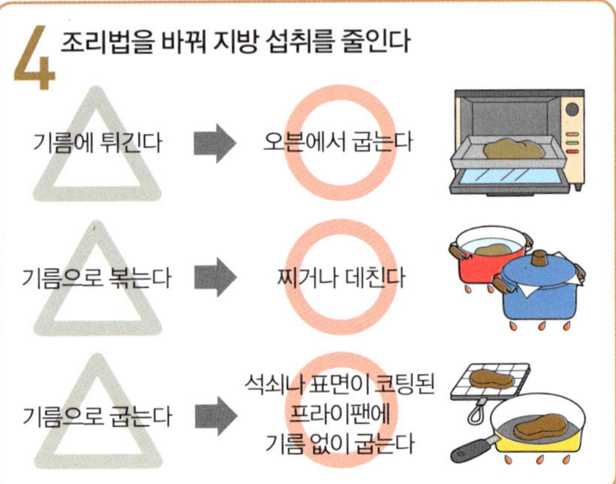

염분을
과다 섭취하지 않는다

염분 섭취는 하루 10g 미만으로 제한한다

염분은 하루에 3~6g만 섭취해도 충분하다. 그런데 국민 영양 조사 결과 한국인들이 하루에 섭취하는 염분의 양이 17g이나 되는 것으로 나타났다. 특히 중년·노년 남성이 염분 섭취량이 많았다.

간 질환을 위한 식사요법에서는 알코올성 간경변증 등으로 인해 부종이 생긴 경우가 아니면 특별히 염분 섭취를 제한하지 않는다. 그러나 암이나 생활습관병을 예방하려면 역시 염분의 과다 섭취에 주의해야 한다.

한식은 맛을 내거나 간을 맞출 때 쓰는 조미료나 양념에 염분이 많은 편이다. 90쪽의 표를 보고 평소 사용하는 조미료의 염분 함유량을 알아두면 사용량을 줄이는 데 도움이 된다. 또 간장에 맛국물을 섞어 쓰면 염분 섭취를 줄일 수 있다. 평소 짭짤한 맛을 즐겼다면 지금부터라도 연하고 담백한 맛에 익숙해지도록 노력해야 한다. 또 채소나 과일, 식이섬유는 불필요한 나트륨(염분)을 배출하는 작용을 하므로 매일 먹도록 한다.

●● 조미료의 염분 함유량

조미료	1작은술	1큰술
정제염	6g	18g
천일염	5g	15g
간장	약 1g	약 3g
미소된장	약 0.7g	약 2.2g

＊ 천일염은 미네랄 성분이 있어 정제염보다 염분 함유량이 낮다.

●● 맛간장 만들기

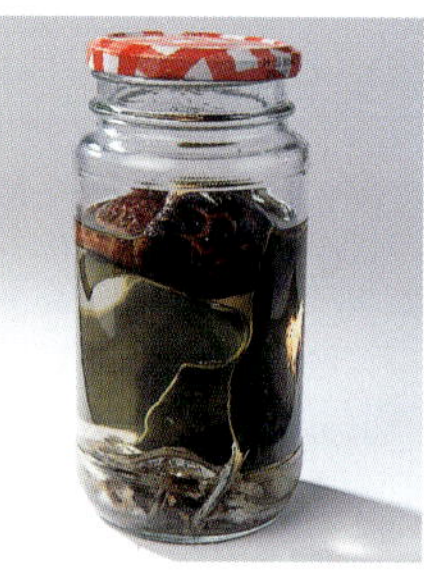

재료

A(10cm 정도 되는 다시마 2장, 마른표고버섯 2개, 머리와 내장을 제거한 마른멸치 5〜10개),
물 500㎖, 간장 500㎖

이렇게 만드세요

❶ 병에 물을 붓고 A를 넣어 냉장고에 하룻밤 둔다.

❷ ❶을 끓인 후 간장과 섞는다. 이틀 후에 사용한다. 남은 다시마와 표고버섯은
조림 등에 이용한다.

●● 염분 섭취를 줄이는 조리법과 식사법

된장국은 하루에 한 그릇만 먹는다.	면류의 국물은 마시지 않는다.	식탁에 소금이나 소스를 두지 않는다.
밥에 뿌려 먹는 가루 식품은 사용하지 않는다.	국물 요리나 조림을 할 때는 다시마나 가다랑어포를 우린 맛국물을 이용해 감칠맛을 낸다.	간장을 양념으로 쓸 때는 맛국물을 섞어 묽게 만든다.
회를 찍어 먹는 간장은 레몬 같은 감귤류의 즙을 섞어 묽게 만든다.	드레싱에는 레몬즙이나 양파 간 것, 깨 가루 등을 넣어 맛을 살린다.	해조류는 물에 씻거나 담가 소금기를 잘 빼고 나서 사용한다.

비타민과 미네랄, 항산화물질을 적극적으로 섭취한다

비타민

간 질환이 있을 때는 비타민을 많이 섭취한다

간은 영양소를 비타민으로 바꾸어 저장하거나 새로 비타민을 합성하는 일을 한다. 간이 손상되면 그런 기능이 떨어지기 때문에 비타민이 결핍되기 쉽다. 또 간에서 영양소를 대사할 때도 비타민이 많이 필요하다. 비타민은 간에 침입한 바이러스와 싸우거나 손상된 간세포를 재생하거나 과도한 지방을 배출하는 데도 중요한 역할을 한다. 따라서 간 질환이 있을 때는 건강했을 때보다 더 많은 양(2~3배)의 비타민을 섭취해야 한다.

비타민을 섭취하여 간 기능을 정상으로 유지한다

비타민A·C·E는 활성산소를 억제하는 항산화작용으로 우리 몸을 보호한다. 활성산소는 세포를 손상시켜 동맥경화나 암을 유발하므로 평소에 비타민A·C·E 같은 '항산화 비타민'을 섭취하여 간암을 예방하도록 한다.

비타민B복합체가 결핍되면 간 기능이 떨어져서 대사장애가 일어나고 피로감이

●● 주요 비타민의 기능 및 함유 식품

★동물성 식품　●식물성 식품

비타민		주요 기능	풍부한 식품
지용성 비타민 지방 성분에 녹아 소화 · 흡수 · 운반 · 저장된다. 지용성 비타민이 들어 있는 식품을 조리할 때 기름을 사용하면 흡수율이 높아진다.	비타민A	• 눈의 기능을 유지한다. • 소화기관 등의 점막을 튼튼하게 한다. • 손상된 세포의 회복을 돕는다. • 면역력을 높인다. • 발암 억제 작용을 한다.	★ 닭 간, 돼지 간, 장어, 은대구, 불똥꼴뚜기 ● 차조기, 모로헤이야, 단호박, 당근, 파슬리, 쑥갓, 신선초
	비타민D	• 간과 신장에서 활성화되어 활성형 비타민D로 바뀐다. • 칼슘과 인의 흡수를 돕는다. • 칼슘의 혈중농도를 조절한다.	★ 기름녹색치, 홍연어, 아귀 간, 말린 정어리, 꽁치, 장어 ● 목이버섯
	비타민E	• 활성산소에 의한 세포막의 산화를 막는다. • 혈중 저밀도 콜레스테롤의 산화를 억제하여 혈액순환을 좋게 한다. • 혈중 중성지방의 증가를 막는다. • 발암 억제 작용을 한다. • 호르몬의 생성에 관여한다.	★ 무지개송어, 장어, 은어, 마래미, 가자미(알 뺀 것), 대구알 ● 아몬드, 헤이즐넛, 단호박, 해바라기씨, 땅콩
	비타민K	• 혈액의 응고 작용을 조절한다. • 칼슘이 뼈에 침착되도록 돕는다. • 점막의 저항력을 강화한다.	● 생청국장, 신선초, 말라바시금치[*1], 순무 무청, 두묘[*2]
수용성 비타민 몸에 축적되지 않으므로 자주 섭취해야 한다. 물에 녹는 성질이 있으므로 수용성 비타민이 들어 있는 식품을 조리할 때는 물에 오래 담가두지 않는 것이 좋다.	비타민B$_1$	• 탄수화물의 분해를 도와 에너지 생산에 관여한다. • 피로물질(젖산)의 배출을 돕는다. • 간의 대사 기능을 유지한다.	★ 돼지고기, 장어, 대구알, 홍연어 ● 땅콩, 대두, 완두콩, 마늘, 부추, 양파
	비타민B$_2$	• 피부, 손톱, 모발을 건강하게 한다. • 지방의 대사를 돕는다. • 점막을 보호한다. • 간과 혈액의 중성지방을 줄인다. • 간의 대사 기능을 유지한다.	★ 돼지 간, 소간, 닭 간, 장어, 미꾸라지, 광어, 우유 ● 생청국장, 아몬드
	비타민B$_3$	• 혈액순환을 좋게 한다. • 뇌신경의 기능을 돕는다. • 탄수화물, 지방, 단백질의 대사에 관여한다. • 간과 혈액의 중성지방을 줄인다. • 간의 대사 기능을 유지한다.	★ 대구알, 가다랑어, 갈고등어, 청새치
	비타민B$_6$	• 면역 기능을 정상으로 유지한다. • 탄수화물, 지방, 단백질의 대사에 관여한다. • 간과 혈액의 중성지방을 줄인다. • 간의 대사 기능을 유지한다.	★ 가다랑어, 다랑어, 연어 ● 바나나, 고구마
	비타민B$_{12}$	• 적혈구 속의 헤모글로빈의 합성에 관여한다. • 간의 대사 기능을 유지한다.	★ 닭 간, 굴, 꽁치, 바지락
	비타민C	• 면역력을 높인다. • 발암물질인 니트로소아민의 생성을 억제한다. • 인터페론[*3]의 체내 생성을 촉진한다. • 결합조직의 기본 성분인 콜라겐의 합성을 돕는다. • 간의 해독 작용을 촉진한다.	● 아세롤라 주스, 구아바, 홍피망, 파슬리, 유채 나물, 딸기, 네이블오렌지, 귤, 감, 키위, 싹양배추, 브로콜리, 그레이프프루트

[*1] 중국 채소의 하나.　[*2] 완두의 어린 싹.　[*3] 바이러스에 감염된 동물의 세포에서 생산되는 항바이러스성 단백질.

나 식욕부진 등이 나타난다. 이 같은 증상이 악화되지 않도록 하려면 매일 식사로 충분한 양의 비타민을 섭취해야 한다.

다양한 종류의 채소로 비타민과 미네랄을 섭취한다

비타민은 우리가 매일 먹는 채소와 과일, 곡물에 풍부하다. 특히 채소에는 매우 다양한 종류의 비타민이 들어 있다. 그런데도 비타민 섭취를 보충제에 의존하는 사람이 많다.

며칠이고 채소를 먹지 못하는 상황이라면 그런 비타민 제제도 도움이 되겠지만 지나치게 많이 복용하면 부작용을 겪을 수 있으므로 주의가 필요하다. 채소나 과일로 비타민을 섭취하면 그런 걱정이 없다. 평소에 여러 가지 채소와 과일을 즐겨 먹으면 암에 걸릴 위험이 낮아진다는 연구 결과도 있다.

미네랄

미네랄이 결핍되면 몸에 불쾌 증상이나 질병이 일어날 수 있다

미네랄은 뼈와 치아, 신경을 이루는 인체의 구성 요소다. 또 영양소의 대사 과정에서 화학반응에 필요한 효소를 활성화하는 등 인체의 다양한 생리 기능을 조절하는 중요한 영양소다. 그러나 미네랄은 몸에서 합성되지 못하기 때문에 필요량이 아무리 적더라도 반드시 식품을 통해 섭취해야 한다.

미네랄이 결핍되면 몸에 불쾌 증상이나 질병이 일어나기도 한다. 예를 들어 칼슘이 결핍되면 골다공증이 생기고, 요오드가 결핍되면 갑상선 결절이 생길 수 있다. 간에 있는 인, 마그네슘, 구리, 몰리브덴, 크롬 등 다양한 미네랄은 탄수화물이나 지방, 단백질의 대사와 해독에 관여한다.

미네랄은 식품을 통해 섭취한다

미네랄은 체내 합성이 되지 않아 반드시 식품을 통해 섭취해야 하지만 그 양이 지나치면 과다증이 생길 수 있다. 미네랄은 비타민에 비해 독성 증상이 일어날 수 있는 섭취량의 상한치가 매우 낮기 때문에 보충제 형태로 섭취할 때는 더욱 주의해야 한다. 그러나 미네랄을 일반적인 식품으로 섭취한다면 그런 과다증은 걱정할 필요가 없다. 아래 표를 참고하여 평소에 다양한 종류의 채소와 과일, 곡물, 견과류를 먹어서 미네랄을 얻도록 한다.

●● **주요 미네랄과 그 기능**

★동물성 식품　●식물성 식품

미네랄	주요 기능	주의할 점	풍부한 식품
칼슘	뼈와 치아를 구성한다. 정신을 안정시킨다. 호르몬의 분비를 촉진한다.	결핍되면 뼈가 약해지고 불안 · 초조감이 생긴다. 또 고혈압이나 동맥경화가 일어나기 쉽다.	★ 마른새우, 빙어, 우유 · 유제품
인	칼슘과 함께 뼈와 치아를 구성한다. 탄수화물 대사에 관여한다. 신경과 근육의 기능에 관여한다.	과잉 섭취하면 칼슘의 체내 흡수가 낮아지고 부갑상선의 기능이 떨어진다.	★ 마른오징어, 빙어, 열빙어, 우유 · 유제품 ● 잠두(누에콩), 고야두부
칼륨	체내 수분과 세포 내 성분을 조절한다. 근육의 수축을 원활하게 한다. 신장의 노폐물을 배출한다.	결핍되면 고혈압이 되기 쉽고 몸이 나른해진다.	★ 마른오징어 ● 다시마채, 대두, 토란, 토마토주스, 아보카도, 고구마, 곶감
마그네슘	칼슘의 기능을 조절하여 순환계의 건강을 유지한다. 뼈를 튼튼하게 한다. 신경의 흥분을 가라앉힌다.	결핍되면 정신이 불안정해지고 눈꺼풀이 떨리거나 다리에 쥐가 난다.	★ 마른오징어 ● 아몬드, 캐슈너트, 대두, 마른톳, 땅콩
나트륨(염분)	칼륨과 균형을 이루면서 몸의 수분과 세포 내 성분을 조절한다.	과잉 섭취하면 고혈압이 되기 쉽다.	● 매실장아찌
아연	신진대사를 돕는다. 미각을 유지한다.	결핍되면 미각 장애가 일어난다.	★ 굴, 쇠고기, 양고기
셀레늄	항산화작용을 한다. 발암 억제 작용을 한다.	과잉 섭취하면 위장 장애 등이 나타날 수 있다.	★ 열빙어, 정어리, 가리비, 패주

항산화물질

채소와 향신채소로 다양한 피토케미컬을 섭취한다

식물에는 비타민C나 E와 마찬가지로 항산화작용을 하는 다양한 물질이 들어 있다. 포도나 카카오에 있는 폴리페놀, 깨에 있는 세사민, 간 건강에 좋은 울금(터메릭)에 있는 커큐민 등은 우리가 잘 아는 항산화물질이다.

이런 성분들은 식물이 자외선이나 각종 미생물로부터 자신을 보호하기 위해 만들어낸 것으로 '피토케미컬(식물 화학물질)'이라고 한다. 피토케미컬은 특히 식물의 색소나 향기 성분에 많은데, 항산화작용과 지방 분해 작용이 강해 암과 동맥경화 등을 막는 데 도움이 된다.

채소나 과일에는 수십여 가지가 넘는 다양한 피토케미컬이 들어 있다. 식물에서 인위적으로 피토케미컬을 추출해서 만든 보충제에 의존할 것이 아니라 평소에 녹황색 채소나 향신채소 등을 자주 먹으면 항산화물질을 충분히 섭취할 수 있다. 특히 채소와 과일에는 비타민과 미네랄 외에 항산화물질까지 풍부하므로 간 질환이 있을 때는 적극적으로 먹도록 한다.

●● **주요 항산화물질**

항산화물질	풍부한 식품
안토시아닌	블루베리, 검은 포도의 껍질, 붉은 차조기, 적양배추, 가지
알리신	마늘, 양파, 부추
이소플라본	대두, 콩가루
카테킨	말차, 전차, 번차, 호지차
캡사이신	고추
커큐민	울금(터메릭)
클로로필(엽록소)	신선초, 피망, 시금치, 부추, 녹차
세사미놀	깨, 참기름
리코펜	토마토

식이섬유를 충분히 섭취한다

간 질환이 있을 때는 배변에 신경을 써야 한다

식이섬유는 인간의 소화효소로 분해되지 않는 성분이다. 식이섬유는 수분을 흡수하여 대변을 부드럽게 만들기 때문에 변비를 막는 데 효과적이다. 변이 대장에 오래 머물면 장내 세균에 의해 부패·발효되어 유해한 가스나 물질이 생긴다. 그 일부가 장관을 통해 체내로 들어오면 복통 같은 불쾌 증상이 일어난다. 그러한 유해물질을 해독하는 것도 간이 해야 하는 일이므로 간에 부담을 주지 않으려면 먼저 변을 잘 보아야 한다. 따라서 간 질환이 있을 때는 배변에 특히 더 신경을 써야 한다. 간경변증이 진행된 경우에도 변비 예방을 위해 식사요법에서는 반드시 식이섬유를 섭취하도록 하고 있다.

식이섬유는 포만감을 주어 비만을 막는다

식이섬유가 많은 식품은 대개 열량은 낮지만 부피감이 있는 편이다. 그래서 식사 때 다른 음식보다 먼저 먹으면 포만감을 일찍 느낄 수 있다. 또 식이섬유가 풍부한 음식은 위장을 천천히 통과하기 때문에 공복감이 쉽게 들지 않는다. 이 같은 특징이 있어 식이섬유는 지방간 치료를 위한 식사요법에서 식사량을 조절하는 데도 이용한다. 식이섬유는 대장에서 지방을 과도하게 흡수하지 못하도록 억제하므로 지방이 많은 육류를 먹을 때는 우엉이나 연근같이 식이섬유가 풍부한 식품을 함께 먹는 것이 좋다.

불용성 식이섬유를 섭취하면 변의 양이 늘어난다

식이섬유에는 수용성 섬유와 불용성 섬유가 있다. 불용성 섬유는 식물 세포벽 등을 구성하는 물질로, 물에 녹지 않고 위나 장에서 수분을 흡수하여 변의 양을 늘린다. 또 유해물질을 흡착하여 변과 함께 배설하는 작용도 한다. 불용성 섬유가 많은 식품은 대부분 씹는 데 시간이 걸리기 때문에 음식을 천천히 먹는 습관을 들이는 데도 도움이 된다.

수용성 식이섬유로 당뇨병과 관상동맥 질환을 예방한다

수용성 섬유는 식물이나 해조류의 세포에 들어 있는 끈적이는 물질이다. 물에 녹지만 소화되지 않고 대장까지 이르는데, 그 사이에 포도당이나 콜레스테롤의 흡수를 억제한다. 이같이 수용성 섬유는 여러 가지 영양소를 천천히 흡수하게 하므로 당뇨병이나 관상동맥 질환을 예방하는 데 도움이 된다.

예전의 전통 식단으로는 식이섬유를 충분히 섭취할 수 있었지만 현대 식생활에서는 부드러운 음식이나 가공식품이 많아 식이섬유 섭취량이 부족해지기 쉽다. 식이섬유는 한 가시 식품보나 곡물과 재소 등 다양한 식품을 통해 십취하는 깃이 싱승효과를 얻을 수 있어 좋다.

●● 간 질환의 예방과 치료를 돕는 식이섬유의 기능

식이섬유 하루 필요량을 섭취	▶	배변 활동 촉진	▶	지방간 개선
하루에 20~25g의 식이섬유를 섭취한다.		= 변비 예방		간의 해독 기능이 떨어져서 나타나는 중독 증상이나 간성뇌증을 예방한다.

식이섬유가 풍부한 식품(실제로 먹을 수 있는 양 100당)

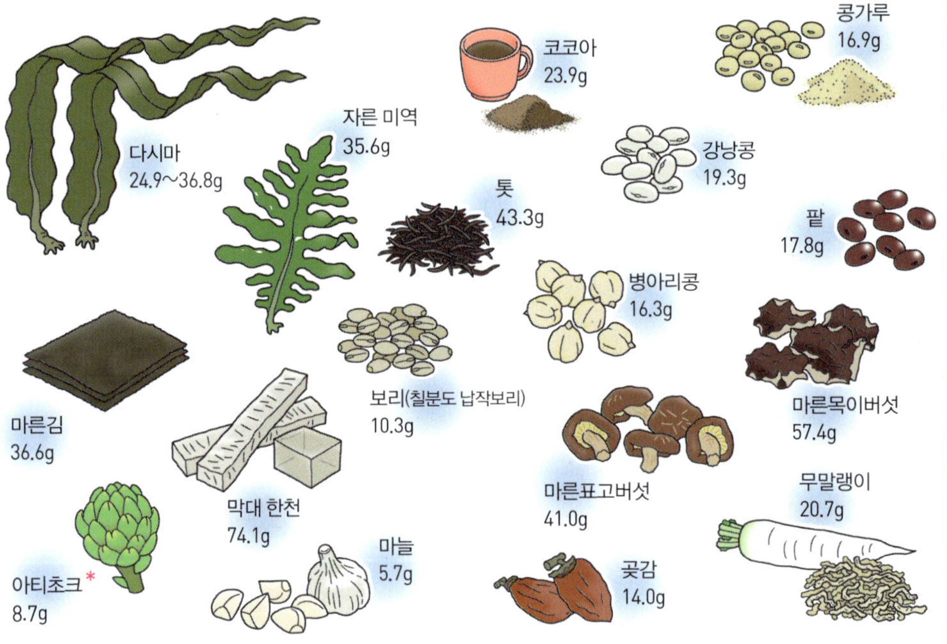

* 지중해 연안이 원산지로 꽃이 피기 전에 총포 밑부분을 잘라 먹는다.

●● 배변 촉진과 비만 해소에 효과적인 식이섬유의 바른 섭취법

식이섬유가 풍부한 음식을 **맨 먼저, 천천히 먹는다.**

→ 식이섬유를 많이 섭취한다. / 포만감이 든다. / 빨리 먹고 많이 먹는 버릇을 고친다.

→ **배변 촉진, 비만 해소**

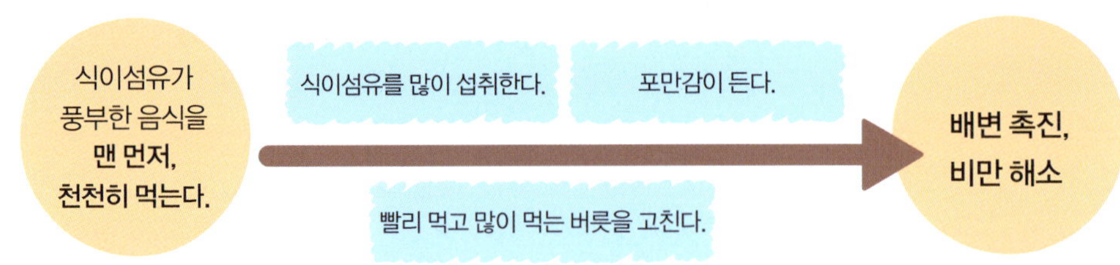

제철 식품을 이용해
집에서 만든 음식을 먹는다

영양가 높은 제철 채소를 먹는다

같은 채소라도 제철에 노지에서 자란 것과 비닐하우스에서 재배한 것은 영양 성분에 큰 차이가 있다. 채소는 수확 후에 차츰 세포가 파괴되어 영양소를 잃기 때문에 제철에 수확한 것일수록 영양가가 높다. 채소의 영양가는 토양이나 농법과도 관계가 있지만 되도록 신선한 제철 채소를 먹으면 더 많은 영양을 섭취할 수 있다.

식품첨가물은 간에 부담을 준다

가공식품 중에는 식품의 품질 유지와 개선, 장기 보존을 위해 첨가물을 넣은 것이 많다. 식품첨가물은 국가가 마련한 기준에 따라 평가하는 과정을 거쳐 안전하다고 입증된 것만 사용할 수 있다. 사용 기준도 하루 섭취 허용량보다 훨씬 적은 양으로 설정되기 때문에 무조건 불안해할 필요는 없다.

그러나 식품첨가물도 간이 해독해야 하는 물질이다. 매일같이 컵라면이나 인스턴트식품만 먹다 보면 영양의 균형이 무너지고 동시에 간에 부담을 주게 된다. 부득이하게 이런 식생활을 한동안 지속해야 한다면 비타민과 미네랄 섭취를 위해 집에서 만든 국이나 채소 반찬 등을 꼭 함께 먹도록 한다.

●● 주요 식품첨가물

첨가물	용도	식품
아질산나트륨	발색제	햄, 소시지, 콘비프[*1], 베이컨, 대구알젓, 연어알젓
아황산나트륨	합성보존료	와인
소르빈산	보존료	찐어묵, 어패류 간장 조림[*2], 된장 절임[*3], 프로세스치즈, 소시지, 케첩, 소스
글루탐산나트륨	향미증진제	컵라면, 시판 도시락, 화학조미료
아스파탐	합성감미료	저칼로리 감미료, 다이어트용 청량음료
프로필렌글리콜	습윤제	생면, 훈제, 촉촉한 과자류
코치닐색소	착색제	리큐르[*4], 알코올음료, 과자류
OPP(오르토페닐페놀), TBZ(티아벤다졸)	항곰팡이제	수입 레몬, 오렌지, 그레이프프루트

[*1] 쇠고기에 소금 등을 넣어 염장한 후 쪄서 조미료, 향신료 등을 섞은 것으로 통조림으로 된 것이 많다.
[*2] 작은 생선이나 조개, 해조류 등을 간장과 조미술 등으로 조린 것.
[*3] 육류, 어패류, 채소 등을 된장으로 절인 것.
[*4] 알코올농도가 15도 이상으로 당분이 10% 이상 함유된 술.

●● 식품첨가물과 농약을 제거하는 간단한 방법

햄, 소시지, 어묵 종류	조리 전에 겉에 칼집을 넣어 끓는 물에 30초 동안 담갔다가 꺼낸다.
인스턴트 면	면과 수프를 함께 끓이지 않는다. 면은 끓는 물에 삶아 건지고 여기에 따로 만들어둔 수프를 부어 먹는다.
채소와 과일	흐르는 물에 잘 씻고 껍질이나 가장 바깥쪽 잎은 먹지 않는다.

둔해진 미각을 식사요법으로 되살린다

편식이 건강에 좋지 않다는 사실은 잘 알지만 나도 모르게 음식을 가려 먹을 때가 많다. 이렇게 편식을 하는 이유 중 하나는 평소 술이나 맵고 짠 맛을 즐기는 식습관으로 인해 미각이 떨어졌기 때문이다. 특히 간 질환이 있을 때는 미각이 둔해진다는 조사 결과가 있다. 일본의 성마리안나 의과대학 부속병원 영양과는 급성간염, 간경변증, 알코올성 간염으로 입원한 환자들을 대상으로 미각에 관해 조사했다. 그 결과 이들 간 질환 환자들이 입원 기간에는 건강한 사람에 비해 단맛, 짠맛, 신맛, 매운맛을 느끼는 감도가 낮다는 사실을 알아냈다. 그러나 이 환자들은 치료 후 회복기에 이르자 짠맛 외에 다른 맛에 대한 감각이 건강한 사람과 마찬가지 수준으로 민감해졌다. 건강이 좋아지면서 미각도 되찾게 된 것이 아닐까 생각한다.

위 조사 결과는 입원이 필요할 정도로 심각한 간 질환 환자를 대상으로 한 것이지만 보통 사람들도 비슷한 경향을 나타낼 것으로 보인다. 간 건강을 위한 식사요법을 꾸준히 실천하면 연하고 담백한 맛에 익숙해져서 똑같은 음식이라도 이전보다 더 맛있게 느낄 것이다.

맵고 짠 자극적인 맛뿐만 아니라 단맛을 지나치게 좋아하는 사람도 많다. 특히 지방간이 있는데도 단 음식을 조절하지 못하는 사람도 있다. 시판 과자나 디저트는 그 안에 설탕이나 감미료가 얼마나 들어갔는지 가늠할 수 없어 먹다 보면 나도 모르게 한도를 넘게 된다. 하지만 이 책에서 소개하는 디저트 레시피를 이용해 직접 만들면 설탕이 얼마나 들어가는지 알 수 있고 간에 부담을 주는 식품첨가물도 사용하지 않게 된다. 예를 들어 지방 함유량이 높은 생크림이나 커스터드크림 대신 두부나 두유를 사용해 만들면 간에 부담을 주지 않는 저지방 간식을 먹을 수 있다.

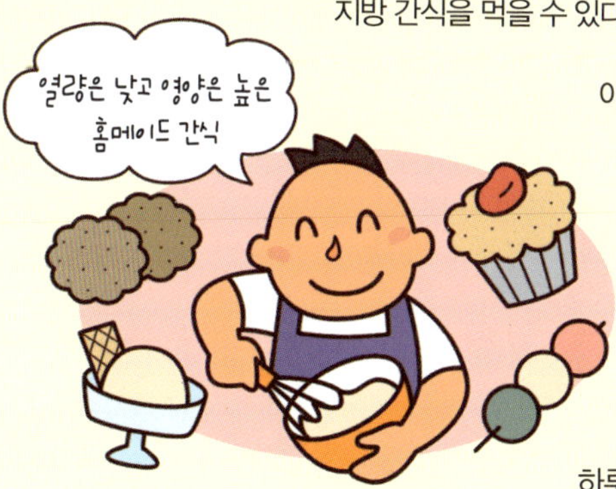

이렇게 조금만 수고를 하면 단맛을 즐기면서 건강도 지킬 수 있다. 주말에 시간을 내 간식을 만들어 먹으면 단것을 멀리해야 하는 스트레스도 줄일 수 있다. 한 가지 기억해야 하는 사실은 간식이나 후식도 엄연한 식사라는 점이다. 영양가 있는 것으로 먹되 열량을 확인하여 정해진 하루 섭취 열량을 초과하지 않도록 한다.

술과 담배를
멀리한다

알코올은 간에 부담을 준다

소량의 알코올은 식욕을 돋우고 긴장을 풀어주며 혈액순환을 좋게 하여 뇌혈관 질환을 예방하는 데 도움이 된다고 알려져 있다. 그러나 간 질환이 있을 때는 금주가 기본이다. 술의 알코올은 간에서 분해된다. 분해 능력은 사람마다 다르지만 간 기능이 떨어졌을 때 술을 마시는 것은 지친 간을 더욱 혹사시키는 짓이다.

알코올이 분해될 때는 지방산의 합성이 촉진되기 때문에 음주는 지방간의 원인이 되기도 한다. 과음으로 인한 지방간이나 알코올성 간 질환이 있을 때는 당연히 금주해야 하며 비만으로 인한 지방간이라도 술은 피하는 것이 좋다. 증세가 가볍더라도 부득이한 사정으로 술을 마셔야 할 때는 미리 담당 의사와 상담하도록 한다.

흡연은 간암에도 영향을 준다

담배는 백해무익하다. 담배 연기 속의 니코틴, 타르, 일산화탄소 등의 유해물질은 폐를 통해 혈액으로 들어간다. 그것을 모두 간이 해독해야 한다.

니코틴은 의존성이 강한 독성물질이다. 담배를 먹은 아기나 노인이 사망한 사건만 봐도 니코틴의 독성이 얼마나 강한지 알 수 있다. 니코틴은 말초신경을 수축시켜 혈압을 높이는 작용도 한다. 타르는 발암성이 강하다. 담배 연기 속에는 벤조피렌을 비롯해 타르계 발암물질이 40가지도 넘게 들어 있다.

담배는 폐암뿐만 아니라 후두암, 식도암, 췌장암 등 여러 가지 암의 발생 위험을 높이는 것으로 밝혀졌다. 간암도 예외가 아니다. 세계보건기구는 2002년에 간암의 원인으로 '간염바이러스 외에 담배의 영향'을 인정하는 조사 결과를 발표했다. 흡연은 본인뿐만 아니라 주변 사람들에게도 폐를 끼치는 행위다. 나와 가족의 건강을 위해 금연하도록 하자.

간이 하루에 처리할 수 있는 알코올의 양

사람마다 차이는 있지만, 간은 일반적으로 한 시간에 약 7~10g 정도의 알코올을 분해할 수 있다. 체중이나 성별, 간 기능 등에 따라 개인차가 있지만, 대체로 이 범위를 크게 벗어나지는 않는다.

알코올 농도 약 17~20%인 소주 한 병(360ml)에는 약 50~60g의 알코올이 들어 있다. 이를 기준으로 하면 소주 한 병을 완전히 분해하는 데 약 6~9시간이 걸린다. 따라서 저녁에 술을 마신 경우, 다음 날 아침까지도 알코올 대사가 완전히 끝나지 않을 수 있다.

이처럼 간은 비교적 오랜 시간 동안 알코올을 분해해야 하므로 그만큼 부담이 커진다. 따라서 간의 회복을 위해서는 음주량을 줄이고, 일주일에 일정 기간은 술을 마시지 않는 '금주일'을 두는 것이 바람직하다.

바이러스성 만성간염 환자를 위한 식사요법

영양을 고루 갖춘 식사를 규칙적으로 한다

바이러스성 만성간염 환자를 위한 식사요법의 목적은 두 가지다. 하나는 바른 식습관으로 현재 간에 생긴 염증이 악화되지 않도록 하는 것이다. 또 하나는 간 손상에 따른 체력 저하나 합병증 등으로 인해 생활습관병이 일어나지 않도록 막는 것이다. 이를 위해서는 평소에 영양을 고루 갖춘 식사를 규칙적으로 하는 습관을 들이고 '간을 살리는 식사법(75쪽 참조)'을 지켜 간에 부담을 주지 않아야 한다.

다양한 재료와 조리법을 활용하여 영양을 섭취한다

약제를 이용한 치료를 받다 보면 입맛을 잃어 체중이 줄기도 한다. 이럴 때일수록 적절한 열량과 영양소를 섭취해야 간 기능 저하를 멈출 수 있다. 음식을 준비할 때 다음의 몇 가지 요령을 활용하면 하루 세끼 식사로 필요량만큼 영양을 섭취할 수 있다.

첫째, 음식에 레몬이나 라임 같은 감귤류의 과즙을 곁들인다. 감귤류의 과즙은 의외로 다양한 음식과 잘 어울리는 데다 음식의 맛을 뚜렷하게 해준다.

둘째, 음식에 향신료나 허브를 적절히 사용한다. 후추나 카레 가루, 칠미 가루* 등은 식욕을 자극하고 허브나 향신채소는 신선한 느낌을 준다. 입맛도 살리고 항산화물질도 섭취할 수 있어 일거양득이다.

셋째, 가끔은 평소의 기호와 다른 색다른 음식을 준비한다. 호기심이 식욕으로 이어져 한번 맛보고 싶은 욕구가 생길 것이다.

넷째, 즐거운 식사 분위기를 연출한다. 간염 환자는 항상 식사에 신경을 써야 하기 때문에 오히려 식사 자체가 부담이 될 수도 있다. 이럴 때는 계절의 풍취가 느껴지는 그릇에 모양을 내어 음식을 담아내거나 꽃으로 장식을 하는 등 식탁을 화사하게 꾸미면 기분이 밝아져서 입맛도 되살아날 것이다.

철분 섭취를 과하지 않게 조절한다

C형 간염이나 비알코올성 지방간 환자 중 일부에서는 간에 철분이 과다하게 축적되는 경우가 있으며, 이러한 상태는 간세포 손상과 염증을 악화시키는 요인으로 작용할 수 있다. 특히 철분이 과도하게 쌓이면 산화 스트레스가 증가해 간 질환의 진행에 영향을 줄 수 있다는 점에서 주목되고 있다.

C형 간염에서는 철 대사를 조절하는 호르몬의 변화로 인해 체내 철분이 증가하는 경우가 있으며, 이로 인해 간에 철이 축적될 수 있다. 다만 모든 환자에게 철분 섭취를 제한할 필요는 없으며, 철 과다가 확인된 경우에 한해 식사 조절이나 치료가 고려된다.

따라서 철분 섭취를 조절해야 하는 경우에는 개인의 건강 상태를 충분히 고려해 신중하게 접근해야 한다. 무리하게 철분 섭취를 제한하면 오히려 영양 불균형이 생길 수 있으므로, 담당 의사와 상담을 통해 적절한 섭취 기준을 정하는 것이 바람직하다. 일반적으로는 철분이 많은 식품을 과도하게 섭취하지 않도록 주의하고, 균형 잡힌 식사를 유지하는 것이 중요하다.

*
고추를 기본으로 산초, 진피(귤 껍질), 깨, 차조기, 김, 마씨 등을 섞어 만든 일본식 향신료.

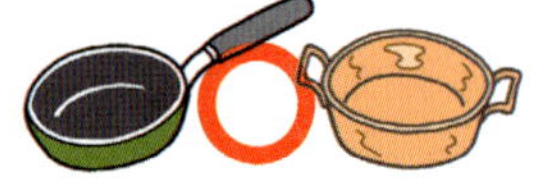

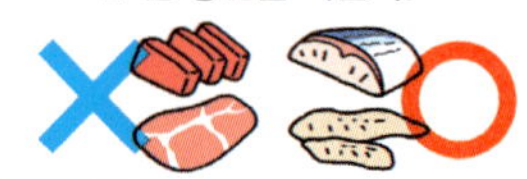

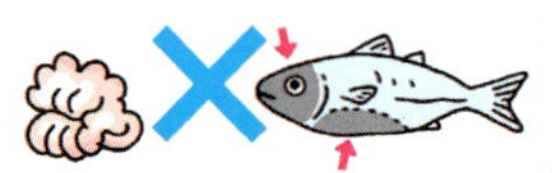

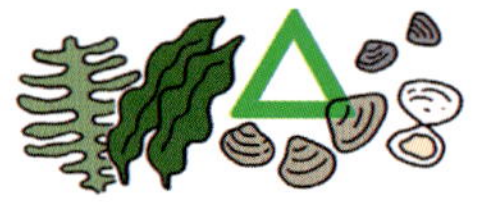

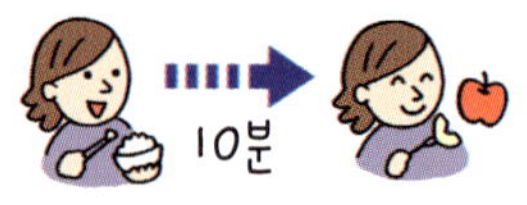

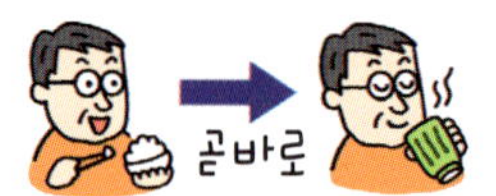

●● 철분이 풍부한 식품

● 철분 함유량 : 실제로 먹을 수 있는 양 mg/100g당

육류 · 달걀

육류의 붉은 살은 지방은 적지만 철분이 많다. 돼지나 닭의 간은 적게 먹는다.

식품	철분 함유량
돼지 간	13.0
닭 간	9.0
달걀노른자	6.0
소간	4.0
콘비프	3.5
소 심장	3.3
메추리알	3.1

생선

머리나 내장에 철분이 많다. 철분은 가다랑어나 참다랑어 등 붉은 살 생선에 많고 흰 살 생선에는 적은 편이다.

식품	철분 함유량
은어 내장	8.0
가다랑어조림*1	6.0
가다랑어포	5.0
가다랑어젓갈	5.0
정어리 말린 것	4.4
정어리 말린 것(조미)*2	4.3
새끼정어리조림*3	3.0

채소류

파슬리는 철분 함유량이 높지만 한번에 많이 먹는 일은 거의 없기 때문에 크게 걱정하지 않아도 된다.

식품	철분 함유량
파슬리	7.5
쑥	4.3
자차이*4	2.9
소송채	2.8
풋콩(삶은 것)	2.5
양상추	2.4
경수채	2.1

콩 제품

콩류에는 철분이 많다. 특히 콩가루와 고야두부는 식이섬유가 풍부하지만 철분 함유량도 높으므로 과식하지 않도록 주의한다.

식품	철분 함유량
콩가루	9.2
고야두부	6.8
잠두(누에콩)조림	5.3
유부	4.2
흰 된장*5	4.0
튀긴 두부완자	3.6
생유바*6	3.6

울금
[80~100mg]

터메릭이라고도 한다. 항산화 물질인 커큐민이 담즙의 분비를 돕는다.
빈혈에 좋은 건강기능식품으로 판매될 정도로 철분 함유량이 매우 많다.

동물의 간
[4~13mg]

간의 대사 활동에 필요한 비타민과 미네랄이 풍부하다.
다른 부위에 비해 철분이 많아 빈혈 환자의 치료식에 쓰이기도 한다.

재첩
[5.3mg]

재첩의 타우린 성분에는 간의 세포막을 강화하는 효능이 있어서 숙취 해소에 좋은 음식으로 흔히 재첩 된장국을 꼽는다. 조개류 중에서 철분이 매우 많은 편이다. 된장국에 넣으면 대두의 철분까지 더해져서 철분 섭취량이 크게 늘어난다.

코코아(밀크 코코아)
[2.9mg]

건강에 유익한 폴리페놀 성분과 식이섬유가 풍부하다.
철분이 많은 편이다. 카카오 콩으로 만드는 초콜릿이나 초콜릿을 이용한 과자도 마찬가지다.

*1 가다랑어의 살코기 부분을 네모나게 썰어 간장, 생강, 설탕 등으로 조린 것. *2 정어리를 간장, 조미술, 설탕 등으로 만든 절임액에 재웠다가 말린 것. *3 새끼 정어리를 볶은 후 간장, 조미술, 설탕으로 조린 것 *4 장아찌와 같은 중국의 절인 채소 음식. *5 쌀누룩을 사용한 일본 된장으로 담황색을 띠며 염분이 강한 편이다. *6 콩물을 끓일 때 표면에 생기는 연한 노란색의 얇은 막을 걷어낸 것.

지방간 환자를 위한 식사요법

표준체중을 기준으로 식사량을 조절한다

비만으로 인한 지방간 환자를 위한 식사요법에서는 하루 섭취 열량을 표준체중 1kg당 25~30kcal로 제한한다. 표준체중이 60kg인 경우에 1kg당 섭취 열량을 25kcal로 계산할 경우 하루에 1,500kcal를 섭취하면 된다.

식사량이 줄면 공복감을 느낄 수 있으므로 반찬은 식이섬유가 풍부한 재료로 만드는 것이 좋다. 또 열량이 낮은 반찬을 한 가지 더 추가해도 된다. 식사량을 조절하되 무리해서는 안 되며 혹시라도 중간에 몸 상태에 이상이 나타나면 반드시 담당 의사와 상담해야 한다.

식습관으로 생활방식을 고친다

지방간은 잘못된 식습관뿐만 아니라 생활방식에서 비롯되는 경우도 많다. 먼저 식습관을 바로잡으면 그에 따라 생활방식도 달라진다. '간을 살리는 식사법(75쪽)'을 실천하기 전에 먼저 다음의 두 가지 습관부터 고쳐야 한다.

하나는 아침 식사를 거르거나 하루에 두 끼만 먹는 습관이다. 식사 횟수가 적으면 오히려 살이 더 쉽게 찌기 때문이다. 우리 몸은 자율신경의 작용으로 아침에는 살이 잘 찌지 않지만 저녁에는 영양분을 축적하기 때문에 살이 찌기 쉽다. 아침을 거르고 점심까지 가볍게 먹으면 저녁에 한꺼번에 많이 먹게 되므로 체중 조절에 매우 불리하다.

빨리 먹는 습관도 고쳐야 한다. 음식을 급하게 먹으면 뇌의 포만 중추에 신호가 도달하여 식욕을 억제하기도 전에 이미 지나치게 많이 먹게 된다. 잘 씹지 않고 국이나 물에 말아 삼키듯이 먹는 습관도 결국 비만으로 이어진다.

달고 기름진 음식을 줄인다

지방간이 있는 사람들은 대체로 단 과자류나 과일, 튀김 같은 기름진 음식을 좋아한다는 조사 결과가 있다. 이런 점을 고려할 때 지방간이 있는 사람은 다음의 두 가지 사항을 각별히 신경 써서 지켜야 한다.

첫째, 탄수화물 섭취를 제한한다. 체지방을 줄이려면 탄수화물을 과도하게 섭취해서는 안 된다. 당분이 많은 과일이나 설탕이 많이 들어간 과자는 되도록 먹지 않는다. 천연과즙 100% 주스라도 의외로 당분이 많다. 감미료가 들어간 청량음료도 마시지 않는 것이 좋다.

둘째, 지방 섭취를 제한한다. 음식을 조리할 때는 버터 대신 식물성 기름을 사용한다. 생크림이나 버터가 많이 들어간 과자류는 특별한 경우가 아니라면 먹지 않는다.

알코올성 간 질환 환자를 위한 식사요법

손상된 간의 회복을 위해 금주한다

알코올성 간 질환이 있는 사람들은 제때 식사를 하지 않거나 과음이 반복되는 경우가 많다. 간이 손상된 상태에서 영양 섭취까지 부족하면 회복이 지연될 수 있다. 따라서 평소 '간을 살리는 식사법'을 실천해 영양을 고르게 섭취하는 것이 중요하다. 하루에 식사로 섭취하는 열량은 일반적으로 표준체중 1kg당 30~35kcal 정도가 권장되며, 표준체중이 60kg인 사람은 하루 약 1,800~2,100kcal를 섭취한다. 다만 개인의 상태에 따라 조절이 필요하다. 무리한 저열량식은 피하고, 균형 잡힌 식사를 유지하면서 간 기능이 회복될 때까지는 반드시 금주해야 한다.

질 좋은 단백질을 상태에 맞게 섭취한다

3대 영양소인 탄수화물, 단백질, 지방을 균형 있게 섭취하는 것이 중요하다. 지방은 건강할 때와 마찬가지로 전체 열량의 약 20~25% 범위 내에서 섭취하되, 지방간이 있거나 비만이 동반된 경우에는 섭취량을 줄이는 것이 바람직하다. 채소는 간의 대사 기능을 유지하는 데 도움이 되므로 충분히 섭취하는 것이 좋다. 하루 300g 이상을 목표로 하고, 그중 녹황색 채소를 100g 이상 포함하도록 한다. 다양한 채소를 골고루 섭취하면 영양 균형을 유지하는 데 도움이 된다.

염분 섭취는 간 질환의 상태에 따라 조절해야 한다. 일반적으로는 하루 소금 (NaCl*) 섭취량은 5g 이하로 유지하는 것이 권장되며, 부종이나 복수가 있는 경우에는 3~4g 이하로 더 엄격하게 제한하는 것이 필요하다.

단백질은 손상된 간세포의 재생과 회복에 필수적인 영양소로, 일반적으로 하루 체중 1kg당 1.0~1.5g 정도의 섭취가 권장된다. 다만 간성뇌증이 있는 경우에는 단백질 섭취를 일시적으로 제한하거나 조절해야 할 수 있으므로, 반드시 전문의의 지침에 따라 섭취량을 조절하는 것이 중요하다.

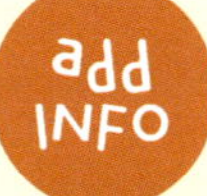

알코올성 간 질환의 치료 가능성

알코올은 간에서 대사·분해해야 하는 물질이다. 과도한 음주를 장기간 지속하면 처음에는 알코올성 지방간이 발생한다. 이는 간에 중성지방이 축적되어 기능이 저하된 상태지만, 금주와 식습관 개선을 통해 충분히 호전될 수 있다.

그러나 이러한 상태에서 음주를 계속하면 알코올성 간염이나 간섬유화로 진행할 수 있다. 이 단계에서도 금주를 실천하면 질환의 진행을 억제하고 상태를 개선하는 데 도움이 된다. 하지만 음주를 지속하면 결국 알코올성 간경변증으로 발전할 수 있다. 이 단계에 이르면 황달, 부종, 복수와 같은 증상이 나타나며, 심한 경우 간성뇌증이나 식도정맥류와 같은 합병증이 발생할 수 있다. 상태가 더욱 악화되면 신부전 등이 동반되어 생명에 위협이 될 수도 있다.

이러한 사실을 잘 알면서도 술을 끊지 못하는 경우도 있다. 알코올의존증은 단순한 습관의 문제가 아니라 치료가 필요한 질환이므로, 본인뿐 아니라 가족도 함께 전문적인 도움을 받아 치료와 관리를 시작하는 것이 중요하다.

간 질환과 다른 질병이 동시에 발병했을 때의 식사요법

간 질환이 있는 사람 중에는 간 질환 외에 다른 질병도 함께 앓고 있는 경우가 많다. 대표적인 예를 통해 식사요법에서 주의할 점을 알아본다.

간 질환 + 당뇨병

만성간염이나 간경변증, 지방간이 있는 사람 중에는 당뇨병을 함께 앓고 있는 경우가 적지 않다. 이럴 때 중요한 것이 식사 관리다. 당뇨병 치료를 위해서는 의사의 지시에 따라 섭취 열량을 조절해야 한다.

최근에는 열량 과잉 섭취가 흔한 만큼, 당뇨병 조절을 위해 적정 열량으로 조절하는 것이 간 기능에 큰 문제를 일으키는 경우는 드물다. 오히려 혈당이 안정되면 간 기능이 호전되는 경우도 있다. 다만 간 질환의 상태나 영양 상태에 따라 열량 조절이 필요하므로 주의해야 한다.

간 질환과 당뇨병을 함께 앓고 있는 경우에는 적정 열량을 유지하면서 탄수화물, 단백질, 지방, 비타민, 미네랄과 식이섬유를 균형 있게 섭취하는 것이 중요하다.

간 질환 + 고혈압 또는 심장병

하루에 섭취하는 염분의 양은 6g 미만으로 제한하는 것이 좋다. 조리할 때는 간장, 소금, 소스 등의 사용을 줄이고, 국이나 찌개, 절임 식품 등 염분이 많은 음식은 가능한 한 적게 섭취한다. 가공식품(햄, 소시지, 어묵 등)과 건어물 등도 염분이 많으므로 섭취를 줄이는 것이 바람직하다.

간 질환 + 고지질혈증

적정 체중을 유지하도록 섭취 열량을 조절한다. 지방 섭취는 하루 총열량의 약 20~25% 범위 내에서 조절하는 것이 좋다. 평소 식사에서는 육류보다 생선이나 견과류 등을 통해 지방을 섭취하도록 한다. 지방의 과도한 흡수를 막는 식이섬유도 충분히 섭취한다. 콜레스테롤 수치가 높은 경우에는 콜레스테롤 섭취를 제한하는 것이 필요하다.

간 질환 + 위 · 십이지장궤양

평소 소화가 잘되는 음식을 선택하는 것이 좋다. 너무 맵거나 자극이 강한 음식, 커피, 탄산음료 등은 증상을 악화시킬 수 있으므로 주의한다. 또한 음식을 천천히 잘 씹어 먹는 습관을 들이면 소화를 돕고 위에 부담을 줄일 수 있다.

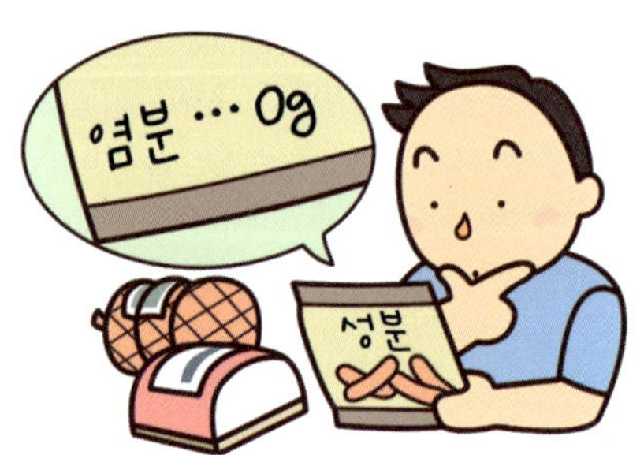

무리 없이 천천히 식욕을 되찾는 방법

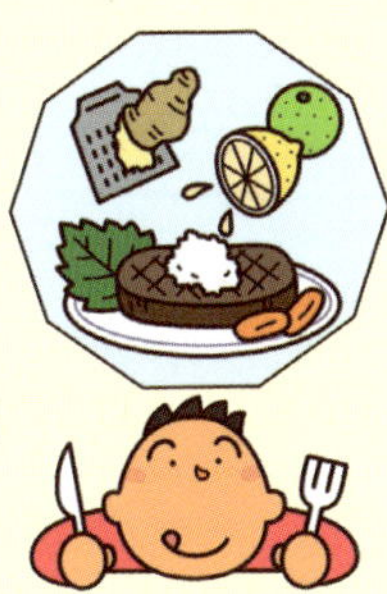

지금부터라도 규칙적으로 식사를 하고 영양을 충분히 섭취해야겠다고 마음먹었지만, 좀처럼 식욕이 따라주지 않을 때가 있다. 간 질환으로 정기적인 진료나 치료를 받고 있는 경우라도 특별한 이상이 없다면 일시적인 식욕 저하를 지나치게 걱정할 필요는 없다. 다만 이러한 상태가 오래 지속되거나 체중 감소가 동반될 경우에는 진료를 받는 것이 필요하다. 조바심을 내기보다는 식습관을 천천히 조절하면서 입맛이 돌아오기를 기다리는 것이 좋다.

● 무리하지 않는다
처음부터 식사의 양이나 질에 욕심을 내기보다, 소량씩 나누어 먹는 것부터 시작한다.

● 좋아하는 음식을 먹는다
식욕이 없을 때는 새로운 음식보다 평소 즐겨 먹던 음식을 선택하는 것이 좋다. 이렇게 하면 식사에 대한 부담이 줄고, 자연스럽게 다른 음식에도 흥미가 생길 수 있다. 다만 현재의 건강 상태를 고려해 과식하지 않도록 주의한다.

● 제철 식품을 활용한다
제철 식품은 풍미가 좋고 신선한 경우가 많아 입맛을 돋우는 데 도움이 된다.

● 소화가 잘되게 조리한다
식욕이 없을 때는 소화 기능도 떨어지기 쉬우므로, 질기거나 소화가 어려운 음식은 부담이 될 수 있다. 식이섬유가 많은 식품은 잘게 썰거나 충분히 익혀 부드럽게 조리해 섭취한다.

● 계절에 맞는 식탁을 차린다
지나치게 덥거나 추운 환경에서는 식욕이 떨어지기 쉽다. 더운 날에는 시원한 과일이나 채소를 곁들여 식욕을 돋우고, 필요에 따라 식사의 형태에 변화를 주는 것도 도움이 된다. 겨울에는 따뜻한 국물 요리나 음료로 몸을 덥혀 식욕을 회복하는 것이 좋다.

● 풍미가 있는 재료를 활용한다
음식을 만들 때는 생강 · 마늘 · 푸른차조기 · 골파 등의 향신채소, 레몬 · 유자 · 라임 등의 감귤류, 후추 · 고추 · 카레 가루 등의 향신료 등을 적절히 활용하면 음식의 풍미가 살아나 식욕을 돋우는 데 도움이 된다.

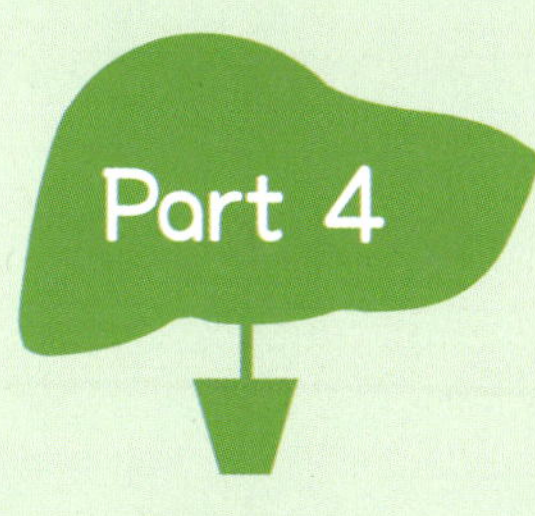

간에 좋은 식품,
제대로 알고 활용한다

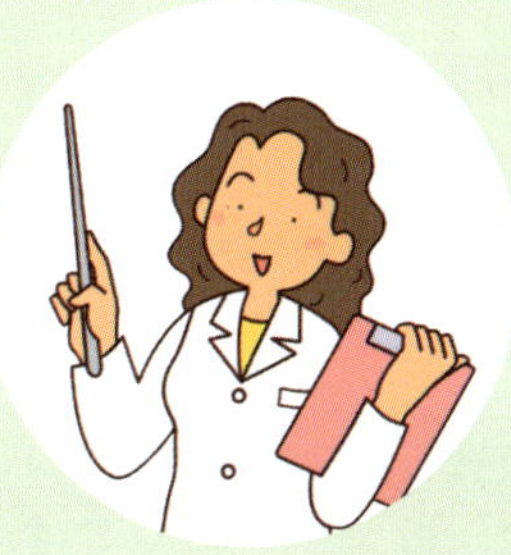

간 질환 예방과 회복에 도움을 주는 20가지 식품을 소개한다. 각 식품의 유효 성분과 작용 원리를 이해하고, 이를 효과적으로 섭취하는 조리법과 활용법을 함께 제시한다. 식품을 제대로 이해하면 매일의 식탁을 간 건강을 위한 처방으로 바꿀 수 있다.

재료의 부피를 잴 때는 일반적인 계량컵과 계량스푼을 사용한다.
계량컵 1컵은 200㎖이며 쌀의 부피를 잴 때 사용하는 컵(1홉＝180㎖)과 다르다.

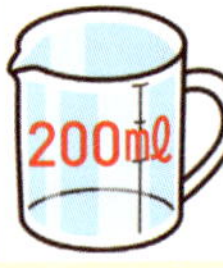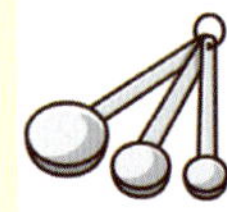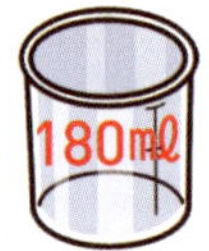

재료의 양은 1인분 또는 2인분을 기준으로 한 것이므로 더 많은 분량을 만들 때는 레시피에 표시된 양을 인원수에 맞게 준비한다.

레시피에 표시한 '열량'과 '염분량'은 일본 과학기술청 자원조사회 편『제5차 개정 일본 식품 표준 성분표』를 기준으로 1인분에 해당하는 양을 계산한 것이다.

계량스푼 1큰술은 15㎖, 1작은술은 5㎖이다. 윗면을 평평하게 깎아서 잰다.

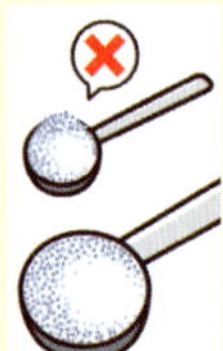

'조금'으로 표시한 양은 재료를 엄지와 검지, 중지로 잡았을 때의 양으로 $\frac{1}{4}$ 작은술 정도다. 소금은 '$\frac{1}{5}$ 작은술 ＝ 약 1g'으로 기억해 둔다.

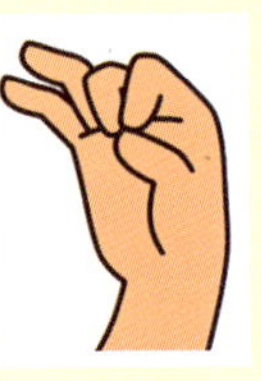

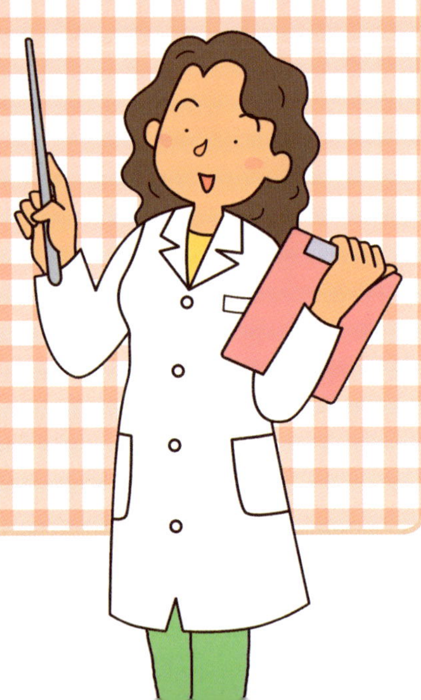

대두

영양이 풍부한 '밭의 고기'

대두는 '밭에서 나는 고기'로 불릴 만큼 영양이 풍부한 식품이다. 질 좋은 단백질을 비롯해 비타민, 미네랄, 식이섬유, 식물성 지방을 고루 함유하고 있어 균형 잡힌 식물성 단백질 공급원으로 활용된다.

특히 대두에는 사포닌, 레시틴, 이소플라본 등 다양한 기능성 성분이 들어 있어 간 건강 유지에 긍정적인 영향을 줄 수 있다. 사포닌은 간세포 손상을 억제하는 데 관여하는 성분으로 알려져 있으며, 레시틴은 지방 대사를 도와 간에 지방이 축적되는 것을 억제하는 데 도움을 준다. 이소플라본은 항산화 작용을 통해 간세포의 산화 스트레스를 줄이는 데 기여한다.

사포닌은 대두뿐 아니라 두부, 청국장, 된장, 누유 같은 콩 가공식품에도 들어 있다. 콩 제품은 비교적 구하기 쉽고 활용도가 높아 다양한 방식으로 식단에 활용하기 좋다. 다만 대두는 식물성 단백질이 중심이므로, 육류나 달걀 등을 함께 곁들여 동물성 단백질도 균형 있게 섭취하는 것이 바람직하다.

대두의 사포닌이 GOT · GPT 수치의 상승을 억제한다

사포닌은 '비누'를 뜻하는 라틴어에서 유래된 이름으로, 물과 기름 사이에서 작용하는 계면활성 성질을 가진다. 두유에서 느껴지는 특유의 떫은맛도 사포닌 때문이다. 일본 애히메대학의 오쿠다 히로미치 교수는 쥐를 이용한 실험에서 사포닌이 간 손상 억제에 관여할 수 있음을 보고했다.

이 실험에서는 산화된 기름에 포함된 과산화지질이 간세포를 손상시키고 혈중 트랜스아미나아제(GOT·GPT) 수치를 상승시키는 것이 확인되었다. 그러나 여기에 대두 사포닌을 함께 투여했을 때는 과산화지질 생성이 억제되고, 간 손상 및 효소 수치 상승도 완화되는 경향이 나타났다.

한편 레시틴은 세포막을 구성하는 주요 성분으로, 간에서 지방과 콜레스테롤의 운반을 원활하게 해 지방간 형성을 억제하는 데 도움을 줄 수 있다. 이소플라본 역시 항산화 작용을 통해 활성산소로부터 간세포를 보호하는 역할을 한다.

이처럼 대두를 포함한 식품을 균형 있게 섭취하는 것은 간 건강을 유지하고 간 기능 저하를 예방하는 데 긍정적인 영향을 줄 수 있다.

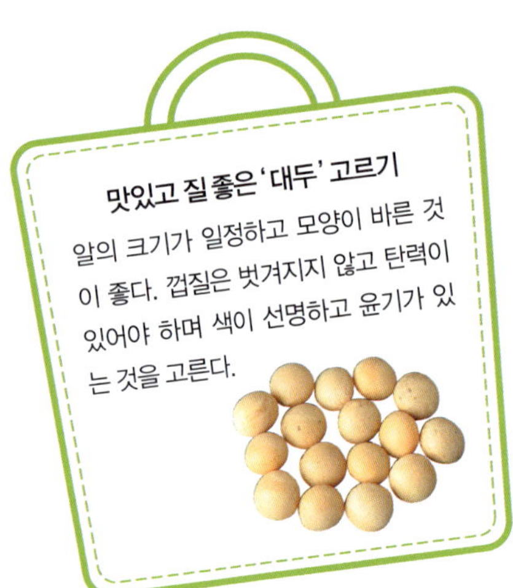

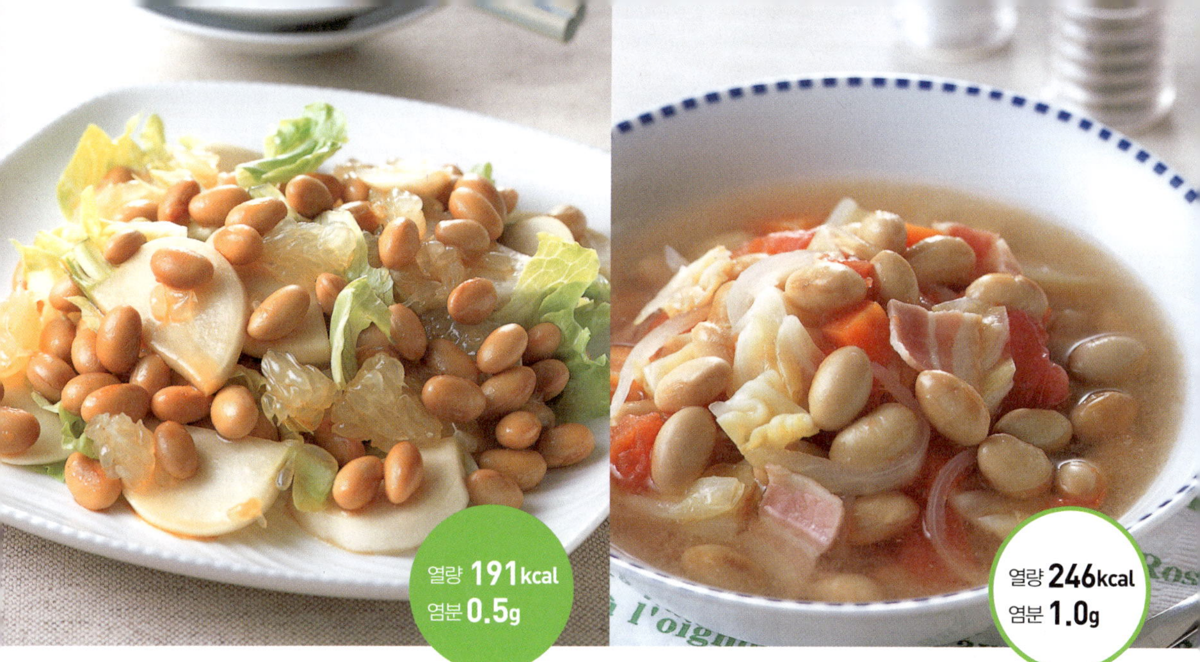

간장드레싱이 담백한 맛을 더하는

대두 순무 샐러드

재료(2인분)

대두(삶은 것) 100g, 순무 작은 것 2개, 소금 조금, 그레이프프루트 $\frac{1}{2}$개, 양상추 2장, A(식초 2큰술, 간장 $\frac{1}{2}$큰술, 참기름 1큰술, 후추 조금)

이렇게 만드세요

❶ 순무는 무청을 1~2cm 남기고 잘라낸 후 줄기 사이를 깨끗이 씻는다. 껍질을 벗기고 길이로 반 갈라 1~2mm 폭으로 썬다. 소금물에 담갔다가 나른해지면 헹구어 물기를 짠다.

❷ 그레이프프루트는 씨를 빼고 큼직하게 갈라놓는다. 양상추는 한입 크기로 찢어놓는다.

❸ 볼에 A를 넣고 고루 섞는다. 여기에 삶은 대두를 넣고 10분 정도 재웠다가 ❶의 순무와 ❷의 그레이프프루트, 양상추를 넣어 버무린다.

여러 가지 채소를 듬뿍 넣은

대두 미네스트로네

재료(2인분)

대두(삶은 것) 100g, 당근 작은 것 $\frac{1}{2}$개, 양파 $\frac{1}{2}$개, 양배추 1장, 토마토 1개, 베이컨 2장, 식용유 $\frac{1}{2}$큰술, A(물 1$\frac{3}{4}$컵, 월계수잎 1장), 소금 $\frac{1}{4}$작은술, 후추 조금

이렇게 만드세요　　　747777

❶ 당근은 1cm 크기로 깍둑썰기 한다. 양파는 가늘게 썬다. 양배추는 2cm 크기의 네모꼴로 썬다.

❷ 토마토는 끓는 물에 살짝 데쳐 껍질을 벗기고 씨를 제거한 후 2cm 크기로 깍둑썰기 한다. 베이컨도 같은 크기로 썬다.

❸ 달군 냄비에 식용유를 두르고 베이컨과 대두를 넣어 볶는다. 베이컨이 바싹 구워지면 ❶의 채소를 넣고 볶는다.

❹ ❸의 채소가 나른해지면 토마토와 A를 넣는다. 끓으면 불을 약하게 줄이고 위에 뜬 거품을 걷어낸 후 10분 정도 더 끓였다가 소금과 후추로 간을 한다.

풋콩

풍부한 비타민C가 간 기능에 도움을 준다

풋콩은 대두가 완전히 여물기 전에 수확한 콩으로, '어린 대두'라고 할 수 있다. 대두와 마찬가지로 질 좋은 단백질을 함유하고 있으면서도, 비타민이 더 풍부하다는 특징이 있다. 풋콩에는 비타민A 전구체인 베타카로틴과 비타민C가 들어 있으며, 특히 비타민C의 함량이 비교적 높다. 풋콩 100g으로 하루 필요량(50mg)의 절반 정도를 섭취할 수 있고, 껍질째 한 주먹 정도의 양으로 부담 없이 먹을 수 있다.

풋콩에 풍부한 비타민C는 항산화 작용을 통해 간 건강 유지에 도움을 줄 수 있으며, 숙취 완화에도 긍정적으로 작용한다. 또한 단백질과 함께 섭취됨으로써 간 기능을 보조하고, 알코올 대사 과정에서 발생하는 산화 스트레스를 줄여 간의 부담을 덜어준다. 이러한 이유로 일본에서는 맥주 안주로 풋콩을 즐겨 먹는다.

술을 마시면 평소보다 담배를 더 많이 피우는 경향이 있는데, 이때 안주로 풋콩을 먹으면 흡연으로 인해 소모되는 비타민C를 보충하고 산화 손상을 줄이는 데 도움이 된다.

신선한 풋콩이 지방 대사에 촉진한다

갓 수확한 신선한 풋콩에는 '콜린(choline)'이 풍부하다. 콜린은 지방 대사에 촉진하여 간에 지방이 쌓이는 것을 억제하는 데 도움을 준다. 콜린은 체내에서도 합성되기 때문에 결핍되는 경우는 드물지만, 과음 등으로 지방간이 염려된다면 식사를 통해 충분히 섭취하는 것이 좋다.

비타민A와 C 외에도 풋콩에는 비타민B군과 비타민E가 풍부하다. 또한 칼슘과 인 등의 미네랄, 식이섬유도 많이 들어 있다. 비타민B군은 탄수화물과 단백질의 대사를 도와 에너지 생성과 아미노산 이용에 관여한다.

풋콩은 냉동식품으로도 쉽게 구할 수 있어 제철이 아니어도 활용할 수 있다. 식단에 꾸준히 포함하면 간 건강 유지에 도움이 된다.

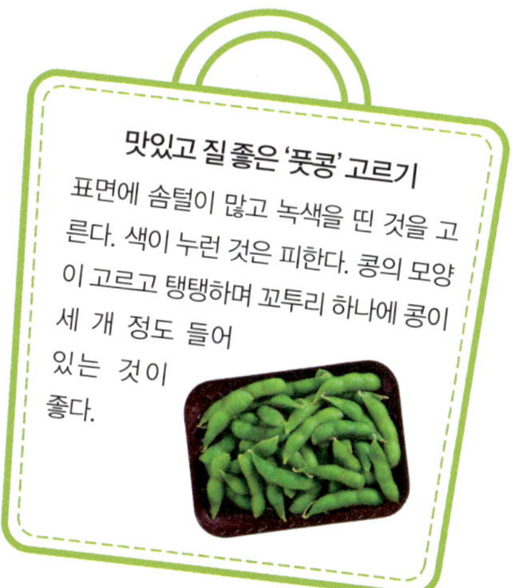

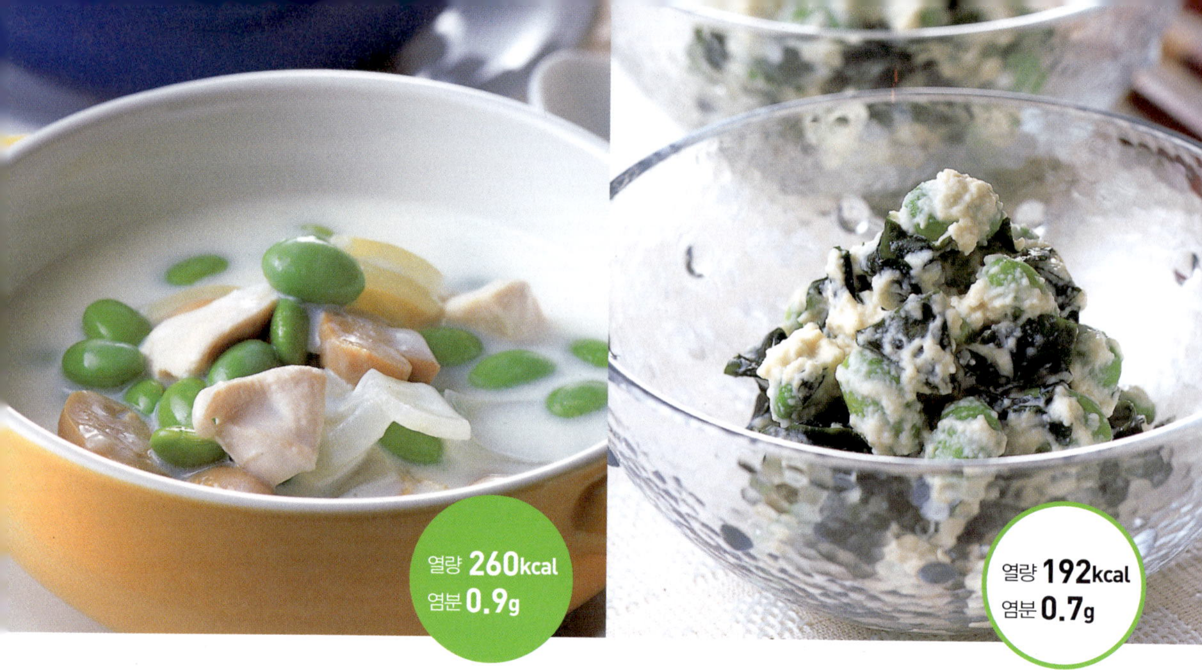

수프의 부드러운 맛과 풋콩의 식감의 조화

풋콩 닭고기 차우더

재료(2인분)

풋콩(꼬투리째) 150g, 닭고기 가슴살(껍질 제거) $\frac{1}{2}$ 장(100g), 양파 $\frac{1}{2}$ 개, 양송이버섯(통조림) 50g, 버터·밀가루 1큰술씩, A(월계수잎 1장, 타임* 조금, 따뜻한 물 1컵), 우유 1컵, 소금 $\frac{1}{4}$ 작은술, 후추 조금

이렇게 만드세요

❶ 풋콩은 꼬투리째 끓는 물에 데친다. 색이 선명해지면 건져서 체에 밭쳐 식힌 후 콩을 발라낸다.

❷ 닭고기는 작게 저며 썰고, 양파는 1cm 크기의 네모꼴로 썬다. 양송이버섯은 길게 반 자른다.

❸ 냄비에 버터를 녹여 ❷를 넣고 볶는다. 닭고기의 색이 변하면 밀가루를 뿌리고 덩어리가 지지 않게 잘 볶는다. 여기에 A를 넣고 저어가며 끓인다.

❹ 닭고기가 익으면 풋콩과 우유를 넣고 좀 더 가열한다. 소금과 후추로 간을 하고 끓어오르기 바로 전에 불을 끈다.

두부의 영양도 함께 얻는

두부소스 풋콩 미역 샐러드

재료(2인분)

풋콩(꼬투리째) 150g, 마른미역 5g, 두부(찌개용) $\frac{1}{3}$ 모(100g), A[깨(간 것) 1큰술, 소금 $\frac{1}{6}$ 작은술, 설탕 $\frac{1}{2}$ 큰술]

이렇게 만드세요

❶ 풋콩은 꼬투리째 끓는 물에 데친다. 색이 선명해지면 건져서 체에 밭쳐 식힌 후 콩을 발라낸다. 미역은 물에 불린 후 물기를 짠다.

❷ 두부는 큼직하게 으깨어 15~20분간 체에 밭쳐 물기를 뺀다. 양념절구에 넣고 덩어리가 지지 않게 곱게 간 후 A를 넣고 잘 섞는다.

❸ ❶의 풋콩과 미역을 ❷의 두부 소스로 고루 버무린다.

* 방부 작용, 항균 작용이 뛰어난 향신료로 향이 강해 고기 요리나 소스 등을 만들 때 이용한다.

생청국장

지방간을 예방하는 대표 발효식품

생청국장은 대두로 만든 대표적인 발효식품이다. 대두는 영양가가 높지만 소화가 잘되지 않는 단점이 있다. 조려 먹어도 소화율은 높지 않은 편이다. 그러나 대두를 발효시켜 생청국장으로 만들어 먹으면 소화·흡수율이 높아진다. 발효 과정에서 생청국장균의 작용으로 단백질이 아미노산 등으로 분해되어 체내에 쉽게 흡수되기 때문이다.

대두는 원래 영양 성분이 풍부하지만, 발효 과정을 거치는 동안 비타민B_2가 증가하는 것으로 알려져 있다. 비타민B_2는 지방 대사에 중요한 역할을 하기 때문에 생청국장은 지방간 예방에 도움을 줄 수 있다.

또한 생청국장에는 발효 과정에서 비타민B_{12}가 일부 생성된다. 비타민B_{12}는 주로 동물성 식품에 많이 들어 있는 영양소로, 발효식품을 통해서도 소량 섭취할 수 있다.

생청국장의 원료인 대두의 단백질 역시 우리 몸에 유익하다. 생청국장 100g에는 약 17g의 단백질이 들어 있어, 생선 살 100g에 해당하는 수준의 단백질을 비교적 적은 비용으로 섭취할 수 있다.

뮤신 성분이 위 점막을 보호해 간의 부담을 덜어준다

일본에서는 생청국장을 참치 살이나 오크라, 오징어 등과 버무려 술안주로 즐겨 먹는다. 맛이 좋을 뿐 아니라, 알코올로 인한 위와 간의 부담을 줄이는 데에도 도움을 줄 수 있기 때문이다.

생청국장의 끈적이는 성분은 뮤신(mucin)으로, 위 점막을 보호하는 데 관여한다. 음식과 함께 섭취하면 알코올의 흡수를 완만하게 하여 간의 부담을 줄이는 데 도움이 된다.

또한 생청국장은 항산화 작용을 통해 산화 스트레스를 줄이고, 간세포 손상을 완화하는 데 긍정적인 영향을 줄 수 있다. 이처럼 생청국장은 간 기능을 보조하고 지방간 예방에 도움을 줄 수 있는 식품으로, 하루에 1팩(약 50g) 정도를 꾸준히 섭취하면 좋다.

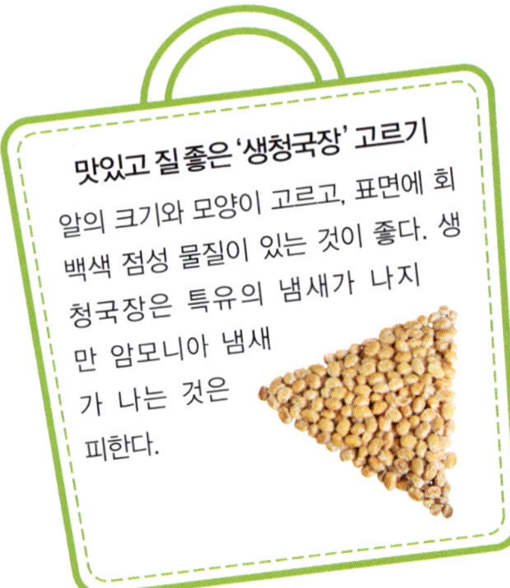

고등어 초절임 생청국장무침

재료(2인분)

생청국장 100g, 무말랭이 20g, 고등어 초절임*1 100g, A(홀 그레인 머스터드*2 1큰술, 간장 1작은술, 다진 마늘 조금)

이렇게 만드세요

❶ 무말랭이는 넉넉한 양의 물에 담가 주물러 씻고 부드러워질 때까지 물에 불린 후 물기를 짠다. 고등어 초절임은 4~5mm 폭으로 썬다. ❷ 생청국장에 A를 넣고 잘 섞어 ❶의 무말랭이와 고등어 초절임을 버무린다.

생청국장 마 수프

재료(2인분)

생청국장 50g, 마 100g, 식초 조금, 맛국물 1컵, 미소된장 1큰술, 파래김 조금

이렇게 만드세요

❶ 마는 껍질을 벗겨서 식초를 넣은 물에 7~8분간 담가둔다. 표면의 점액 성분을 씻어내고 물기를 닦아 양념절구에 넣고 곱게 으깬다. ❷ 맛국물을 끓여서 미소된장을 풀어 넣고 한 김 식으면 ❶에 조금씩 부어서 섞는다. 여기에 생청국장을 가볍게 비벼서 넣는다. ❸ 그릇에 담고 위에 김을 뿌린다.

생청국장 돼지고기 된장볶음

재료(2인분)

생청국장 100g, 돼지고기(다짐육) 50g, 가지 3개, 식용유 1큰술, A(미소된장 1큰술, 청주 1큰술, 설탕 $\frac{1}{2}$ 큰술, 맛국물 $\frac{1}{4}$ 컵), 실파(송송 썬 것) 조금

이렇게 만드세요

❶ 가지는 군데군데 껍질을 벗기고 길게 반 가른 후 1.5cm 폭으로 어슷하게 썬다. A는 고루 섞어둔다.
❷ 달군 팬에 식용유를 두르고 돼지고기를 볶는다. 돼지고기가 익으면 가지를 넣어 볶는다.
❸ 가지에 기름이 돌면 A를 넣고 물기가 거의 없어질 때까지 볶는다. 여기에 생청국장을 넣어 함께 볶은 후 그릇에 담아 실파 썬 것을 뿌린다.

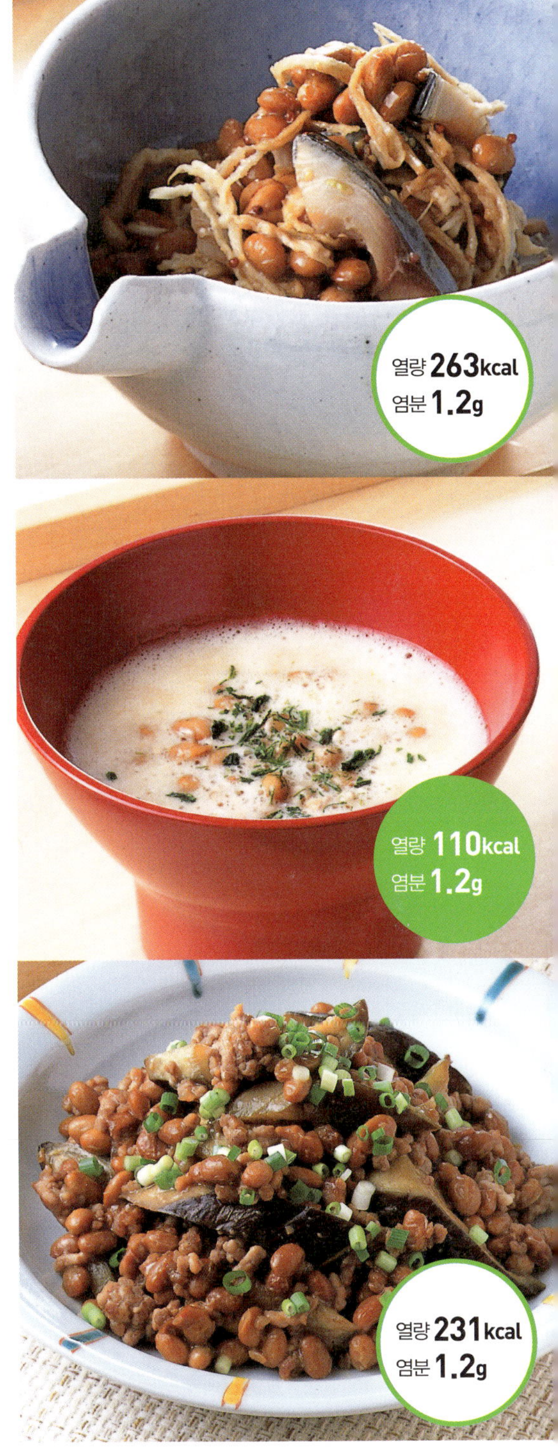

*1 고등어의 살만 발라내어 소금에 절인 후 다시 식초에 절인 것. *2 겨자씨를 거칠게 부수어 식초와 향신료를 첨가해 만든 머스터드.

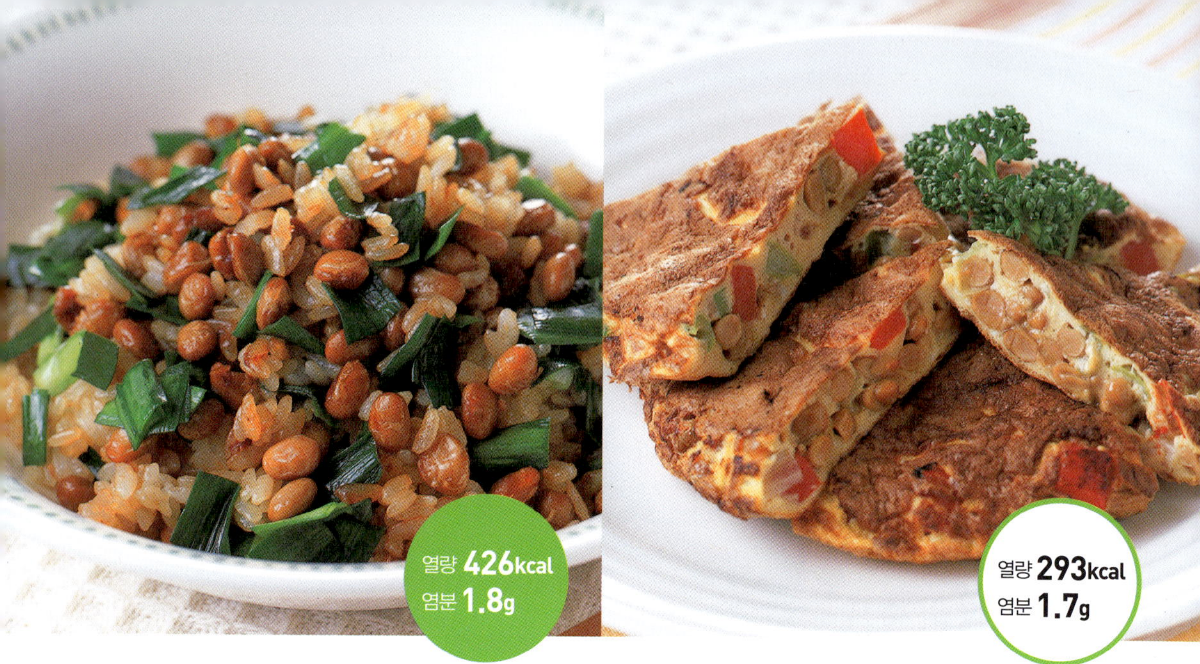

부추의 향이 살아 있는

생청국장 볶음밥

재료(2인분)

생청국장 100g, 부추 1단, 밥 300g, 참기름 1큰술, A(두반장* $\frac{1}{2}$ 작은술, 간장 1큰술, 굴기름 1작은술)

이렇게 만드세요

❶ 부추는 1cm 길이로 썬다. 찬밥은 따뜻하게 데워 둔다.

❷ 팬에 참기름을 두르고 가열하여 생청국장과 A를 넣고 볶는다. 기름이 고루 돌면 밥을 넣고 자르듯이 섞어가며 볶는다.

❸ 전체적으로 고슬고슬해지면 부추를 넣고 재빨리 볶아서 섞어준다.

*잠두콩과 고추를 발효시켜 만든 중국식 매운 장으로, 쓰촨 요리에 널리 사용되는 조미료.

단백질이 풍부한

생청국장 오믈렛

재료(2인분)

생청국장 100g, 달걀 3개, 간장 1큰술, 홍피망 $\frac{1}{2}$ 개, 파 1대, 참기름 $\frac{1}{2}$ 큰술, 소금 · 후추 조금씩, 파슬리 조금

이렇게 만드세요

❶ 그릇에 달걀을 풀고 생청국장과 간장을 넣어 섞는다.

❷ 홍피망은 1cm 크기로 썬다. 대파는 길게 반 갈라 1cm 폭으로 썬다.

❸ 팬에 참기름을 두르고 가열하여 ❷의 홍피망과 대파를 넣고 볶는다. 기름이 돌면 소금과 후추를 뿌리고 ❶을 흘려 넣는다.

❹ 크게 뒤적여서 반숙 상태가 되면 윗면을 평평하게 고르고 뚜껑을 덮어 약한 불에서 5~6분간 가열한다.

❺ 겉이 익으면 뒤집어서 바싹 굽는다.

❻ 먹기 좋은 크기로 썰어 그릇에 담고 파슬리를 곁들인다.

녹차

카테킨이 세포를 보호한다

녹차 특유의 쓴맛은 '카테킨(catechin)'이라는 성분 때문이다. 카테킨은 지방의 산화를 억제해 인체를 활성산소로부터 보호하고, 항균 작용을 하는 것으로 알려져 있다. 최근에는 카테킨이 암세포의 증식을 억제하는 데 영향을 미친다는 점도 주목받고 있다.

암세포의 증식에는 ODC(오르니틴 탈탄산효소)의 활성과 폴리아민의 증가가 관련되는데, 녹차에는 이러한 과정을 억제하는 작용이 있을 가능성이 제시되고 있다. 특히 녹차 카테킨의 에피갈로카테킨갈레이트(EGCG)와 에피갈로카테킨(EGC) 성분이 ODC의 활성화를 억제하는 데 작용하는 것으로 보고되고 있다.

카테킨이 손상된 간세포를 보호한다

우리 몸의 세포는 세포막을 통해 물질을 교환한다. 그런데 세포막이 산화되면 기능이 저하되어 세포 내 칼슘 농도가 증가하거나 단백질이 손상되는 등 다양한 문제가 발생할 수 있다.

이와 같은 상태로 유도한 간세포에 녹차 추출물을 투여한 실험에서는, 세포 손상 지표인 LDH(유산탈수소효소) 수치가 감소하는 경향이 나타났다. 이러한 결과는 녹차 추출물, 특히 에피갈로카테킨갈레이트와 에피갈로카테킨이 단백질 산화를 억제해 세포 보호에 도움을 줄 수 있음을 보여준다. 따라서 적당량의 녹차를 마시는 것은 단백질 산화를 억제하고 간세포 손상을 완화하는 데 도움을 줄 수 있다.

녹차는 찻잎까지 함께 활용한다

녹찻잎에 뜨거운 물을 부으면 카테킨 성분이 우러나온다. 그러나 이 성분은 찻물뿐 아니라 찻잎에도 많이 남아 있다. 따라서 마시고 남은 찻잎을 버리지 말고 말려 가루로 만든 뒤 밥에 뿌리거나 튀김이나 면류 반죽에 섞어 활용하면 좋다. 이처럼 찻잎까지 함께 섭취하면 녹차의 유효 성분을 보다 효율적으로 섭취할 수 있으며, 찻물에 상대적으로 적게 우러나는 비타민E와 식이섬유도 함께 보충할 수 있다.

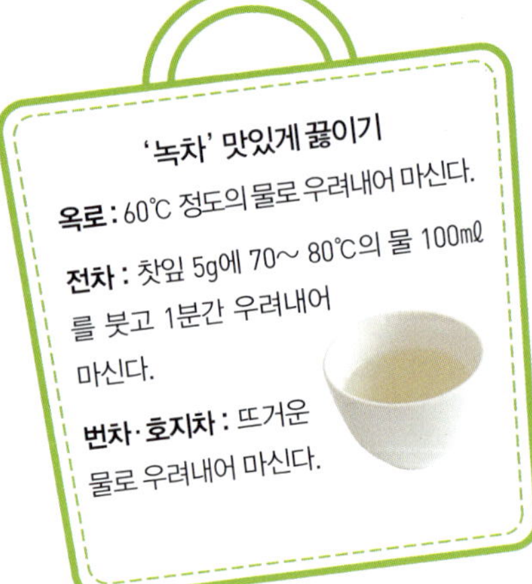

단호박

간 건강에 도움을 주는 녹황색 채소

양배추 못지않게 간에 유익한 채소가 단호박이다. 일본에서는 예부터 동지에 단호박을 먹는 관습이 있는데, 이는 추운 계절에 영양을 보충하고 간 건강을 챙기려는 생활의 지혜로 볼 수 있다.

단호박에 들어 있는 대표적인 영양 성분은 비타민A의 전구체인 베타카로틴이다. 이 밖에도 비타민E와 C가 풍부하다. 비타민A는 면역 기능 유지에 관여하며, 비타민C와 함께 항산화 작용을 통해 세포 손상을 줄이는 데 기여한다. 간 질환이 있는 경우 비타민A가 결핍되기 쉬운 경우도 있으므로 평소에 충분히 섭취하는 것이 좋다. 비타민A는 단호박 외에 모로헤이야와 당근에도 많이 들어 있다.

풍부한 비타민 E가 약해진 간 기능을 회복시킨다

단호박에 풍부한 비타민E와 C는 간세포의 세포막을 손상시키는 과산화지질의 생성을 억제하고, 산화 스트레스를 줄이는 데 도움을 준다. 특히 비타민E는 간 건강과 혈관 건강을 위해 보조적으로 활용되기도 한다.

간 건강을 위해 꾸준히 섭취한다

단호박은 한식과 양식에 두루 잘 어울리며, 과자나 빵 등 다양한 요리에 활용할 수 있다. 다만 특유의 단맛과 퍼석한 식감 때문에 선호하지 않는 경우도 있지만, 간 건강 관리를 위해 꾸준히 섭취하는 것이 바람직하다. 특히 40대 이후에는 식단에 더욱 신경 써 포함하는 것이 좋다.

단호박은 기름을 사용해 조리하면 베타카로틴의 흡수율이 높아지므로, 식물성 기름으로 볶거나 구워 먹으면 영양을 보다 효과적으로 활용할 수 있다. 다만 볶음이나 튀김은 열량과 염분이 높아질 수 있으므로 과식하지 않도록 주의한다.

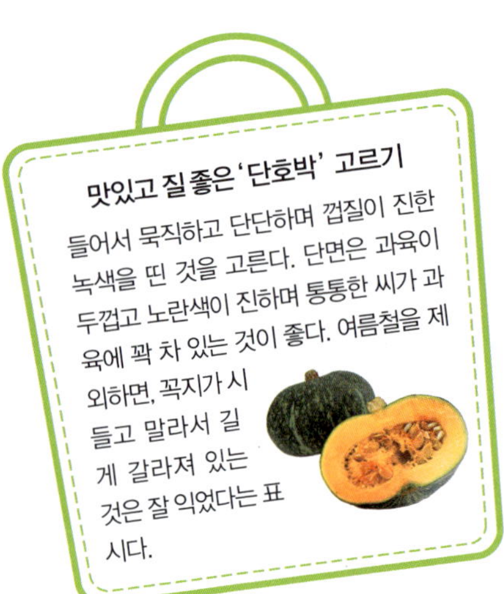

맛있고 질 좋은 '단호박' 고르기

들어서 묵직하고 단단하며 껍질이 진한 녹색을 띤 것을 고른다. 단면은 과육이 두껍고 노란색이 진하며 통통한 씨가 과육에 꽉 차 있는 것이 좋다. 여름철을 제외하면, 꼭지가 시들고 말라서 길게 갈라져 있는 것은 잘 익었다는 표시다.

단호박 토마토 조림

재료(2인분)

단호박 250g, 토마토 1개, 양파 $\frac{1}{2}$개, 식용유 $\frac{1}{2}$ 큰술, A(백포도주 1큰술, 물 $\frac{3}{4}$컵, 월계수잎 1장, 타임 · 후추 조금씩, 소금 $\frac{1}{4}$작은술)

이렇게 만드세요

❶ 단호박은 씨와 속을 제거하고 1cm 두께로 썬다. 토마토와 양파는 길게 1cm 폭으로 썬다.

❷ 달군 냄비에 식용유를 두르고 ❶의 재료를 넣어 볶는다. 기름이 고루 돌면 A를 넣고 뚜껑을 덮어 14~15분간 조린다.

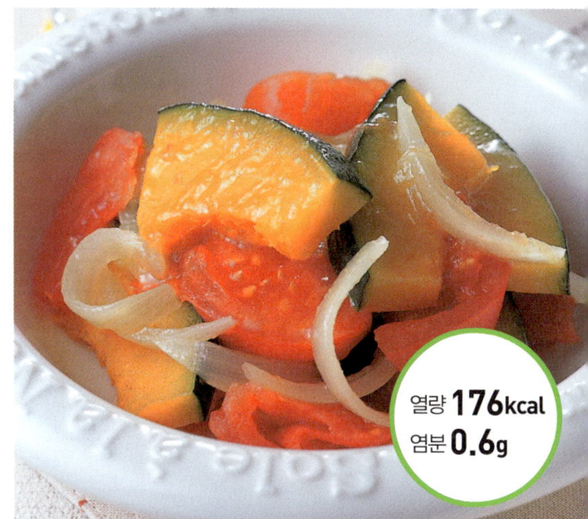

단호박 카레볶음

재료(2인분)

단호박 150g, 식용유 1큰술, A(소금 $\frac{1}{4}$작은술, 후추 조금, 카레 가루 1작은술)

이렇게 만드세요

❶ 단호박은 씨를 제거하고 5~6mm 두께로 한입 크기로 썬다.

❷ 달군 팬에 식용유를 두르고 ❶의 단호박을 넣어 중간 불에서 볶는다. 단호박이 익으면 A를 뿌려 넣고 다시 볶아서 맛이 고루 배게 한다.

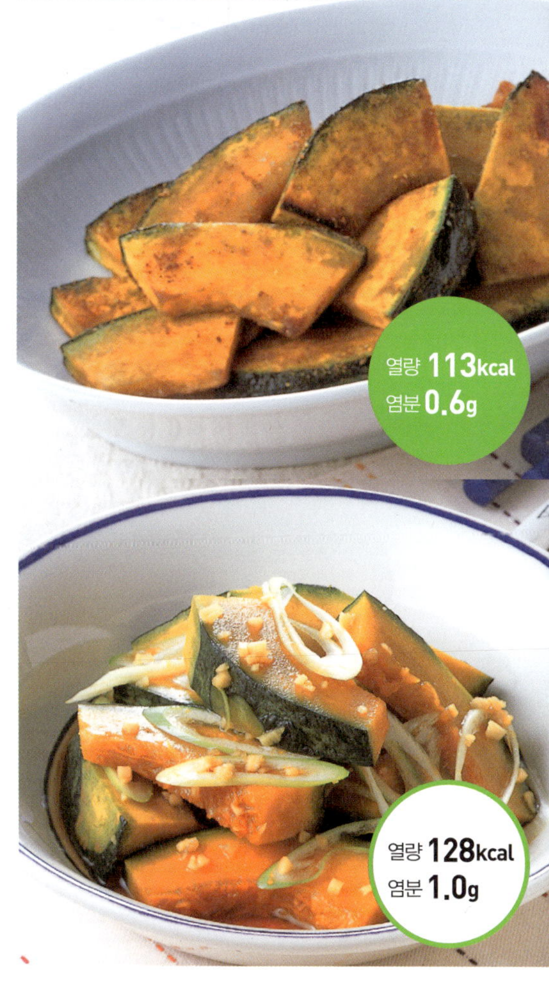

단호박 마리네이드

재료(2인분)

단호박 250g, 대파 $\frac{1}{2}$ 대, 생강 1톨, A(식초 3큰술, 맛국물 3큰술, 간장 1큰술)

이렇게 만드세요

❶ 단호박은 씨를 제거하고 1cm 두께로 한입 크기로 썬다. 대파는 얇게 어슷썰기 한다. 생강은 다진다.

❷ A를 섞은 것에 ❶의 대파와 생강을 넣는다.

❸ 끓는 물에 단호박을 살짝 데쳐 체에 밭친다. 뜨거울 때 ❷에 재워 맛이 배게 한다.

쑥갓

향기 성분이 간 건강을 돕는다

쑥갓 특유의 향기는 식욕을 돋울 뿐만 아니라 다양한 생리 작용에 관여한다. 쑥갓의 향기 성분에는 피넨, 벤즈알데히드 등이 있으며, 이러한 성분은 신진대사를 촉진하고 위장 기능을 활발하게 하는 데 도움을 준다. 또한 이러한 작용은 간 건강을 유지하는 데에도 긍정적인 영향을 줄 수 있다.

베타카로틴이 세포 손상을 줄인다

쑥갓에는 베타카로틴을 비롯해 비타민B군, 비타민C 등의 비타민류와 철분, 마그네슘, 칼륨 등의 미네랄, 식이섬유가 풍부하게 들어 있다. 특히 베타카로틴은 항산화 작용을 통해 활성산소를 줄이고 세포 손상을 억제하는 데 기여한다.

베타카로틴은 비타민C와 함께 작용해 간 건강 유지에 도움을 주며, 노화 억제와 혈관 건강에도 긍정적인 영향을 줄 수 있다. 또한 쑥갓에 풍부한 칼륨은 체내 나트륨 배출을 도와 혈압 조절에 도움을 준다.

쑥갓이 숙취를 덜어준다

A씨(72세, 남성)는 술을 좋아해 평소 자주 과음을 하지만 숙취로 크게 고생한 적이

없다고 한다. 건강검진에서도 간은 물론 혈압이나 혈당에서도 특별한 이상이 발견된 적이 없었고, 본인 말로는 20년 동안 감기 한 번 앓지 않았다고 한다. 그의 건강 습관 중 하나는 매일 저녁 반주를 할 때마다 쑥갓을 곁들여 먹는 것이었다. 쑥갓을 한 단씩 꾸준히 섭취해온 것이다.

쑥갓은 술과 함께 섭취할 경우 간의 부담을 줄이고 숙취 완화에 도움을 줄 수 있는 식품으로 알려져 있다. 다만 이러한 사례는 개인의 식습관과 생활습관이 함께 작용한 결과로 볼 수 있으며, 특정 식품만으로 동일한 효과를 기대하기는 어렵다. 하지만 식습관이 건강에 미치는 영향을 보여주는 사례로 참고할 수 있다.

오래 익히면 향과 효능이 줄어든다

쑥갓은 연한 잎 부분을 생채나 샐러드로 먹으면 향기 성분을 보다 잘 살릴 수 있다. 술을 마실 때도 쑥갓으로 만든 나물이나 무침을 안주로 활용하면 간 건강에 도움이 될 수 있다.

쑥갓은 데치면 부피가 줄어들어 섭취량을 늘릴 수 있지만, 너무 오래 익히면 특유의 향이 사라지고 향기 성분도 줄어든다. 따라서 살짝만 익혀 먹는 것이 좋다.

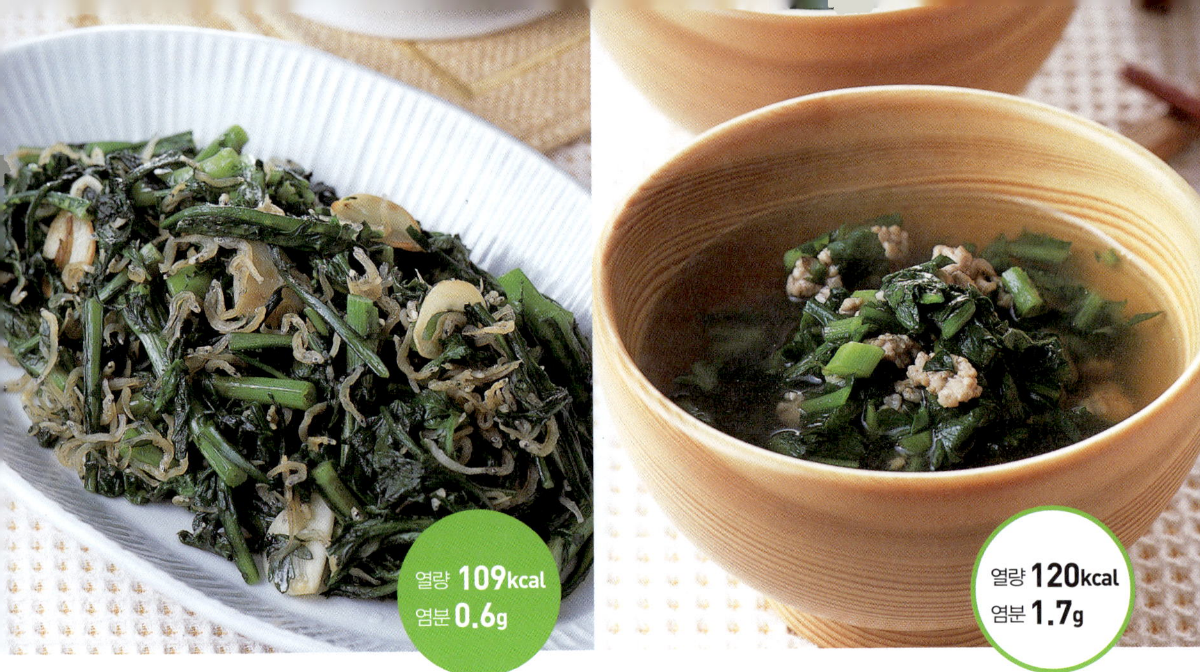

마늘과 잔멸치의 식감이 포인트인
쑥갓 마늘 잔멸치 볶음

재료(2인분)

쑥갓 1단(200g), A[마늘(얇게 썬 것) 1톨 분량, 잔멸치 20g, 식용유 1큰술], 소금 조금

이렇게 만드세요

❶ 쑥갓은 4~5cm 길이로 썬다.
❷ 약한 불로 가열한 팬에 A를 넣는다.
❸ 기름이 뜨거워지고 마늘이 바삭해지면 불을 세게 하고 ❶의 쑥갓을 넣어 재빨리 볶는다.
❹ 쑥갓에 기름이 고루 돌면 소금으로 간을 한다.

참기름의 고소한 향이 살아 있는
쑥갓 돼지고기 수프

재료(2인분)

쑥갓 $\frac{1}{2}$단(100g), 돼지고기(살코기 다짐육) 80g, 마늘(다진 것) 1톨 분량, 참기름 $\frac{1}{2}$큰술, A(물 1.5컵, 청주 1큰술), 소금 $\frac{1}{2}$작은술, 후추 조금

이렇게 만드세요

❶ 쑥갓은 1~2cm 폭으로 다진다.
❷ 약한 불로 가열한 냄비에 참기름과 마늘을 넣는다. 참기름이 뜨거워지면 돼지고기를 넣고 볶는다. 고기의 색이 변하면 A를 넣고 강한 불에서 가열한다.
❸ 끓으면 위에 뜨는 거품을 걷어내고 ❶의 쑥갓을 넣어 한소끔 끓인 후 소금과 후추로 간을 한다.

양배추

메티오닌이 알코올 대사를 도와 지방간을 예방한다

양배추에는 다양한 비타민과 식이섬유가 풍부하게 들어 있다. 잎에는 베타카로틴이 함유되어 있으며, 전체적으로 비타민C와 식이섬유가 골고루 들어 있다. 양배추의 영양 성분 중 특히 주목되는 것은 '비타민U'로 불리는 메틸메티오닌이다. 이 성분은 메티오닌과 관련된 비타민 유사 물질로, 위 점막을 보호하고 간 건강을 유지하는 데 도움을 주는 것으로 알려져 있다.

메틸메티오닌은 체내에서 메티오닌 대사와 관련된 작용을 하며, 메티오닌은 간에서 이루어지는 해독 과정과 알코올 대사에 간접적으로 관여한다. 육류와 같은 동물성 식품에는 메티오닌과 시스테인이 풍부하지만, 이를 과도하게 섭취하면 지방 섭취가 증가해 오히려 간에 부담이 될 수 있다. 따라서 양배추와 같은 채소를 함께 섭취해 식사의 균형을 맞추는 것이 중요하다.

모든 부위를 먹어야 영양이 고루 섭취된다

양배추는 부위에 따라 함유된 영양 성분이 조금씩 다르다. 잎에는 글루코시놀레이트(glucosinolate)*가 많고, 바깥쪽 잎과 심 주변에는 비타민C가 풍부하다. 또한 심 부분에는 식이섬유가 많이 들어 있다. 따라

* 브로콜리, 양배추 등 십자화과 식물에 들어 있는 2차 대사산물로, 분해되면 항산화 및 해독 작용을 하는 성분.

서 양배추의 영양을 고루 섭취하려면 잎과 심을 함께 먹는 것이 좋다. 양배추는 짧은 시간 동안 가볍게 볶거나 데쳐 먹으면 식감과 영양을 살릴 수 있으며, 일부 지용성 성분의 흡수에도 도움이 된다.

매운맛 성분이 간의 해독 작용을 촉진한다

양배추에는 특유의 매운맛을 내는 글루코시놀레이트가 풍부하다. 이 성분은 체내에서 항산화 작용을 하며, 간에서 유해물질을 처리하는 해독 효소의 활성에 관여하는 것으로 알려져 있다.

간은 외부에서 들어온 물질이나 체내에서 생성된 유해물질을 분해해 몸 밖으로 배출하는 역할을 한다. 글루코시놀레이트는 이러한 과정에 간접적으로 작용해 간의 해독 작용을 돕는다.

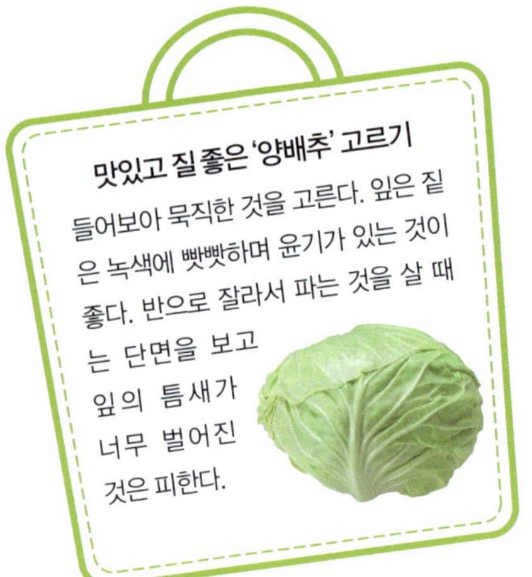

양배추 돼지고기 찜

재료(2인분)

양배추 300g, 파 $\frac{1}{2}$ 대, 생강(채 썬 것) 1톨 분량, 돼지고기 등심살
(비계를 제거하고 얇게 썬 것) 150g, 청주 $\frac{1}{4}$ 컵, A(식초 2큰술, 맛
국물 2큰술, 간장 1큰술)

이렇게 만드세요

❶ 양배추는 6~8cm 크기의 네모꼴로 썬다.

❷ 대파는 길게 반 갈라 얇게 어슷썰기 한다.

❸ 냄비에 돼지고기를 깔고 위에 ❷의 대파와 생강을
  뿌린 후 양배추를 덮는다. 같은 방법으로 돼지고기,
  대파와 생강, 양배추를 켜켜로 쌓는다. 맨 위에 청
  주를 뿌리고 뚜껑을 덮어 중간 불에서 익힌다. 끓으
  면 불을 약하게 줄이고 약 15분간 찌듯이 익힌다.

❹ 적당한 크기로 잘라 그릇에 담고 A를 고루 섞어
  위에 끼얹는다.

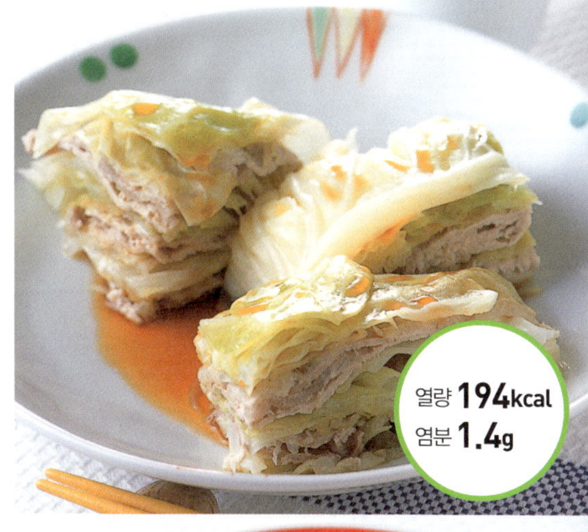

양배추 바지락 조림

재료(2인분)

양배추 300g, 바지락(껍데기째) 300g, A(물 1컵, 월계수잎 1장,
타임 1~2줄기), 소금 · 후추 조금씩

이렇게 만드세요

❶ 양배추는 큼직하게 썬다.

❷ 바지락은 해감을 빼고 물에 헹궈 물기를 뺀다.

❸ 냄비에 양배추와 A를 넣고 뚜껑을 덮어 중간 불에
  서 가열한다. 양배추가 나른해지면 바지락을 넣고
  소금과 후추로 간을 한다. 중간에 넣 번 뒤적여가
  며 바지락의 껍데기가 벌어질 때까지 익힌다.

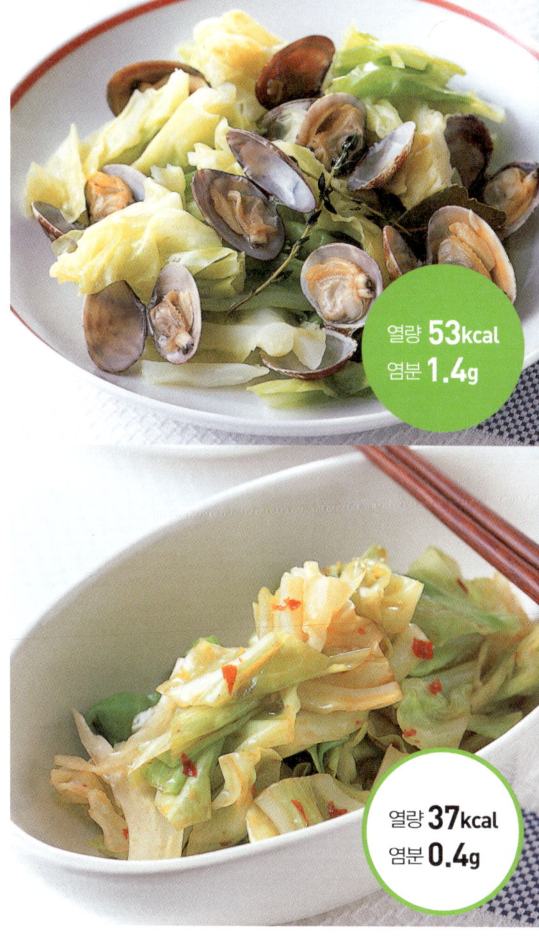

양배추 두반장무침

재료(2인분)

양배추 200g, A(참기름 $\frac{1}{2}$ 작은술, 두반장 $\frac{1}{4}$ 작은술, 식초 1큰술,
굴기름 1작은술)

이렇게 만드세요

❶ 양배추는 썰지 말고 그대로 끓는 물에 살짝 데친다.
  체에 밭쳐 식힌 후 한입 크기로 썰어 물기를 짠다.

❷ A를 고루 섞어 ❶의 양배추를 버무린다.

콩나물 · 숙주

비타민C와 영양 성분이 간의 해독 작용을 돕는다

간 건강을 위해서는 콩나물이나 숙주를 꾸준히 식탁에 올리는 것이 좋다. 콩나물과 숙주는 각각 대두와 녹두를 발아시켜 만든 식품으로, 발아 과정에서 영양 성분이 변화하고 증가한다. 특히 이 과정에서 비타민C가 생성되어 함량이 높아지며, 항산화 작용을 통해 활성산소를 줄이고 세포 손상을 억제하는 데 도움을 준다.

또한 콩나물과 숙주에는 비타민C 외에도 단백질과 비타민B1, 식이섬유, 미네랄 등이 골고루 들어 있다. 이들 영양 성분은 에너지 대사와 간의 해독 과정에 관여하여 전반적인 간 기능을 회복하는 데 도움을 줄 수 있다.

짧게 조리해야 맛과 영양이 살아난다

콩나물과 숙주는 신선하고 단단한 것을 고르는 것이 좋다. 조리할 때는 몇 가지 점에 주의해야 한다. 비타민C는 수용성이므로 물에 오래 담가두면 손실될 수 있어, 손질 후에는 가능한 한 바로 조리하는 것이 좋다.

또한 가열 시간이 길어질수록 영양 성분이 감소하고 특유의 아삭한 식감도 떨어진다. 따라서 재료와 양념을 미리 준비해두고 짧은 시간에 빠르게 조리하는 것이 맛과 영양을 살리는 데 도움이 된다.

다양하게 조리해 꾸준히 먹는다

건강을 위해 콩나물이나 숙주를 적극적으로 먹는다면 성인의 경우 하루에 4분의
1봉지 정도가 적당하다. 육류나 어패류와 함께 볶아 먹거나 다른 채소와 함께 볶아
서 면 요리에 넣어 먹어도 된다. 나물이나 샐러드로 먹어도 좋다. 다양한 메뉴로 매
일 맛있게 먹고 간 건강도 챙기도록 하자.

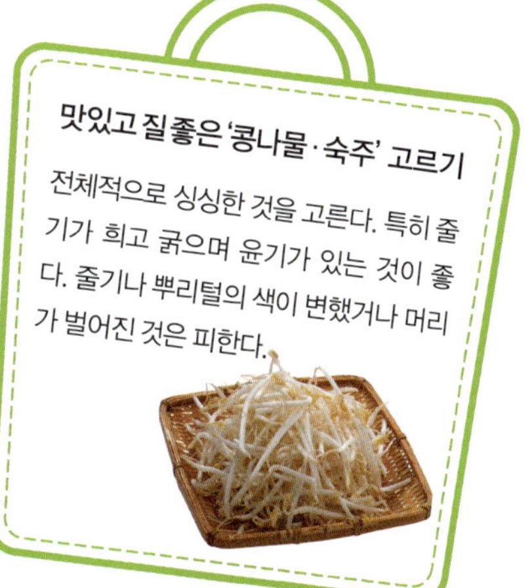

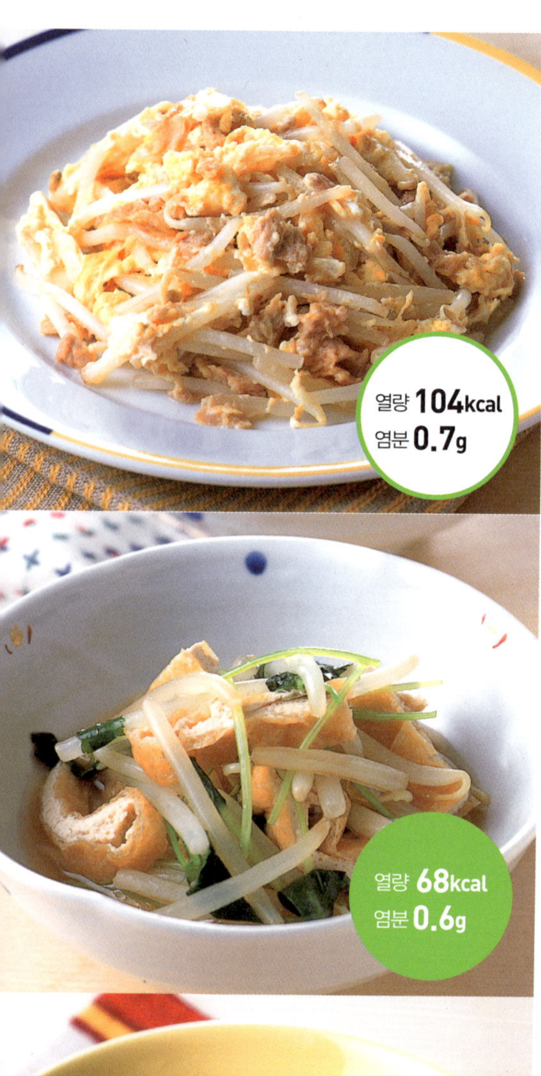

담백한 통조림 참치로 만든

숙주 참치 달걀볶음

재료(2인분)

숙주 150g, 참치 통조림(물 담금) 작은 것 1개(60g), 식용유 $\frac{1}{2}$ 큰술, 소금 $\frac{1}{6}$ 작은술, 달걀 1개

이렇게 만드세요

❶ 숙주는 물에 씻어 잔뿌리를 다듬고 물기를 뺀다. 참치는 통조림의 국물을 뺀다. 달걀은 풀어놓는다.

❷ 달군 팬에 식용유를 두르고 숙주와 참치를 넣어 볶는다. 재료에 기름이 돌면 소금을 뿌린 후 달걀 물을 흘려 넣고 크게 저어 재빨리 익힌다.

재료의 맛이 녹아 있는 국물과 함께 먹는

숙주 유부 조림

재료(2인분)

숙주 150g, 유부 1장, 파드득나물 20g, A(맛국물 1컵, 청주 1큰술, 소금 $\frac{1}{4}$ 작은술, 조미술 $\frac{1}{2}$ 큰술, 간장 $\frac{1}{2}$ 작은술)

이렇게 만드세요

❶ 숙주는 물에 씻어 잔뿌리를 다듬고 물기를 뺀다.

❷ 유부는 끓는 물을 끼얹어서 기름기를 빼고 긴 네 모꼴로 썬다. 파드득나물은 3~4cm 길이로 썬다.

❸ 냄비에 A를 넣고 끓인다. 유부를 넣고 중간 불에서 5~6분간 익힌 후 숙주를 넣는다. 몇 번 뒤적이다 숙주가 투명해지면 파드득나물을 넣고 크게 한 번 섞어준 후 불을 끈다.

다시마의 풍부한 미네랄도 섭취하는

숙주 다시마채 나물

재료(2인분)

숙주 100g, 식초 조금, 다시마채*10g, A(참기름 1작은술, 간장 $\frac{1}{2}$ 큰술, 설탕 $\frac{1}{2}$ 작은술, 식초 1큰술)

이렇게 만드세요

❶ 숙주는 물에 씻어 잔뿌리를 다듬고 물기를 뺀다. 끓는 물에 식초를 조금 넣고 살짝 데친 후 체에 밭쳐 식힌다.

❷ 다시마채는 끓은 물에 살짝 데친 후 찬물에 담가 식힌다. 물기를 빼고 먹기 좋은 길이로 썬다.

❸ A를 고루 섞어 ❶의 숙주와 ❷의 다시마채를 버무린다.

* 다시마를 불리거나 데친 뒤 가늘게 채 썰어 만든 식재료.

무

자율신경의 균형이 간 기능을 좌우한다

요즘 스트레스로 인해 자율신경계의 조절이 제대로 이루어지지 않는 경우가 많다. 자율신경계는 교감신경과 부교감신경으로 구성되며, 두 신경은 길항작용을 통해 긴장과 이완의 균형을 유지한다. 일반적으로 낮에는 교감신경이 우세하고 밤이 되면 부교감신경이 우세해진다. 이러한 전환이 원활하게 이루어지지 않으면 그 영향이 신체 전반에 나타나며, 간 기능에도 부담을 줄 수 있다. 간의 대사나 해독 기능이 저하되면 담즙 분비가 줄어들고, 그로 인해 지방의 대사가 원활하지 못해 위장에 부담을 줄 수 있다. 평소 소화불량을 자주 호소하는 경우라면 이러한 점도 함께 고려해볼 필요가 있다. 자율신경의 불균형은 혈압에도 영향을 미친다. 건강한 사람이라도 스트레스나 고민이 심하면 혈압이 오르는 경우가 있다. 또한 이러한 변화는 혈당 조절에도 영향을 미칠 수 있다.

간과 혈당 관리를 돕는다

무는 이처럼 자율신경의 불균형으로 인해 기능이 저하된 신체 상태를 보완하는 데 도움을 줄 수 있는 식품이다. 한의학에서는 무를 비롯한 뿌리채소류를 양성(陽性)

식품으로 분류하며, 이러한 식품이 몸의 균형을 유지하는 데 도움을 준다고 본다.

무에 포함된 다양한 성분은 체내 대사와 노폐물 배출에 관여하여 간 건강 유지에 도움을 줄 수 있으며, 이뇨 작용을 통해 체내 염분 배출을 도와 혈압 관리에도 긍정적인 영향을 줄 수 있다.

일상 식단에서 꾸준히 활용한다

일본에서는 예부터 겨울이 되면 무로 만든 음식을 즐겨 먹었다. 무를 어묵과 함께 끓이거나 둥글게 썬 무를 푹 익혀 된장 양념과 함께 먹는 등 다양한 방식으로 활용해왔다. 겨울철에는 소변 배출이 원활하지 않거나 혈압이 쉽게 오르기 쉬운데, 이러한 점을 고려해 무를 식단에 적극적으로 활용해온 것으로 볼 수 있다.

무는 우리 식탁에도 자주 오르는 친숙한 채소이면서 다양한 조리로 활용할 수 있는 식품이다. 하루에 4분의 1개(약 100g)만 먹어도 충분한 효과를 얻을 수 있으므로 다양한 방법으로 조리하여 자주 먹도록 하자.

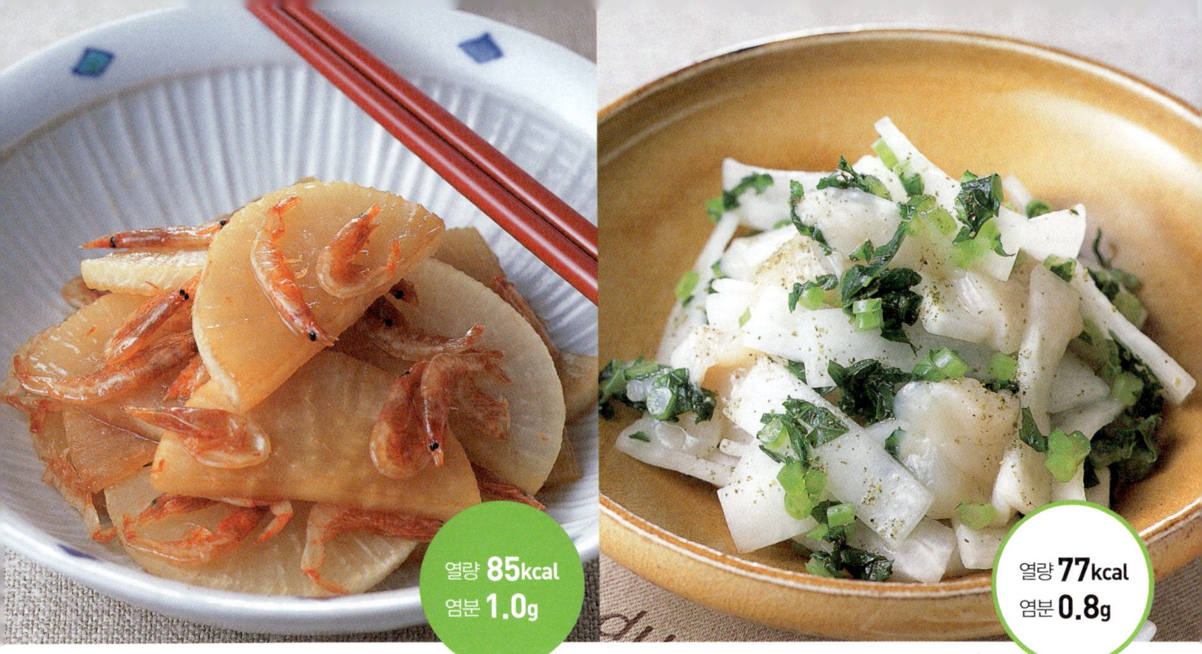

새우의 고소한 향이 맛을 더하는

무 새우 조림

재료(2인분)

무 300g, 마른새우 10g, 식용유 $\frac{1}{2}$ 큰술, A(맛국물 $\frac{3}{4}$ 컵, 청주 1큰술, 간장 $\frac{1}{2}$ 큰술, 조미술 1작은술)

이렇게 만드세요

❶ 무는 7~8mm 두께로 반달 모양으로 썬다.

❷ 달군 팬에 식용유를 두르고 ❶의 무를 넣어 중간 불에서 볶는다. 기름이 고루 돌면 새우와 A를 넣는다.

❸ 몇 번 뒤적이면서 무가 푹 익고 국물이 잦아들 때까지 조린다.

무의 아삭거리는 식감을 살린

무 가리비패주 산초무침

재료(2인분)

무 200g, 소금 $\frac{1}{2}$ 작은술, 가리비패주 (횟감) 4개(100g), 무청 50g, A(산초가루 조금, 참기름 $\frac{1}{3}$ 작은술)

이렇게 만드세요

❶ 무는 긴 네모꼴로 썰고 소금에 버무려 잠시 그대로 둔다. 소금이 녹으면 손으로 주물러 나른하게 절인 후 물기를 잘 짠다.

❷ 무청은 잘게 썰어 끓는 물에 데친다. 색이 선명해지면 건져서 찬물에 헹구고 물기를 짠다.

❸ 가리비패주는 저며 썬다.

❹ A를 고루 섞어 ❶의 무와 ❷의 무청, ❸의 가리비패주를 버무린다.

고구마

풍부한 식이섬유가 간의 부담을 덜어준다

고구마에는 식이섬유가 풍부하다. 식이섬유는 장에서 유해물질을 흡착해 몸 밖으로 배출하는 데 도움을 준다. 간은 체내에서 운반된 유해물질을 해독하여 배출하는 역할을 하므로, 이러한 과정이 원활해지면 간의 부담을 간접적으로 덜어주는 데 도움이 된다. 그만큼 대사나 해독, 합성과 같은 간의 기능도 보다 원활하게 이루어질 수 있다.

고구마에는 비타민C도 많이 들어 있어 항산화 작용을 통해 암 예방에 도움을 줄 수 있다. 특히 고구마의 비타민C는 전분에 둘러싸여 있어 가열해도 비교적 잘 파괴되지 않는 특징이 있다.

안토시아닌이 눈과 혈관에 유익한 작용을 한다

고구마 껍질에는 블루베리나 가지와 마찬가지로 안토시아닌이 풍부하다. 안토시아닌은 폴리페놀의 일종으로, 색이 진한 식품에 많이 들어 있으며 활성산소를 억제하는 항산화 작용을 한다. 예를 들어 망막에 있는 로돕신이라는 색소 단백질과 관련된 기능에 관여하여 눈의 피로를 완화하고 시각 기능 유지에 도움을 줄 수 있다. 또한 혈관의 산화를 억제해 혈관 건강 유지에 긍정적인 영향을 준다.

찌거나 구워서 껍질째 먹는다

고구마는 보통 찌거나 구워 먹으며, 단맛을 살려 빵이나 과자의 재료로도 활용된다. 영양 성분을 효율적으로 섭취하려면 찌거나 구워서 껍질째 먹는 것이 좋다. 이렇게 먹으면 껍질에 포함된 다양한 영양 성분도 함께 섭취할 수 있다.

고구마는 일상 식단에서 간식이나 아침 식사로 활용하기 좋은 식품으로, 균형 잡힌 식사와 함께 적당량을 꾸준히 섭취하는 것이 좋다.

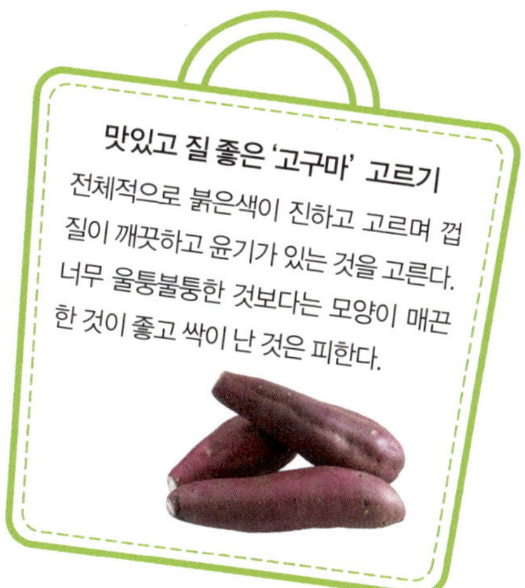

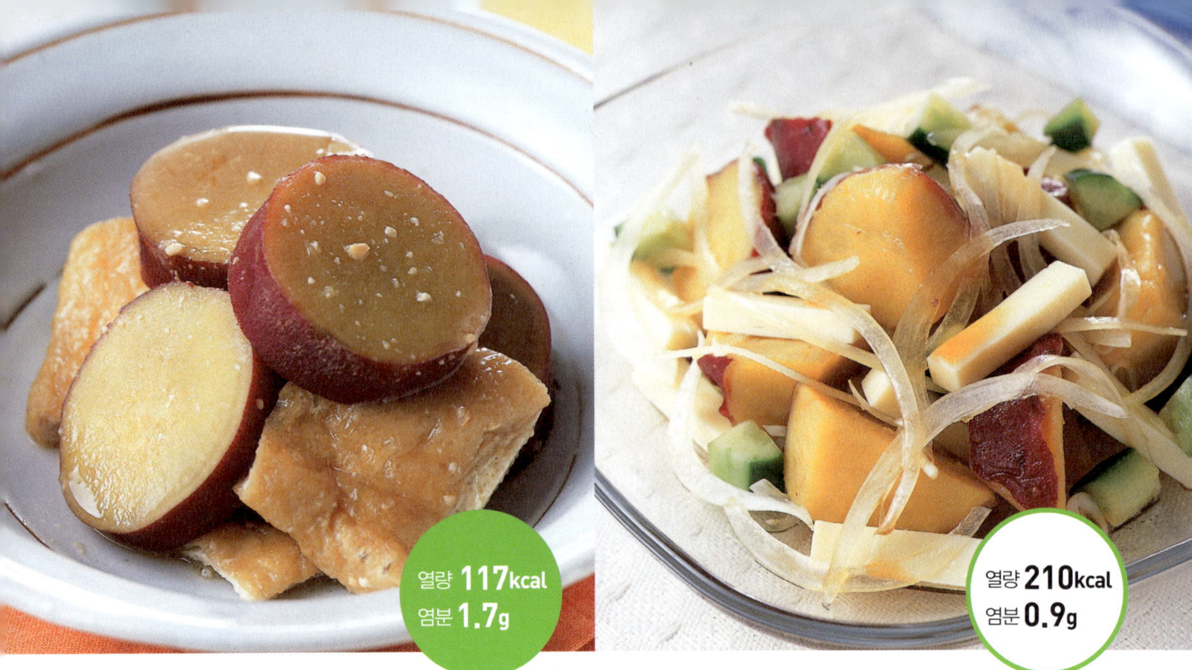

된장의 깊고 구수한 맛이 밴

고구마 유부 된장조림

재료(2인분)

고구마 200g, 유부 1장, **A**(맛국물 1컵, 조미술 1큰술), 미소된장 $1\frac{1}{2}$큰술

이렇게 만드세요

❶ 고구마는 1cm 두께로 둥글게 썰어 7~8분간 물에 담갔다가 물기를 뺀다. 유부는 뜨거운 물을 끼얹어 기름기를 빼고 3~4cm 크기의 네모꼴로 썬다.

❷ 냄비에 **A**와 ❶의 고구마, 유부를 넣고 강한 불에서 가열한다. 끓으면 중간 불로 줄이고 7~8분간 익힌다.

❸ 미소된장을 풀어 넣고 몇 번 뒤적이면서 7~8분간 더 조린다.

치즈의 영양까지 더한

고구마 샐러드

재료(2인분)

고구마 200g, 프로세스치즈 20g, 오이 $\frac{1}{2}$ 개, 양파(얇게 썬 것) $\frac{1}{4}$개, **A**(식초 2큰술, 간장·식용유 $\frac{1}{2}$ 큰술씩, 후추 조금)

이렇게 만드세요

❶ 고구마는 돌려가며 한입 크기의 세모꼴로 썬다. 7~8분간 물에 담갔다가 물기를 빼고 끓는 물에 푹 삶아 체에 밭쳐 식힌다.

❷ 치즈는 가늘게 썬다. 오이는 껍질을 군데군데 벗기고 길게 4등분한 후 1cm 폭으로 썬다.

❸ **A**를 고루 섞어 ❶의 고구마와 ❷의 치즈, 오이를 버무린다.

잎새버섯

베타글루칸이 암을 막거나 진행을 억제한다

잎새버섯에는 칼륨, 아연, 비타민D, 식이섬유, 다당류 등 다양한 영양 성분이 풍부하게 들어 있다. 그중에서 최근 주목을 받는 것이 베타글루칸(β-glucan)이다. 베타글루칸은 다당류의 하나로, 항암·항종양 작용과 관련된 성분으로 알려져 있다.

베타글루칸은 팽이버섯이나 표고버섯, 만가닥버섯 같은 버섯류에도 들어 있다. 표고버섯의 렌티난(lentinan)은 이미 항암 치료의 보조제로 이용되고 있으며, 잎새버섯에서 추출한 베타글루칸[MD-fraction]도 항암 작용과 관련된 연구가 보고되어 있다. 특히 엠디프랙션(MD-fraction)은 세포성 면역을 담당하는 세포뿐만 아니라, 항체를 만드는 체액성 면역에도 관여하는 것으로 알려져 있다. 실제로 엠디프랙션을 활용해 면역 기능과 관련된 긍정적인 변화가 보고된 사례도 있다.

엠디프랙션 · 엠엑스프랙션의 상호 작용으로 간염의 만성화를 막는다

잎새버섯에는 엠디프랙션 외에도 엠엑스프랙션(MX-fraction)이라는 다당류가 들어 있다. 엠엑스프랙션은 엠디프랙션과 상호 작용하여 간염의 증상을 개선하는 것으로 알려져 있다.

먼저 엠디프랙션은 면역 세포의 활성화하고, 이 과정에서 비정상적인 세포를 제거하는 작용에 영향을 주고, 엠엑스프랙션은 이러한 면역 반응의 균형 유지에 관여하는 것으로 알려져 있다. 이러한 작용을 통해 잎새버섯의 성분은 간염의 진행을 완화하는 것으로 보고되고 있다.

면역 활성 물질이 녹아 있는 국물까지 먹는다

잎새버섯은 국물 요리나 볶음, 튀김 등 다양한 음식에 쓰인다. 이런 음식을 먹을 때는 건더기만 먹지 말고 국물까지 함께 먹는 것이 좋다. 잎새버섯의 면역 활성 물질은 국물로도 일부 녹아 나오기 때문에, 볶을 때 생기는 국물이나 말린 잎새버섯을 불린 물도 활용하면 좋다. 또 잎새버섯을 넣고 맑게 끓인 국이나 데친 국물로도 면역 활성 성분을 섭취할 수 있다.

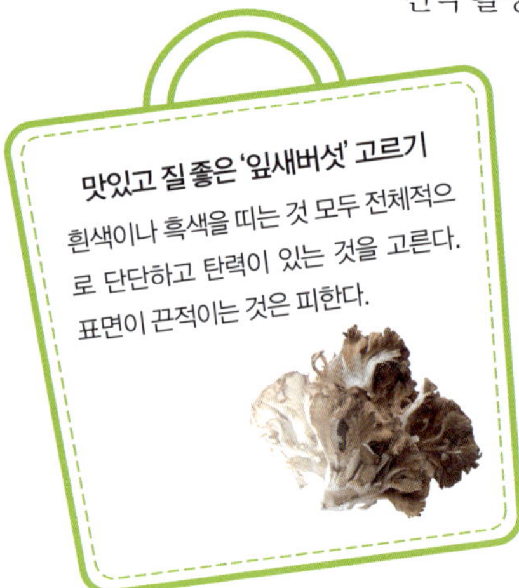

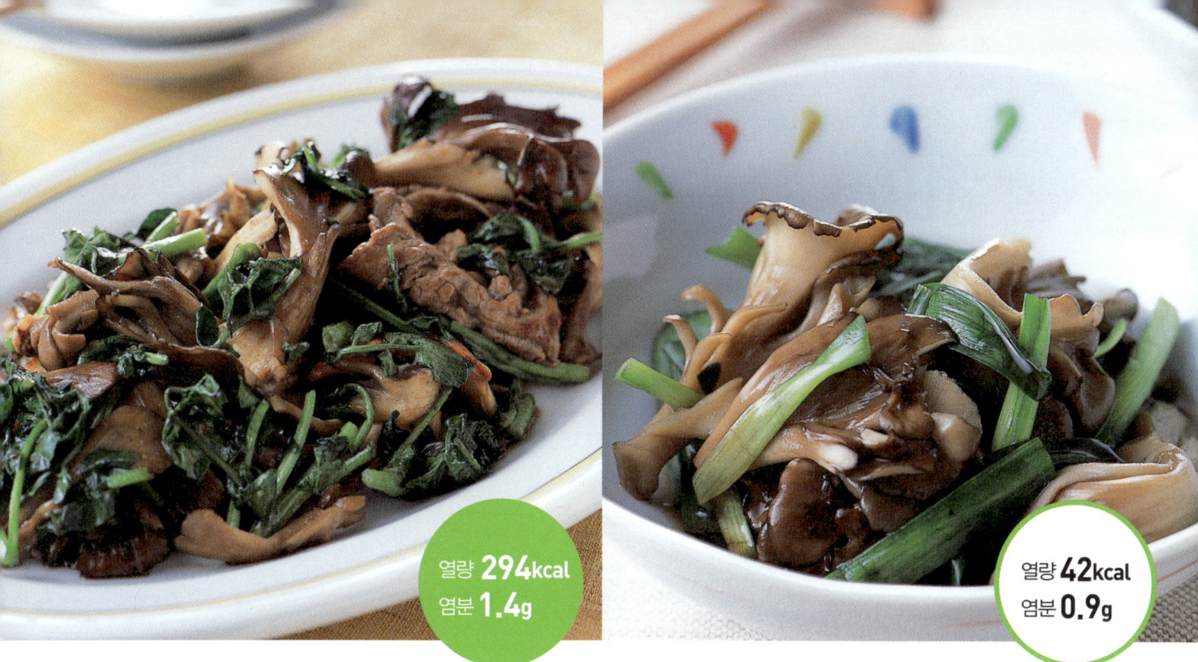

잎새버섯 쇠고기 간장볶음

재료(2인분)

잎새버섯 200g, 쇠고기 뒷다리살(비계를 제거하고 얇게 썬 것) 100g, 크레송 100g, 식용유 1큰술, A(청주 2큰술, 간장 1큰술), 후추 조금

이렇게 만드세요

❶ 잎새버섯은 밑동을 잘라내고 먹기 좋은 크기로 가닥을 나눈다. 쇠고기는 한입 크기로 썬다.

❷ 크레송은 3~4cm 길이로 썬다.

❸ 달군 팬에 식용유를 두르고 쇠고기를 넣어 볶는다. 쇠고기의 색이 변하면 잎새버섯을 넣고 함께 볶는다.

❹ ❸에 A를 넣고 강한 불에서 물기가 없어질 때까지 볶는다. 여기에 ❷의 크레송을 넣고 가볍게 볶은 후 후추를 뿌리고 불을 끈다.

잎새버섯 부추 조림

재료(2인분)

잎새버섯 200g, 부추 1단, A(맛국물 1컵, 청주 1큰술, 간장 1작은술, 소금 $\frac{1}{6}$ 작은술, 조미술 2작은술)

이렇게 만드세요

❶ 잎새버섯은 밑동을 잘라내고 먹기 좋은 크기로 가닥을 나눈다.

❷ 부추는 3~4cm 길이로 썬나.

❸ 냄비에 A를 넣고 잘 섞어 가열한다. 끓으면 ❶의 잎새버섯과 ❷의 부추를 넣는다.

❹ 몇 번 뒤적이면서 잎새버섯이 나른해질 때까지 3~4분간 조린다.

표고버섯

혈압·혈당을 잡고, 간 기능 회복을 돕는다

간 기능은 혈압과 혈당 조절과도 밀접한 관련이 있다. 먼저 간과 혈압의 관계를 살펴보자. 알도스테론(aldosterone)이라는 호르몬은 혈압을 높이는 작용을 하며, 체내에서 대사되어 제거된다. 그런데 간 기능이 저하되면 체액 균형이 흐트러지면서 부종이 생기고, 그 결과 혈압이 상승할 수 있다. 이러한 상태를 개선하려면 간 기능을 회복시키는 것이 중요하다.

다음은 간과 혈당의 관계다. 내당능 장애나 고혈당은 만성 간 질환이나 간경변증에서 흔히 관찰된다. 이는 간과 말초 조직에서의 인슐린 저항성 증가와 간의 포도당 처리 기능 저하 등 여러 요인이 복합적으로 작용해 나타나는 것으로 알려져 있다.

질병의 근본 원인에 작용하는 식품

콜레스테롤은 간에서 담즙으로 합성되어 십이지장으로 배출된 뒤, 장에서 다시 흡수되어 간으로 되돌아간다. 이처럼 장과 간 사이를 순환하는 과정을 '장간 순환'이라고 한다. 이 순환이 과도해지면 혈중 콜레스테롤이 증가할 수 있다.

표고버섯에 풍부한 식이섬유는 장간 순환을 억제하여 콜레스테롤의 재흡수를 줄이고, 혈관에 쌓이는 것을 억제하는 데 도움을 준다. 또 베타글루칸 등의 다당류 성분은 간에 유익하게 작용하며, 미네랄과 에리타데닌(erithadenine)*은 혈중 콜레스테롤을 낮추는 데 관여하는 것으로 알려져 있다. 이러한 작용을 통해 표고버섯은 혈압과 혈당의 상승을 완만하게 하고, 간 기능 회복을 돕는 식품으로 활용될 수 있다.

또한 식이섬유가 풍부하고 열량은 100g당 18kcal로 낮아 변비나 당뇨병 식사에 활용하기 좋다. 표고버섯은 생것보다 햇볕에 말려 자연 건조한 것이 비타민D 함량이 증가해 영양적으로 더 유리하다.

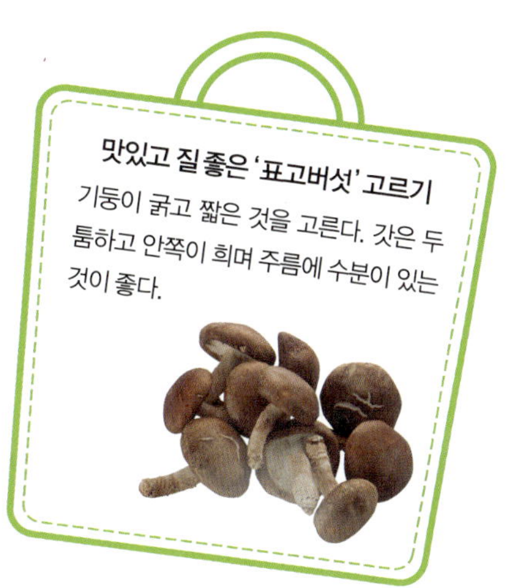

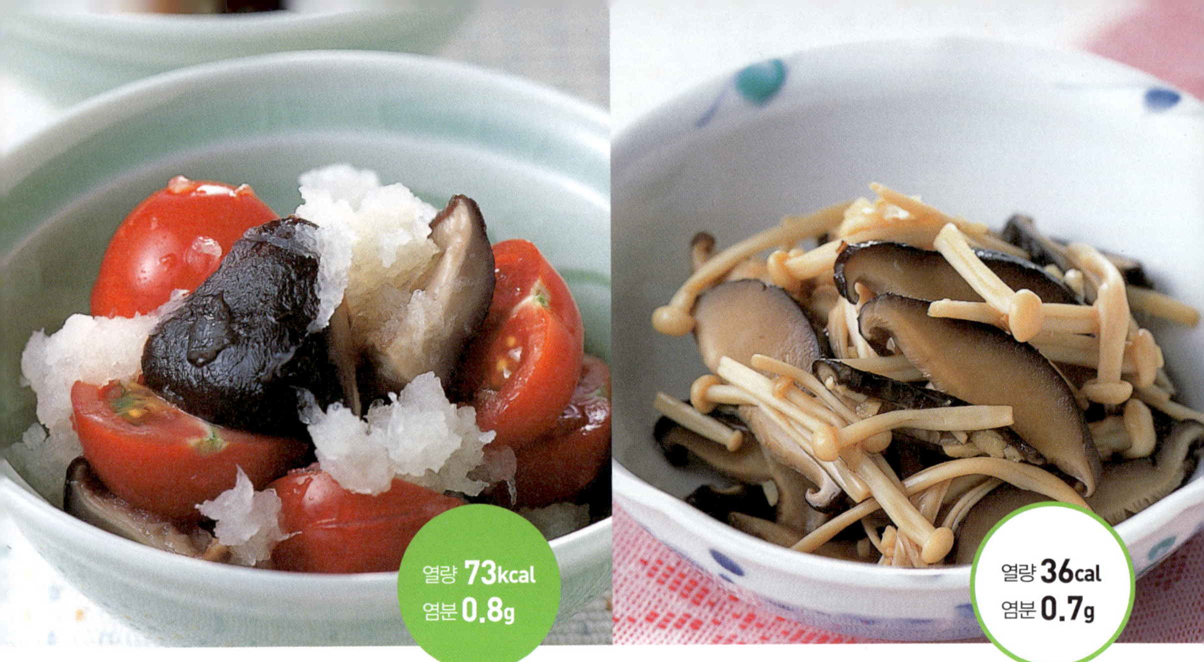

샐러드처럼 즐기는

표고버섯 토마토 무즙무침

재료(2인분)

마른표고버섯 4장, 설탕 조금, 방울토마토 10개, A(맛국물 $\frac{1}{3}$ 컵, 간장·조미술 $\frac{1}{2}$ 작은술씩), 무(강판에 간 것) 150g, B(식초 2큰술, 설탕 $\frac{1}{2}$ 큰술, 소금 $\frac{1}{4}$ 작은술, 조미술 1작은술)

재료(2인분)

❶ 마른표고버섯은 설탕을 넣은 미지근한 물에 담가 충분히 불린 후 기둥을 떼고 4등분한다. 방울토마토는 꼭지를 떼고 길이로 반 가른다. B는 고루 섞어둔다.

❷ 냄비에 A를 넣고 끓인다. 여기에 ❶의 표고버섯을 넣고 국물이 없어질 때까지 바짝 조린 후 식힌다.

❸ 무 간 것을 체에 받쳐 물기를 빼고 B를 조금씩 넣어 섞은 후 ❷의 표고버섯과 방울토마토를 버무린다.

밑반찬으로 먹어도 좋은

표고버섯 팽이버섯 조림

재료(2인분)

마른표고버섯 6장, 설탕 조금, 팽이버섯 1봉지, A(맛국물 $\frac{1}{2}$ 컵, 청주 1큰술, 간장 $\frac{1}{2}$ 큰술, 설탕 $\frac{1}{4}$ 큰술)

재료(2인분)

❶ 마른표고버섯은 설탕을 넣은 미지근한 물에 담가 충분히 불린 후 기둥을 떼고 얇게 썬다.

❷ 팽이버섯은 밑동을 잘라내고 길이를 반으로 잘라 헤쳐 놓는다.

❸ 냄비에 A를 넣고 끓인다. 여기에 ❶과 ❷를 넣고 중간 불로 줄인 후 몇 번 뒤적이면서 국물이 없어질 때까지 바짝 조려서 맛이 배게 한다.

마늘

간염 증상 완화부터 간 기능 회복까지 돕는다

'간 질환의 특효약'은 아직 없다. 그러나 간에 유익한 작용을 하고, 실험적으로도 그 가능성이 확인된 식품은 있다. 그중 하나가 마늘이다. 마늘이 간에 어떤 영향을 미치는지 알아보기 위해 다음과 같은 실험이 진행되었다.

마늘을 포함해 감초, 인삼 등 간에 좋다고 알려진 8가지 한방 생약을 각각 다른 쥐에 투여한 뒤 24시간과 72시간 후 간의 상태를 확인했다. 그 결과, 마늘을 투여한 쥐의 간에서는 미토콘드리아와 소포체 등 세포소기관에서 변화가 관찰되었다.

미토콘드리아는 세포 내에서 에너지를 생성하는 역할을 하고, 소포체는 단백질과 지질의 합성, 해독 작용 등 다양한 대사 기능에 관여한다. 이러한 결과는 마늘이 간세포의 기능 유지와 대사 활동에 긍정적인 영향을 줄 가능성을 시사한다. 또한 약제로 간염이나 간경변증을 유도한 쥐를 대상으로 한 실험에서도, 마늘이 간세포를 활성화하여 간 기능을 향상시킨다는 사실이 확인되었다.

숙취 완화와 간 기능 개선을 돕는 식품

마늘이 사람의 간에도 유익한 작용을 하는지 알아보기 위한 연구도 보고되어 있다. 급성간염 환자 18명, 만성간염 환자 20명, 간경변증 환자 6명을 대상으로 마늘

유래 성분을 일정 기간 투여한 결과, 간경변증 환자를 제외한 일부 환자에서 증상이 완화되거나 간 기능 지표가 개선되는 경향이 나타났다.

마늘이 이러한 작용을 보이는 이유로는 유황을 함유한 아미노산 성분[S-알릴-L-시스테인(S-allyl-L-cysteine) 등]이 간의 해독 작용과 항산화 작용에 관여하기 때문으로 알려져 있다. 이 성분은 간세포의 손상을 줄이고 기능을 유지하는 데 도움을 줄 수 있다.

마늘은 숙취 완화부터 간 건강 관리에 이르기까지 일상에서 활용할 수 있는 식품이다. 하루에 한두 톨 정도를 꾸준히 섭취해 평소에 간 건강을 지키도록 하자.

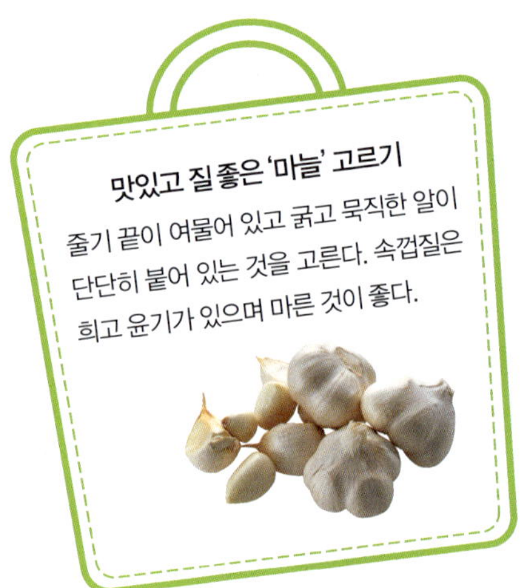

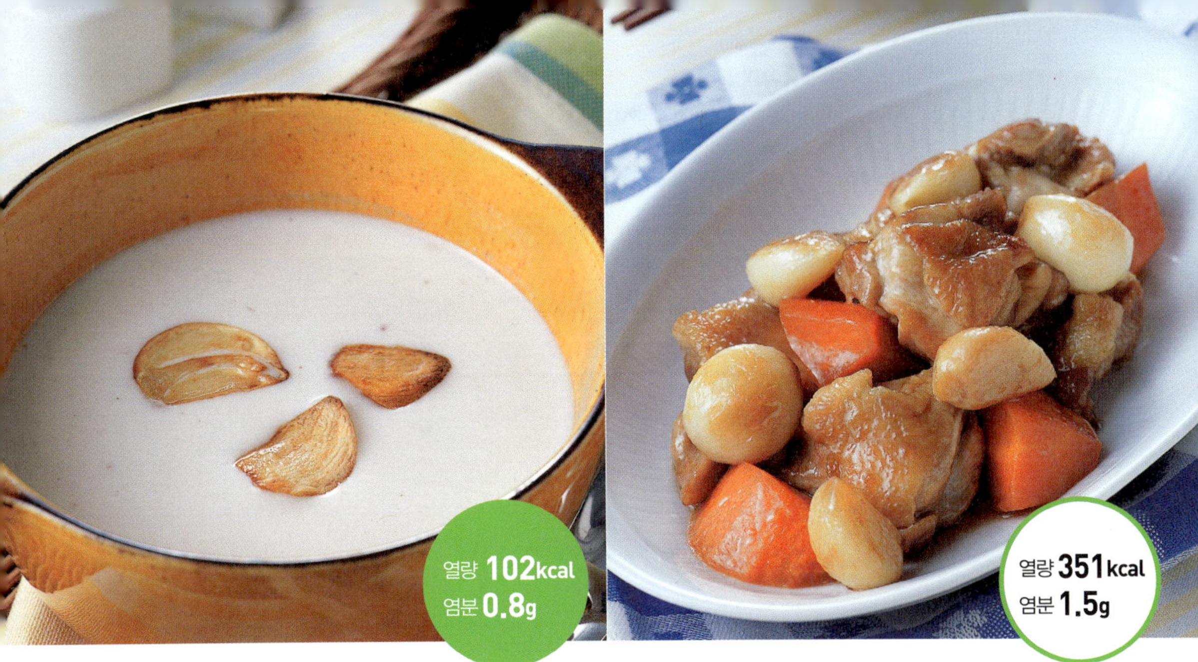

차게 먹어도 맛있는

마늘 요구르트 수프

재료(2인분)

마늘 2톨, 올리브기름 $\frac{1}{2}$큰술, A(따뜻한 물 1컵, 고형 닭 육수 $\frac{1}{2}$개, 월계수잎 1장, 타임 조금), 플레인요구르트(무당) 100g, B(소금 · 후추 · 육두구 조금씩), C[마늘(얇게 썬 것) 1톨, 올리브기름 1작은술]

이렇게 만드세요

❶ 냄비에 마늘과 올리브기름을 넣고 약한 불에서 볶다가 마늘이 노릇해지면 A를 넣는다. 마늘이 푹 익고 수프가 반으로 줄 때까지 끓인 후 월계 수잎을 꺼내고 믹서에 간다.

❷ ❶을 냄비에 다시 붓고 요구르트를 넣어 고루 섞이도록 저어준다. 끓지 않을 정도로 데운 후 B를 뿌리고 그릇에 담는다.

❸ C의 얇게 썬 마늘을 올리브기름으로 바싹 볶아서 수프 위에 띄운다.

마늘의 파삭거리는 식감을 즐기는

마늘 닭고기 단맛조림

재료(2인분)

마늘 8톨, 닭고기 다리살 1장(200g), 당근 큰 것 1개, 참기름 $\frac{1}{2}$ 큰술, A(청주 2큰술, 맛국물 $\frac{1}{2}$ 컵, 간장 1큰술, 조미술 $\frac{1}{2}$ 큰술)

이렇게 만드세요

❶ 닭고기는 한입 크기로 큼직하게 썬다. 당근은 돌려가며 한입 크기의 세모꼴로 썬다.

❷ 달군 팬에 참기름을 두르고 닭고기를 넣어 비싹 굽는다. 여기에 마늘을 넣고 노릇해질 때까지 볶는다.

❸ 당근을 넣고 가볍게 볶다가 A를 넣는다. 끓으면 중간 불로 줄이고 몇 번 뒤적이면서 국물이 잦아들고 마늘이 익을 때까지 조린다.

깨

세사민이 간을 지키고 해독 작용을 돕는다

예부터 장수 식품으로 알려진 깨는 간에도 유익한 작용을 한다. 교토가쿠엔대학 바이오환경학부의 시미즈 사카유 교수의 연구에 따르면, 깨에 약 1% 정도 함유된 세사민이라는 성분이 간 기능을 향상시키는 것으로 보고되었다.

시미즈 교수는 쥐를 이용해 다음과 같은 실험을 진행했다. 쥐를 세 그룹으로 나누어 한 그룹에는 알코올만 투여하고, 다른 한 그룹에는 알코올과 깨를 함께 투여했으며, 나머지 한 그룹에는 아무것도 투여하지 않았다.

이 세 그룹의 혈중 GOT·GPT 수치와 빌리루빈 양을 비교한 결과, 알코올만 투여한 그룹에서는 수치가 상승해 간에 부담이 가해진 것으로 나타났다. 반면 알코올과 깨를 함께 투여한 그룹은 아무것도 투여하지 않은 그룹과 비슷한 수준이거나 더 낮게 나타났다.

알코올 외에 간에 부담을 줄 수 있는 다른 물질을 이용해 동일한 실험을 진행한 결과에서도 유사한 경향이 관찰되었다. 이러한 결과는 깨가 간에 유익한 작용을 한다는 것을 시사한다.

간의 해독 작용을 돕는 식품

위 실험에서 깨를 투여한 쥐의 혈중 알코올 농도와 알코올이 분해되어 생성되는 아세트알데히드의 양을 측정한 결과, 깨를 투여한 쥐에서 이들 물질의 처리 속도가 더 빠른 경향이 나타났다. 이는 세사민 성분이 간의 해독 작용에 관여할 가능성을 보여준다.

사람을 대상으로 한 연구에서도 술을 마시기 전에 세사민을 섭취했을 때 숙취 증상이 완화되거나 회복이 빨라지는 경향이 보고된 바 있다.

깨는 계절에 관계없이 쉽게 구할 수 있는 친숙한 식품이므로 다양한 음식에 활용해 꾸준히 섭취하는 것이 좋다. 깨를 듬뿍 넣어 나물을 무치거나 갈아서 샐러드에 뿌려 먹어도 좋고, 고기나 생선에 묻혀 구워 먹으면 풍미를 더할 수 있다. 깨를 활용한 과자나 음료도 적절히 이용하면 세사민을 간편하게 섭취할 수 있다.

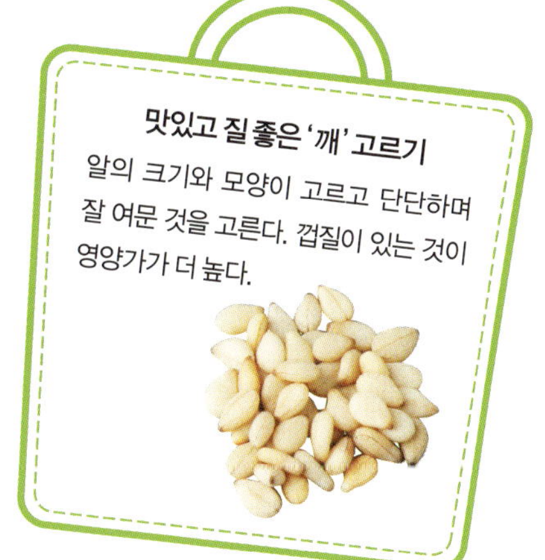

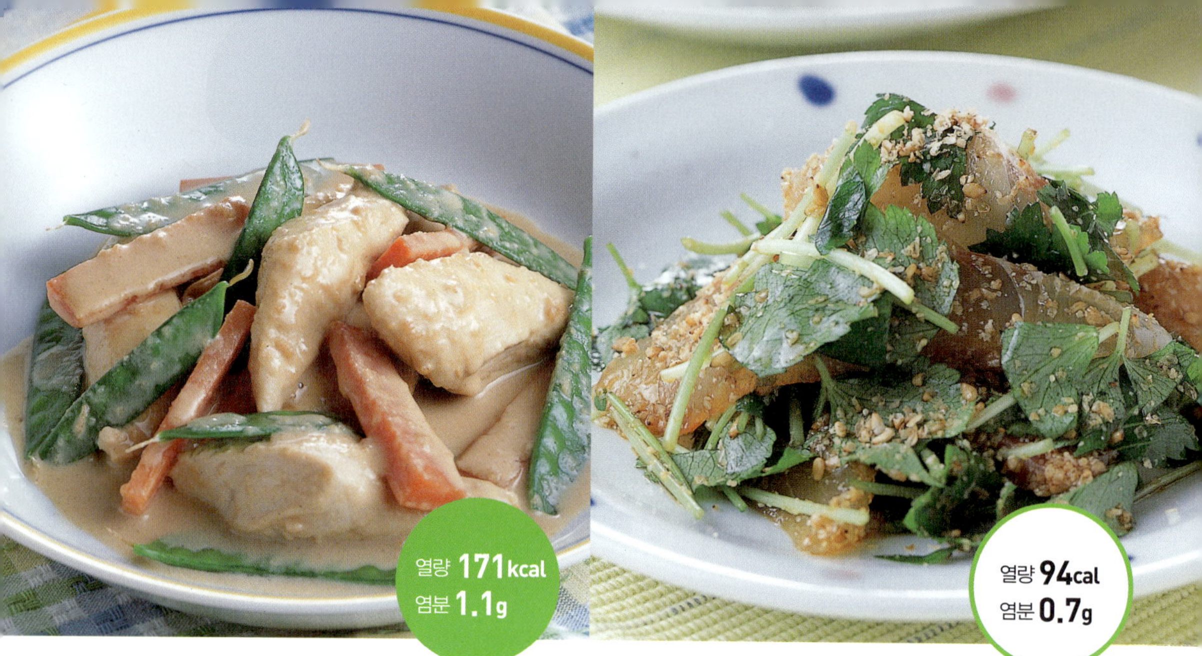

담백한 닭가슴살과
고소한 깻국물이 잘 어울리는

닭고기 깨탕

재료(2인분)

닭고기 가슴살(힘줄 제거) 3개(150g), 당근 작은 것 $\frac{1}{2}$ 개, 꼬투
리완두콩 30g, A(맛국물 1컵, 청주 1큰술, 소금 $\frac{1}{4}$ 작은술, 간장
1작은술, 조미술 2작은술), 깨(간 것) 2큰술

이렇게 만드세요

❶ 닭고기는 한입 크기로 큼직하게 저며 썬다. 당근
은 긴 네모꼴로 납작하게 썬다.

❷ 꼬투리완두콩은 끓는 물에 데쳐서 색이 선명해
지면 건진다.

❸ 냄비에 A를 넣고 가열하다 당근을 넣어 2~3분
간 익힌다. 여기에 닭고기를 넣고 5~6분간 익힌
후 깨를 풀어 넣는다. 깨가 고루 섞이면 ❷의 꼬
투리완두콩을 넣고 한소끔 끓인다.

간단한 조리법으로 맛있게 즐기는

도미회 파드득나물 깨무침

재료(2인분)

도미 (횟감) 100g, A(간장 1큰술, 청주 $\frac{1}{2}$ 큰술), 파드득나물 50g,
깨(간 것) 2큰술

이렇게 만드세요

❶ 도미 살은 A에 버무려 10분 정도 두었다가 물기
를 뺀다.

❷ 파드득나물은 2~3cm 길이로 썬다.

❸ ❶의 도미 살과 ❷의 파드득나물에 깨를 뿌리고
고루 버무린다.

재첩

타우린이 담즙 흐름을 살리고 간 부담을 덜어준다

재첩은 예부터 간 건강에 도움을 주는 식품으로 알려져 있다. 재첩에는 단백질과 비타민, 미네랄 등 간에 필요한 영양 성분과 함께 타우린이 풍부하게 들어 있다. 타우린은 유황을 함유한 아미노산 유사 물질로, 담즙의 흐름을 원활하게 하는 데 관여한다. 담즙의 주성분인 담즙산은 콜레스테롤에 타우린이나 글리신 등의 아미노산이 결합된 형태로 존재한다.

간에서 생성된 담즙은 담도를 거쳐 십이지장으로 분비된다. 담즙산은 지방의 소화와 흡수를 돕고, 일부는 장에서 다시 흡수되어 간으로 되돌아간다. 이처럼 담즙산이 장과 간 사이를 오가는 과정을 '장간 순환'이라고 한다.

타우린이 담즙 배출을 도와 간 부담을 줄인다

담즙의 흐름이 원활하지 않으면 빌리루빈이 체내에 축적되어 황달이 나타날 수 있다. 빌리루빈은 수명이 다한 적혈구가 분해되면서 생성되는 물질로, 간에서 처리된 뒤 담즙을 통해 배출된다. 그러나 급성간염이나 간경변증 등으로 간의 배설 기능이 저하되면 빌리루빈이 제대로 처리되지 못하고 혈액에 축적되어 피부와 눈이 노랗게 변하는 황달이 나타난다. 이럴 때 재첩을 먹으면 재첩에 함유된 타우린이 담즙의 흐름을 도와 증세가 호전되는 데 도움을 줄 수 있다.

활성산소로부터 간을 보호한다

타우린은 간세포의 막을 안정화하는 데 관여하며, 과음으로 인해 증가하는 활성산소로부터 간을 보호하는 데에도 효과적이다. 타우린의 섭취 효율을 높이려면 재첩을 국으로 조리해 섭취하는 것이 좋다. 타우린은 물에 잘 녹는 성질이 있어 조리 과정에서 일부가 국물로 우러나오기 때문이다. 따라서 재첩 된장국처럼 국물까지 함께 섭취하면 효율적으로 섭취할 수 있다.

또한 된장에는 대두 단백질과 콜린, 비타민B군 등이 함유되어 있으므로 타우린과의 상승작용으로 더 큰 효능을 얻을 수 있다.

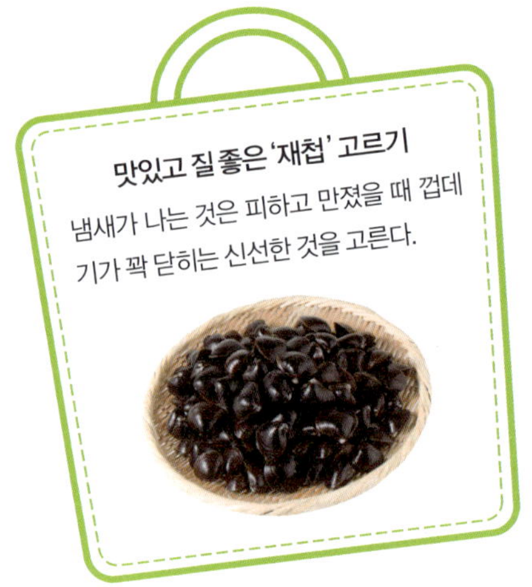

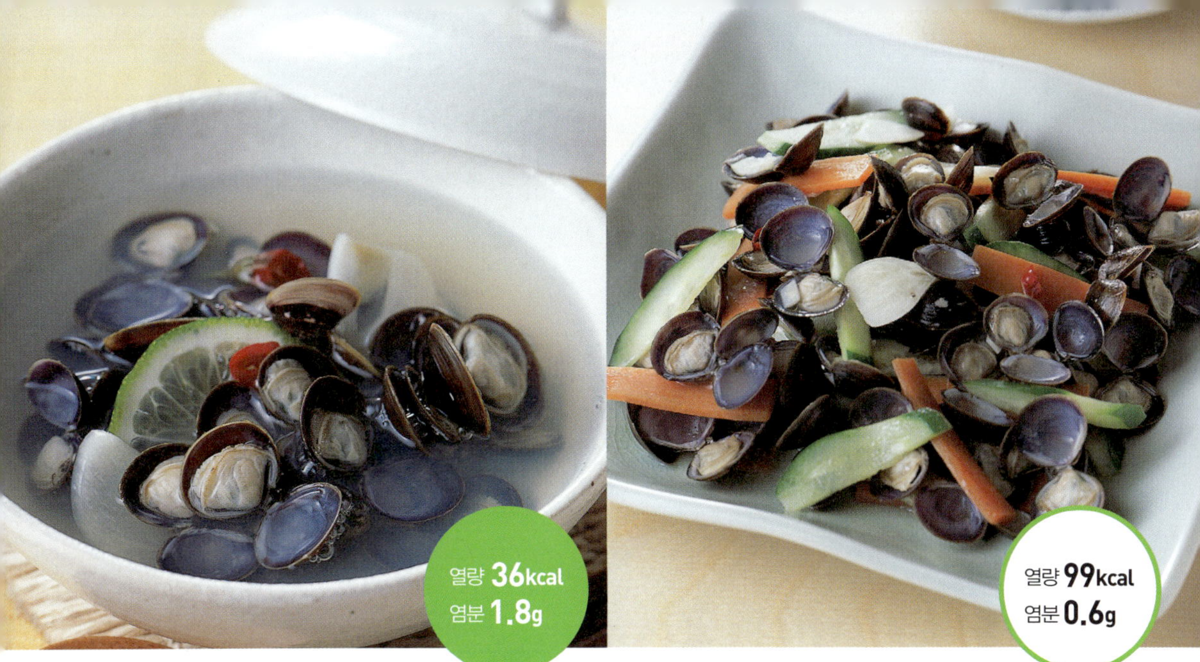

이국적인 풍미가 느껴지는
타이풍 재첩국

재료(2인분)

재첩 200g, A[마른고추(송송 썬 것) 1개 분량, 마늘(얇게 썬 것) 1톨 분량, 청주 2큰술, 물 1 $\frac{1}{3}$ 컵], 라임(또는 레몬) 둥글게 썬 것 6장, B(남플라* 1큰술, 설탕 1작은술, 후추 조금)

이렇게 만드세요

❶ 재첩은 해감을 빼고 물에 씻어 물기를 뺀다.

❷ 냄비에 A를 넣고 섞은 후 ❶의 재첩을 넣어 약한 불에서 가열한다.

❸ 위에 떠오르는 거품을 걷어낸다. 재첩의 껍데기가 열리면 라임을 넣고 B로 간을 한다.

굴기름의 풍미와
매콤한 뒷맛이 식욕을 돋우는
중화풍 재첩볶음

재료(2인분)

재첩 300g, 당근 작은 것 $\frac{1}{2}$ 개, 오이 $\frac{1}{2}$ 개, A[마늘(얇게 썬 것) 1톨 분량, 마른고추(송송 썬 것) 1개 분량], 참기름 1큰술, B(청주 1큰술, 물 $\frac{1}{3}$ 컵, 굴기름 $\frac{1}{2}$ 큰술, 후추 조금)

이렇게 만드세요

❶ 재첩은 해감을 빼고 물에 씻어 물기를 뺀다.

❷ 당근은 긴 네모꼴로 납작하게 썬다. 오이는 껍질을 군데군데 벗기고 길게 반 갈라 얇게 어슷썰기 한다.

❸ 팬에 참기름과 A를 넣고 가열하다 당근을 넣어 볶는다. 기름이 고루 돌면 ❶의 재첩을 넣고 함께 볶는다.

❹ 재첩의 껍데기가 벌어지기 시작하면 B로 간을 하고 마지막에 오이를 넣어 가볍게 볶는다.

* 생선을 발효시켜 만든 액체 조미료로, 동남아 요리에 널리 사용되는 어장(fish sauce).

굴

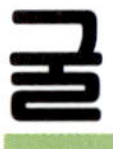

타우린과 미네랄이 간을 살린다

'바다의 우유'라고 불리는 굴에는 간 건강 유지에 도움을 주는 다양한 영양 성분이 풍부하다. 그중에서도 타우린은 간세포를 보호하고 알코올로 인한 간 부담을 줄이는 데 도움을 줄 수 있다. 이러한 작용은 숙취 완화에도 긍정적인 영향을 미친다.

굴에는 에너지 대사에 관여하는 글리코겐도 풍부하다. 한편, 포도당 대사를 통해 생성되는 글루크론산은 체내 유해물질을 수용성 형태로 전환해 배출하는 과정에 관여하여 간의 해독 작용을 돕는다.

또한 굴에 풍부한 글루타민, 글리신, 메티오닌, 시스테인 등의 아미노산은 간세포의 회복과 해독 과정에 관여하며, 체내 물질의 대사와 배출을 돕는다.

풍부한 미네랄이 효소의 작동을 돕는다

간은 다양한 물질을 합성·분해·해독하는 '화학공장' 역할을 하며, 이 과정에는 효소가 핵심적으로 작용한다. 효소는 아미노산으로 이루어지며, 일부 효소는 생성과 작용 과정에서 미네랄을 필요로 한다. 굴에는 아연을 비롯한 다양한 미네랄과 아미노산이 균형 있게 들어 있어 효소의 생성과 기능 유지에 도움을 준다.

맛있게 먹고 다양한 유효 성분으로 간 건강을 지킨다

간 건강에 좋은 대표적인 식품인 굴은 신선한 생굴을 감귤류의 과즙이나 식초를 섞은 간장에 찍어 먹는 것이 가장 좋다. 가열하지 않아야 비타민이 손실되지 않고 미네랄과 타우린도 효율적으로 흡수할 수 있다. 또 식초나 레몬, 유자 등으로 강한 신맛을 첨가하면 굴과 맛도 잘 어울리고 영양 면에서도 상승효과를 기대할 수 있다.

굴은 늦가을에서 겨울에 걸쳐 꼭 맛보아야 하는 진미의 하나다. 술자리가 잦은 시기인 만큼 안주로 굴을 먹어서 타우린을 비롯한 다양한 유효 성분으로 간을 건강하게 지키도록 한다.

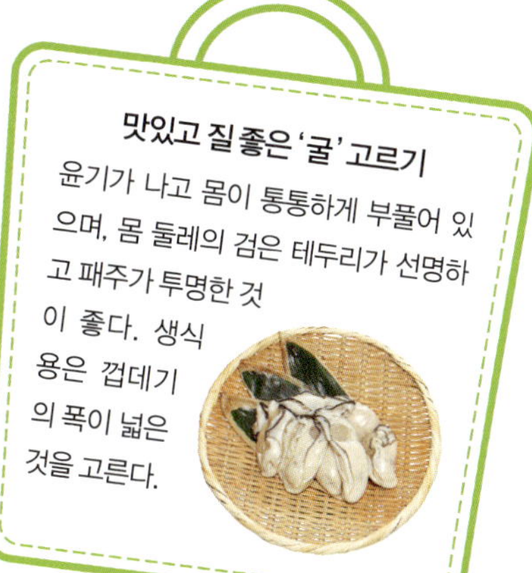

맛있고 질 좋은 '굴' 고르기

윤기가 나고 몸이 통통하게 부풀어 있으며, 몸 둘레의 검은 테두리가 선명하고 패주가 투명한 것이 좋다. 생식용은 껍데기의 폭이 넓은 것을 고른다.

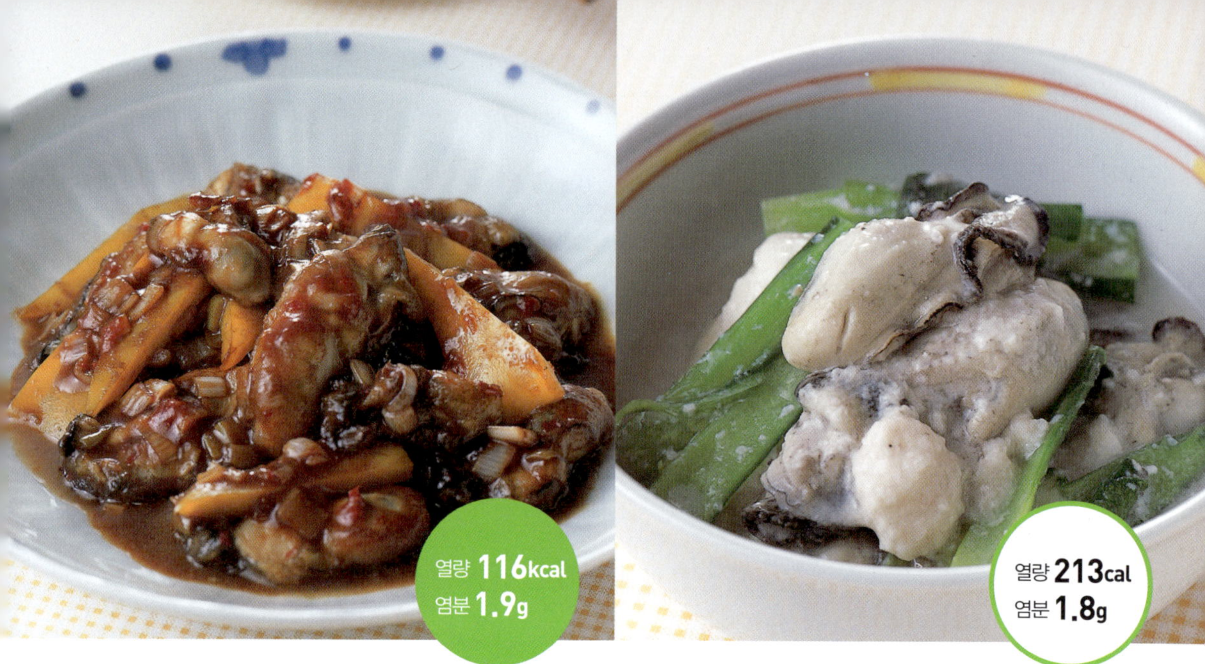

굴의 깊고 풍부한 맛을 색다르게 즐기는

굴 된장볶음

재료(2인분)

굴(껍데기 제거) 200g, 소금 조금, 대파 $\frac{1}{2}$ 대, 노랑 피망 $\frac{1}{2}$ 개, 참기름 $\frac{1}{2}$ 큰술, 녹말가루 3큰술, A(첨면장* 1큰술, 다진 마늘 조금, 두반장 $\frac{1}{4}$ 작은술, 청주 1큰술)

이렇게 만드세요

❶ 굴은 소금물에 흔들어 씻고 물기를 뺀다.

❷ 대파는 굵게 썰고 피망은 돌려가며 세모꼴로 썬다.

❸ A를 잘 섞는다. 굴에 녹말가루를 고루 묻힌다. 팬에 참기름을 두르고 가열하여 굴을 넣고 볶는다. 굴이 노릇해지면 ❷의 대파와 피망을 넣고 가볍게 볶은 후 A로 간을 한다.

술지게미 특유의 향이 굴의 맛을 살리는

굴 술지게미조림

재료(2인분)

굴(껍데기 제거) 200g, A(술지게미 100g, 따뜻한 물 $\frac{1}{4}$ 컵), 소송채 100g, B(청주 $\frac{1}{4}$ 컵, 물 $\frac{1}{4}$ 컵), 소금 조금, 조미술 1작은술

이렇게 만드세요

❶ 굴은 소금물에 흔들어 씻고 물기를 뺀다.

❷ A의 술지게미는 손으로 작게 뜯어 따뜻한 물에 담가 불린다.

❸ 소송채는 4~5cm 길이로 썬다.

❹ 냄비에 B를 넣고 끓인다. 여기에 ❶의 굴을 넣어 통통하게 부풀면 ❷의 술지게미를 넣고 살살 저어가며 끓인다.

❺ 소금과 조미술로 간을 하고 ❸의 소송채를 넣어 한소끔 끓인다.

---

* 달콤한 맛이 나는 중국식 발효 장(춘장의 원형).

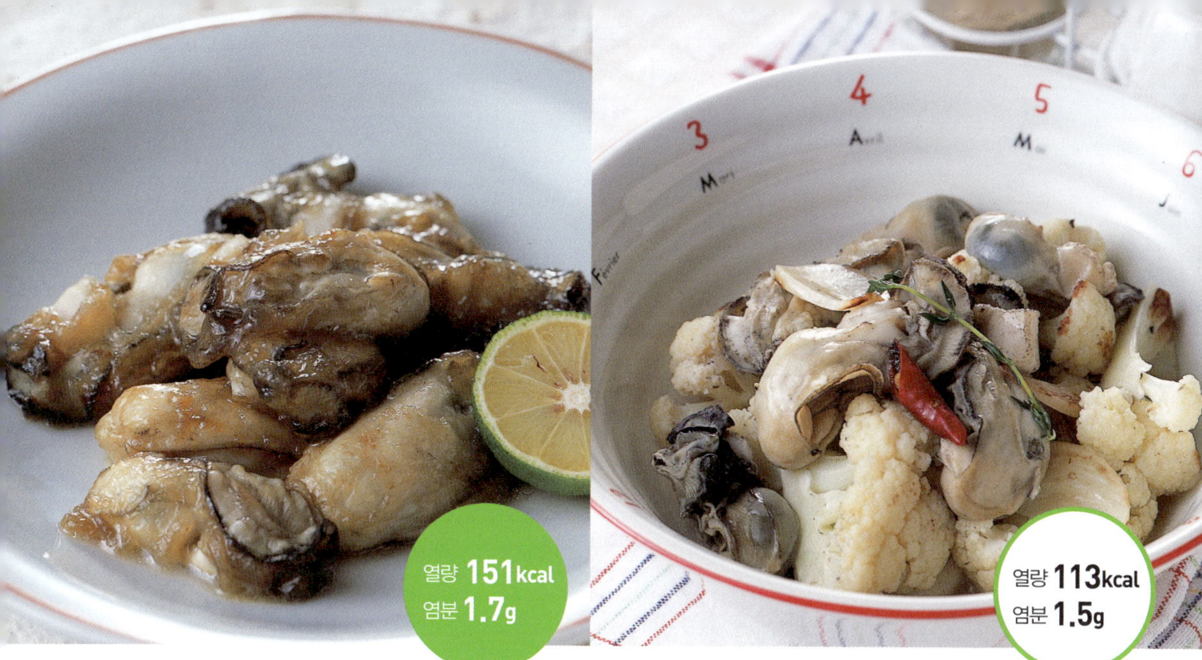

고소한 간장 양념으로 간편하게 만드는

굴구이

굴(껍데기 제거) 200g, 소금 조금, A(간장 1큰술, 청주 $\frac{1}{2}$ 큰술), 녹말가루 적당량, 참기름 1큰술, 카보스*1개

이렇게 만드세요

1. 굴은 소금물에 흔들어 씻고 물기를 뺀다.
2. 굴을 A에 버무려 15분간 둔다. 물기를 닦아내고 녹말가루를 얇게 묻힌다.
3. 팬에 참기름을 두르고 가열하여 ❷의 굴을 넣고 통통하게 부풀도록 바싹 굽는다. 그릇에 담고 카보스를 반으로 잘라 곁들인다.

매콤한 맛에 몸속부터 온기가 도는

굴 콜리플라워 조림

굴(껍데기 제거) 200g, 콜리플라워 150g, A[마늘(얇게 썬 것) 1톨 분량, 마른고추(반 자른다) 1개, 월계수잎 1장, 타임 1줄기], 올리브기름 $\frac{1}{2}$ 큰술, B(백포도주 1큰술, 물 $\frac{1}{2}$ 컵), 소금 · 후추 조금씩

이렇게 만드세요

1. 굴은 소금물에 흔들어 씻고 물기를 뺀다.
2. 콜리플라워는 송이를 작게 나눈다.
3. 팬에 A와 올리브기름을 넣고 가열하다 기름이 뜨거워지면 콜리플라워를 넣어 볶는다. 콜리플라워가 노릇해지면 B를 넣어 2~3분간 끓인다.
4. 콜리플라워가 부드럽게 익으면 ❶의 굴을 넣어 저어가며 익힌 후 소금과 후추로 간을 한다.

* 유자와 비슷한 감귤류로, 둥근 모양이며 과즙의 신맛이 강한 것이 특징이다.

귤

하루 2~3개로 간 건강을 지킨다

일본의 과수연구소는 2005년에 국립장수의료연구센터 등과 함께 조사를 실시한 후, 귤 섭취와 간 건강 지표 간의 관련성을 보고했다. 이 조사는 2003년 4월부터 5월까지 귤의 산지로 유명한 시즈오카현 미케카비초(현재 하마마쓰시)에 거주하는 30~70세 미만의 남녀 266명(간 질환이 없는 사람)을 대상으로 진행되었다.

조사 대상은 평소 음주량에 따라 두 그룹으로 나누었다. 그룹 A는 술을 거의 마시지 않는 155명, 그룹 B는 매일 맥주 큰 병으로 한 병 이상을 마시는 111명으로 구성되었다. 혈중 γ-GTP를 측정한 결과, 그룹 B가 그룹 A보다 약 두 배 높은 수치를 보였다. γ-GTP(정상 범위 0~40 IU/ℓ)는 간 손상이나 알코올 섭취와 관련된 간 기능 변화를 반영하는 지표로 알려져 있다.

그런데 그룹 B 내에서도 귤을 제철에 매일 2~3개 이상 섭취한 사람들(평균 33 IU/ℓ)은 그렇지 않은 사람들(평균 58.9 IU/ℓ)에 비해 γ-GTP 수치가 낮은 경향을 보였다. 이는 귤 섭취가 간 기능 지표와 관련이 있음을 보여준다.

베타크립토크산틴이 γ-GTP 상승을 낮춘다

귤의 과육에 풍부한 베타크립토크산틴은 카로티노이드 계열의 색소 성분으로, 항산화 작용을 하는 것으로 알려져 있다. 앞선 조사에서도 귤을 자주 섭취해 베타크립토크산틴의 혈중 농도가 높은 사람일수록 음주와 관련된 γ-GTP 상승이 낮은 경향을 보였다.

이러한 결과는 귤에 함유된 베타크립토크산틴이 γ-GTP 상승과 관련된 생리적 작용에 관여함을 보여준다.

맛있고 질 좋은 '귤' 고르기

껍질에 윤기가 있고 전체적으로 색이 고르며 꼭지가 탄력 있고 굵으면서 여문 것이 좋다. 잘 익은 귤은 표면이 끈적이며, 밑바닥이 움푹 들어간 것이 달다.

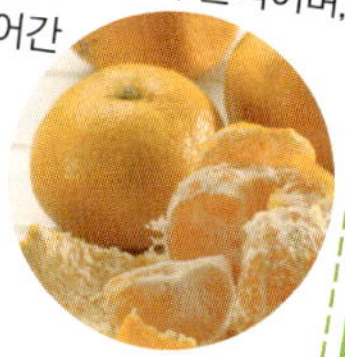

동물의 간

간 회복에 필요한 영양을 한 번에 채운다

소나 돼지, 닭의 간에는 우리 몸에 필요한 단백질이 고루 들어 있고 각종 비타민도 풍부하다. 이런 이유로 예부터 간 건강에 도움이 되는 식품으로 동물의 간이 꼽혀왔다. 동물의 간에 들어 있는 단백질은 필수아미노산 구성이 균형을 이루고 아미노산 스코어가 높은 것이 특징이다. 단백질이 풍부한 식품은 다양하지만, 동물의 간은 체내에서 활용도가 높은 양질의 단백질을 공급하는 식품이다.

인간의 간조직을 이루는 주요 성분은 단백질이다. 따라서 간 기능이 저하되었을 때에는 충분한 단백질 섭취가 간세포의 유지와 회복 과정에 중요한 역할을 한다. 이러한 점에서 동물의 간은 간 건강 관리에 유용한 식품이다.

지방간을 예방하는 콜린이 풍부하다

간에는 여러 종류의 비타민이 들어 있다. 간세포 유지에 관여하는 비타민A를 비롯해, 인체의 에너지 대사에 필요한 비타민B1, B2, B6, B12 등의 비타민B군, 그리고 지방간을 예방하는 콜린과 판토텐산도 풍부하다. 또한 철, 인, 칼륨, 아연 등 다양한 미네랄도 함유되어 있다.

다만 비타민C와 E의 함량은 상대적으로 적은 편이다. 이런 점에서 '부추 간볶음'

은 부족한 영양소를 보완하는 좋은 조리 예다. 녹황색 채소인 부추에는 비타민이 풍부하고, 비타민B1의 이용을 돕는 향기 성분 알린이 들어 있다. 부추와 간을 함께 볶을 때 식물성 기름을 사용하면 비타민E를 보충할 수 있고, 부추에 함유된 베타카로틴의 흡수율도 높아진다.

손질과 조리로 맛과 영양을 살린다

간을 손질할 때는 먼저 핏덩어리를 제거한 뒤 흐르는 물에 가볍게 씻는다. 이때 물에 오래 담가두지 않도록 주의한다. 조리 전에 우유나 생강, 청주, 간장, 적포도주, 미소된장 등에 잠시 재워두면 간 특유의 냄새를 줄일 수 있다.

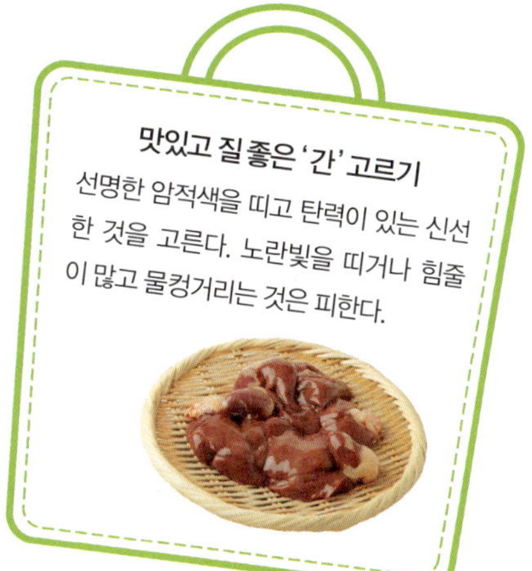

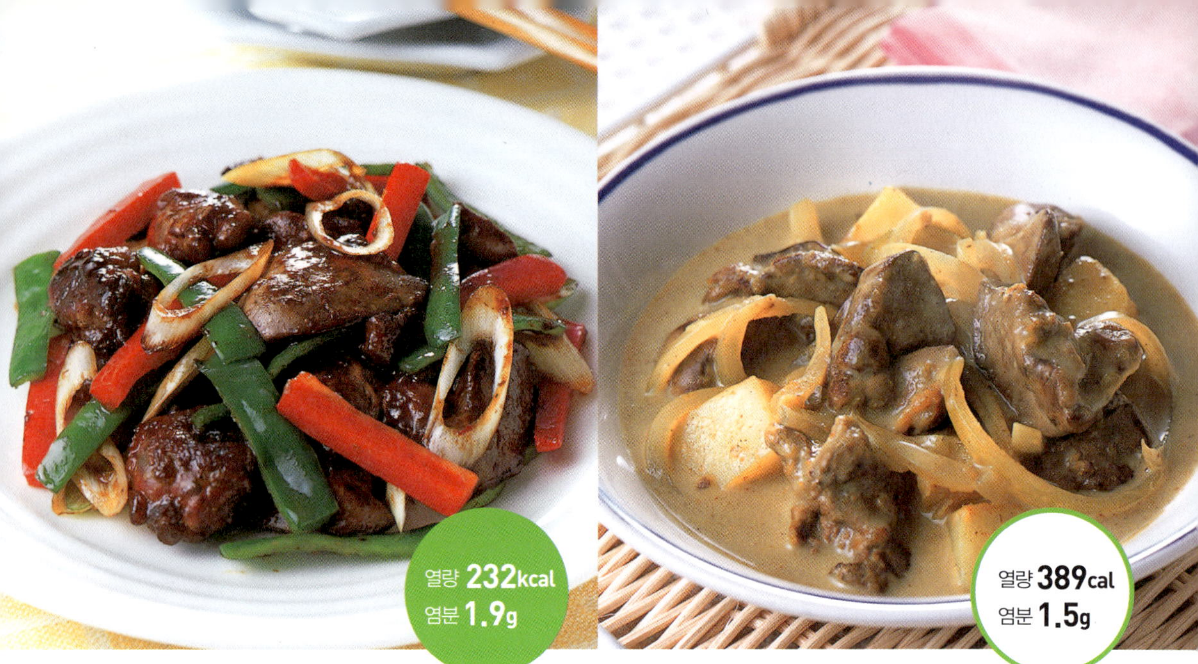

굴기름의 단맛으로 간의 풍미를 살린
간 피망 굴기름볶음

재료(2인분)

닭 간 200g, A(청주 · 굴기름 $\frac{1}{2}$큰술씩, 후추 · 다진 마늘 조금씩), 녹말가루 2큰술, B(청피망 4개, 홍피망 $\frac{1}{2}$개, 대파 $\frac{1}{2}$대), 참기름 1큰술, C(굴기름 1큰술, 두반장 $\frac{1}{2}$작은술)

이렇게 만드세요

① B의 재료에서 피망은 가늘게 썰고 대파는 얇게 어슷썰기 한다.

② 닭 간은 흐르는 물에 깨끗이 씻어 물기를 닦고 A로 버무려 밑간한다.

③ ②의 닭 간에 녹말가루를 묻힌다. 팬에 참기름을 두르고 가열하여 닭 간을 볶는다.

④ 닭 간이 익으면 ①의 피망과 대파를 넣고 함께 볶다가 C로 간을 한다.

카레 향으로 간 특유의 냄새를 없앤
간 카레조림

재료(2인분)

닭 간 200g, A(소금 · 후추 조금씩, 다진 마늘 조금, 카레 가루 1작은술), 밀가루 적당량, 양파 $\frac{1}{2}$개, 감자 1개, 식용유 1큰술, B(밀가루 2작은술, 카레 가루 1작은술), C(고형 닭 육수 $\frac{1}{2}$개, 월계수 잎 1장, 타임 조금, 물 1컵), 소금 · 후추 조금씩, 생크림 $\frac{1}{4}$컵

이렇게 만드세요

① 닭 간은 흐르는 물에 깨끗이 씻어 물기를 닦고 한 입 크기로 썬다. A에 버무린 후 밀가루를 묻힌다.

② 양파는 가늘게 썰고 감자는 2cm 크기로 깍둑썰기 한다. 각기 따로 물에 헹궈 물기를 뺀다.

③ 달군 팬에 식용유를 두르고 먼저 ①의 닭 간을 굽다가 ②의 양파와 감자를 넣어 함께 볶는다. 여기에 B를 뿌려 넣고 볶은 후 C를 넣어 잘 섞는다.

④ 끓으면 불을 약하게 줄이고 8분 정도 더 익힌다. 소금과 후추로 간을 하고 생크림을 넣어 한소끔 끓인다.

우유

간 건강은 단백질과 비타민에서 시작된다

우유는 키가 크고 몸이 튼튼해진다며 어릴 적부터 마셔온 친숙한 음료로, 여러 영양소를 고루 함유한 대표적인 영양식품이다. 우유뿐만 아니라 치즈와 요구르트, 탈지유 등의 유제품에도 달걀이나 동물의 간 못지않은 질 좋은 단백질과 비타민이 풍부해 간 기능 유지와 회복에 도움이 될 수 있다. 특히 우유의 단백질에는 간에 필요한 필수아미노산이 모두 들어 있다.

우유에는 비타민B군과 비타민A 등 다양한 비타민이 함유되어 있으며, 그중에서도 간 기능과 관련된 비타민B$_2$가 풍부하다. 우유 한 팩(200㎖)으로 하루 단백질 필요량의 약 10%, 비타민B$_2$는 4분의 1 이상, 비타민A는 8분의 1을 섭취할 수 있다.

유제품을 다양하게 이용한다

우유로 만든 유제품 역시 영양가가 높다. 유제품은 음식이나 빵, 과자 등 활용 범위가 넓으므로 식단에 다양하게 활용하면 간 기능 강화에 도움이 된다.

●치즈

우유를 유산균이나 효소의 작용으로 응고시켜 수분을 제거한 것으로, 단백질을 비롯한 5대 영양소가 농축되어 있다. 특히 치즈에 함유된 단백질은 소화흡수율이 98%나 될 만큼 높다.

● 요구르트

우유를 유산균으로 발효시킨 식품으로 '장수 식품'으로 불린다. 유산균의 작용으로 유당의 일부가 분해되어 있어, 우유를 마시면 속이 불편한 사람도 비교적 부담 없이 섭취할 수 있다.

● 탈지유

우유에서 유지방을 제거한 것으로, 영양은 유지하면서 열량은 낮아 체중 관리에도 도움이 된다. 탈지유를 건조시킨 '탈지분유'는 가루 형태로 다양한 요리에 간편하게 사용할 수 있다.

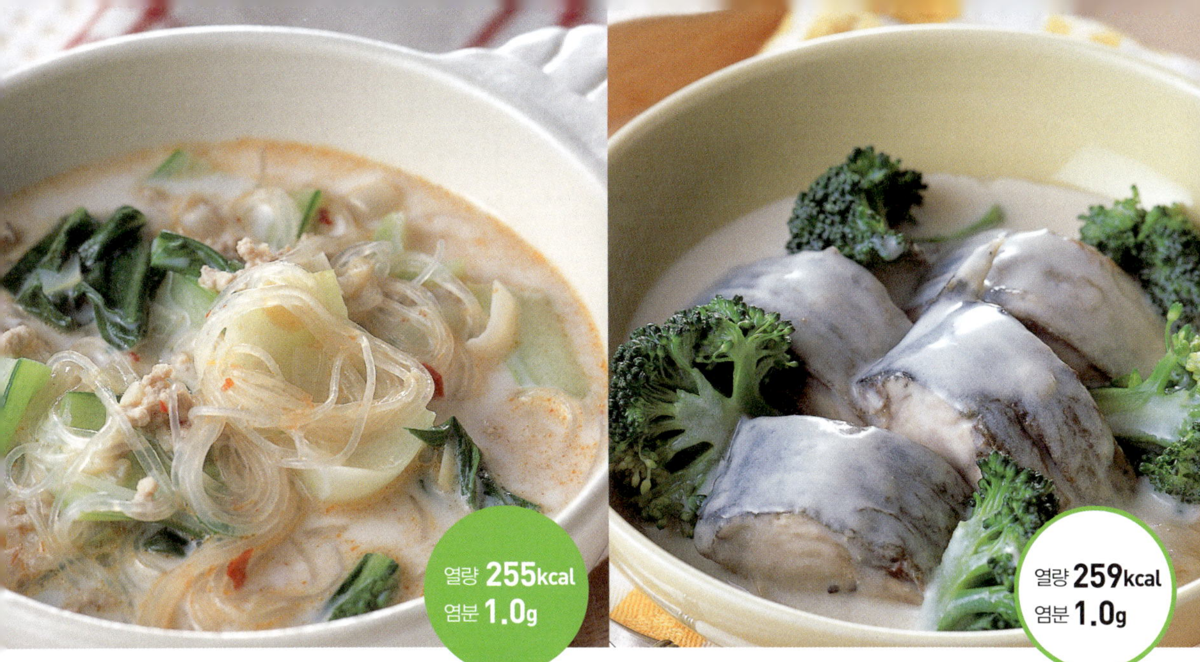

우유의 부드러운 맛을 살린
당면 청경채 우유수프

재료(2인분)

당면 30g, 청경채 1단, 돼지고기 다짐육(살코기) 100g, 참기름 $\frac{1}{2}$ 큰술, A[대파(굵게 다진 것) 10cm 분량, 다진 생강 1톨 분량], B(청주 1큰술, 따뜻한 물 $\frac{1}{2}$ 컵), C(간장 $\frac{1}{2}$ 큰술, 소금 조금, 두반장 $\frac{1}{4}$ 작은술), 우유 1컵

이렇게 만드세요

❶ 당면은 따뜻한 물에 불렸다가 먹기 좋은 크기로 썬다. 청경채는 2~3cm 쪽으로 썬다.

❷ 냄비에 참기름을 두르고 가열한다. 먼저 돼지고기와 A를 넣어 볶다가 고기의 색이 변하면 ❶의 당면과 청경채를 넣어 가볍게 볶는다.

❸ ❷에 B를 넣고 끓인다. 위에 떠오르는 거품을 걷어내고 C로 간을 한 후 우유를 넣어 한소끔 끓인다.

몸에 좋은 등 푸른 생선과 우유로
영양 효과를 높인
고등어 우유조림

재료(2인분)

고등어(세 장 뜨기 한 것) 1장, 소금·후추 조금씩, 식용유 $\frac{1}{2}$ 큰술, A(청주 1큰술, 물 $\frac{1}{4}$ 컵), 우유 1컵, B(다진 마늘·후추 조금씩, 소금 $\frac{1}{4}$ 작은술, 설탕 $\frac{1}{2}$ 작은술), C(녹말가루·물 2작은술씩), 브로콜리 100g

이렇게 만드세요

❶ 고등어는 껍질 쪽에 몇 군데 칼집을 넣고 3cm 폭으로 썰어 소금과 후추로 밑간한다.

❷ 브로콜리는 송이를 작게 나눈다.

❸ 달군 팬에 식용유를 두르고 ❶의 고등어를 굽는다. 노릇해지면 A를 넣고 뚜껑을 덮어 5~6분간 찌듯이 굽는다.

❹ ❷에 우유를 넣고 B로 간을 한다. 한소끔 끓인 후 녹말물(C)을 넣어 걸쭉하게 만든다.

달걀

콜린이 지방간을 개선한다

정상 간에서 지방이 차지하는 비율은 약 5% 정도이지만, 지방간이 되면 이 비율이 10% 이상으로 증가한다. 비타민B복합체의 하나인 콜린은 간에서 지방의 분해를 돕고, 지방 축적을 줄이는 데 기여한다. 콜린은 인체에서도 합성되지만 그 양이 충분하지 않기 때문에, 간 기능을 강화하거나 지방간 개선을 위해서는 식품을 통해 보충하는 것이 바람직하다.

콜린은 달걀에 풍부하게 들어 있다. 특히 달걀노른자에 포함된 레시틴(lecithin)의 구성 성분으로, 달걀 한 개(약 60g)에는 레시틴 약 1.33g과 그중 콜린 약 0.18g이 들어 있다. 레시틴은 인지질의 하나로 세포막과 세포소기관의 막을 이루는 중요한 물질이며, 간세포의 기능 유지와 대사를 돕는다.

메티오닌이 간의 해독 기능을 돕는다

달걀의 대표적인 유효 성분 중 하나는 필수아미노산인 메티오닌이다. 메티오닌은 간에서 단백질 합성과 해독 과정이 원활하게 이루어지도록 돕고, 알코올 대사 과정에도 관여한다. 달걀은 다른 식품에 비해 메티오닌 함유량이 높은 편으로, 100g당 약 400mg 정도가 들어 있다.

비타민B2가 지방 대사를 돕는다

달걀에는 알코올 대사에 필요한 비타민B1과 함께, 지방을 에너지로 전환하는 과정에 관여하는 비타민B2도 풍부하다. 과도한 음주로 간 기능이 저하되면 간에 지방이 축적되고 염증이 생길 수 있는데, 비타민B2는 이러한 지방 대사를 원활하게 하여 간의 대사 기능을 지원한다.

달걀을 하루에 하나씩 먹으면 지방간과 간 질환의 예방 및 관리에 도움이 될 수 있다. 또한 달걀은 익히는 정도에 따라 소화 속도가 달라지므로, 개인의 소화 상태에 맞는 조리법을 선택하는 것이 좋다. 평소에 속이 더부룩하고 소화가 잘되지 않는 사람은 반숙으로 먹도록 한다.

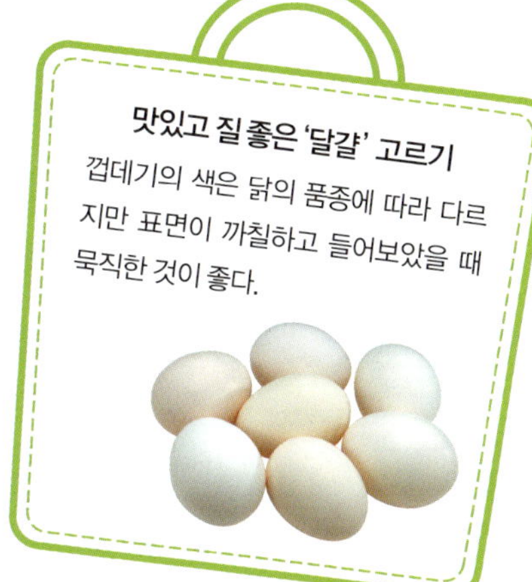

맛있고 질 좋은 '달걀' 고르기
껍데기의 색은 닭의 품종에 따라 다르지만 표면이 까칠하고 들어보았을 때 묵직한 것이 좋다.

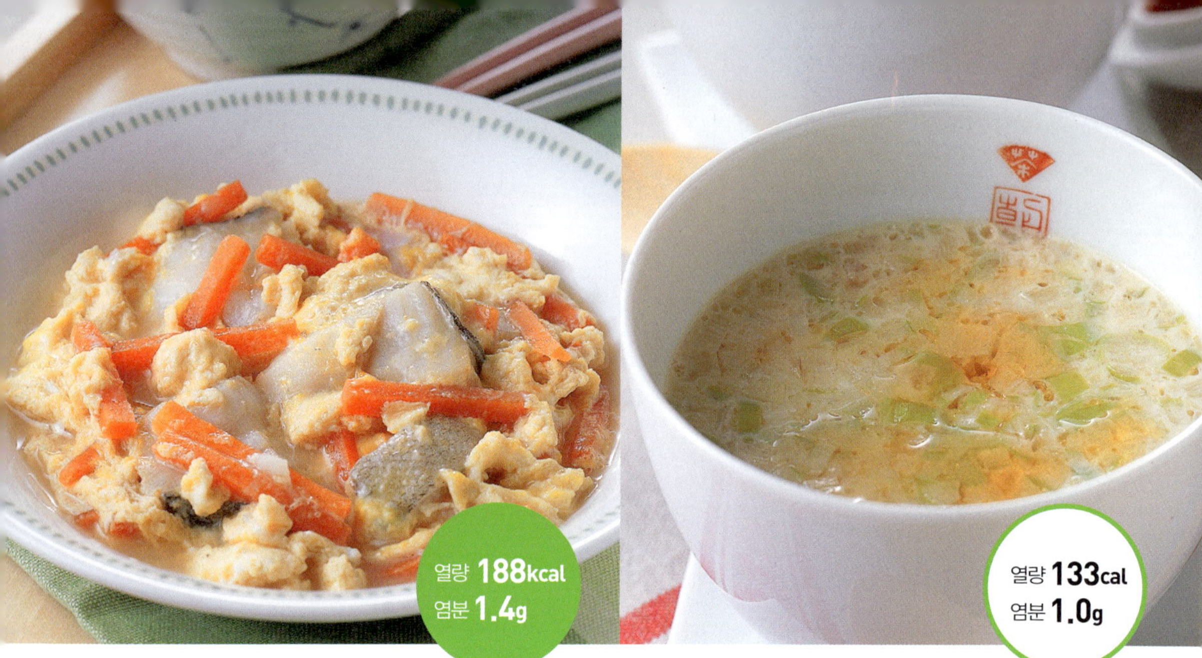

달걀의 부드러운 맛과 식감이 일품인

대구 당근 달걀찜

재료(2인분)

대구 2토막, 당근 작은 것 $\frac{1}{2}$개, A(맛국물 1컵, 간장 $\frac{1}{2}$큰술, 청주 1큰술, 설탕 $\frac{1}{2}$작은술, 소금 조금), 달걀 2개

이렇게 만드세요

❶ 대구는 가시를 빼고 한입 크기로 썬다. 당근은 가늘게 썬다.

❷ 냄비에 A를 넣고 끓인다. 여기에 ❶의 대구와 당근을 넣고 뒤적여가며 7~8분간 익힌다.

❸ 위에 떠오르는 거품을 걷어내고 달걀 푼 것을 흘려 넣는다. 원하는 농도로 익으면 불을 끈다.

참기름의 고소함이 살아 있는

돼지고기 달걀찜

재료(2인분)

달걀 1개, A(맛국물 1컵, 소금 조금, 간장 $\frac{1}{2}$작은술, 설탕 $\frac{1}{4}$작은술), 돼지고기 다짐육(살코기) 80g, B[대파(다진 것) 5cm 분량, 간장 · 굴기름 $\frac{1}{2}$작은술씩, 후추 조금], 참기름 $\frac{1}{2}$작은술

이렇게 만드세요

❶ A를 섞어 한소끔 끓인 후 피부 온도 정도로 식힌다. 달걀은 잘 풀어둔다.

❷ 돼지고기는 B로 양념하여 그릇에 담는다.

❸ ❶을 한데 섞어 ❷에 붓고 돼지고기가 풀어지도록 가볍게 섞어준다.

❹ 김이 오른 찜통에 담아 강한 불에서 2분, 약한 불에서 13분간 찐다.

❺ 다 익으면 위에 참기름을 떨어뜨린다.

건강기능식품을 활용해 간 건강 관리에 도움을 준다

간 질환 환자를 치료하는 과정에서 치료 효과를 높이기 위한 보조적인 방법으로 건강기능식품을 병용하기도 한다. 건강기능식품에는 면역 기능을 돕거나 활성산소를 줄이는 항산화 작용을 하는 것이 많으며, 여기서는 특히 간 건강 관리에 도움이 될 수 있는 것들을 소개한다.

다만 건강기능식품은 어디까지나 보조적인 역할이므로, 복용 중인 약과 상호작용이 일어나거나 간에 부담을 줄 수 있는 경우도 있다. 따라서 섭취 전에는 반드시 담당 의사와 상담하고, 권장량을 지켜 과다 복용하지 않도록 주의해야 한다.

● 재첩 농축액

재첩에 들어 있는 단백질과 아미노산은 간 건강 유지에 도움이 될 수 있다. 또한 재첩에 함유된 타우린은 항산화 작용을 통해 간 기능을 보호하는 데 도움을 줄 수 있다.

● 자색 고구마

자색 고구마에 들어 있는 폴리페놀과 안토시아닌은 항산화 작용이 있는 것으로 알려져 있으며, 면역 기능 유지에 도움을 줄 수 있다. 또한 고구마에 풍부한 식이섬유는 장내 환경을 개선해 간의 해독 작용을 돕는 데 도움이 될 수 있다.

● 마늘 농축액

마늘에 함유된 유기 게르마늄과 각종 미네랄, 비타민은 면역 기능 유지에 도움을 줄 수 있으며, 항산화 작용을 통해 전반적인 건강 관리에 기여할 수 있다. 또한 간염이 악화된 상태에서 간 기능 회복을 돕는 데에도 도움이 될 수 있다.

● 심해상어의 간유

동물의 간을 원료로 한 건강기능식품에는 비타민 A · D · E 등이 풍부하게 함유되어 있어 체내 기능 유지에 도움을 줄 수 있다. 다만 지용성 비타민은 과다 섭취 시 부담이 될 수 있으므로 섭취에 주의해야 한다.

● 버섯 균사체

버섯의 주요 성분인 베타글루칸과 당단백질은 면역 기능을 돕는 것으로 알려져 있으며, 신체의 방어 기능을 유지하는 데 도움이 될 수 있다.

● 전칠인삼

전칠인삼은 자양 강장 및 피로 회복에 도움을 주는 식물로 알려져 있으며, 전반적인 체력 유지와 건강 관리에 도움을 줄 수 있다.

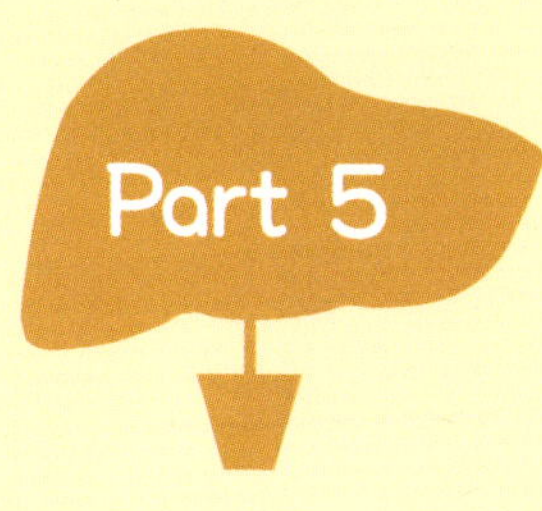

매일 실천하는 간 건강 식탁

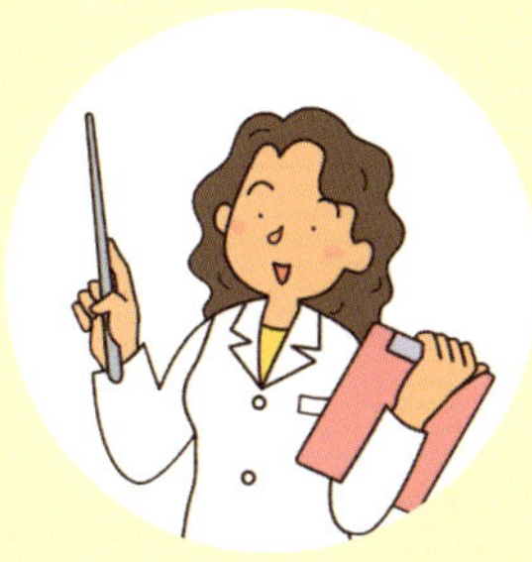

간 질환을 예방하고 회복하기 위해서는 지속 가능한 식습관이 중요하다. 이 장에서는 일상에서 쉽게 구할 수 있는 재료로 만드는 다양한 요리를 소개한다. 57가지 레시피를 통해 누구나 매일 실천할 수 있는 간 건강 식탁을 만들 수 있다.

참여한 전문가들

- 나우에키 모모코(植木 もも子): 요리연구가 · 영양관리사
- 가나자와 요시에(金澤 良枝): 도쿄 가세가쿠인단기대학 교수 · 의학박사 · 영양관리사

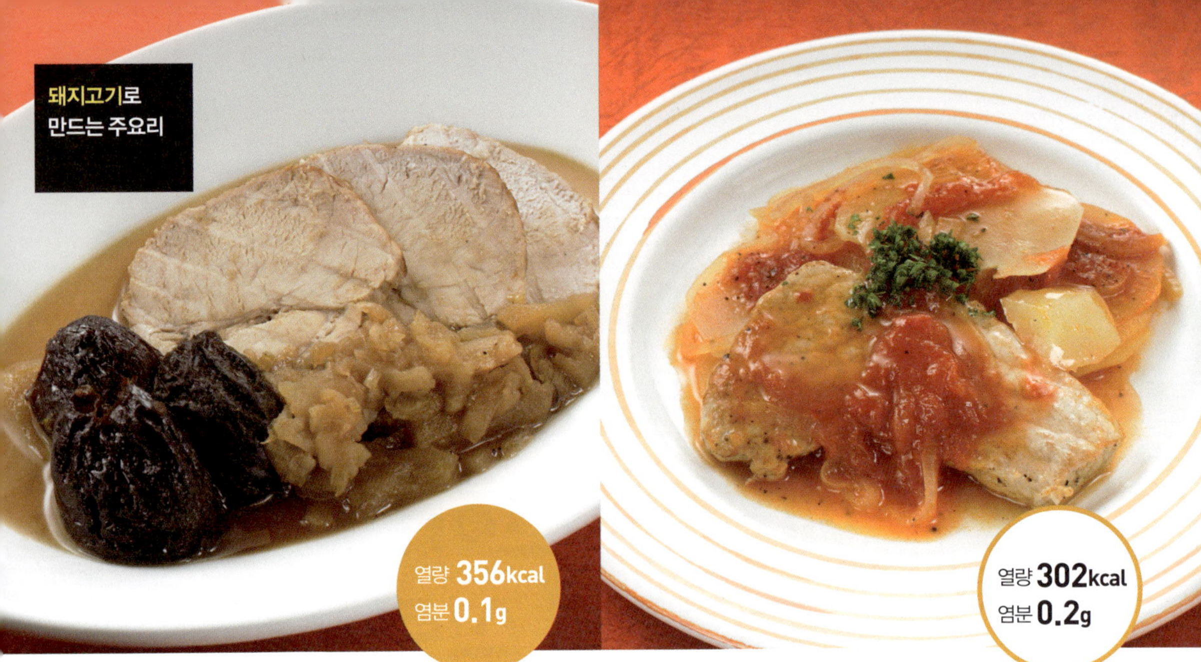

열량 **356**kcal
염분 **0.1**g

열량 **302**kcal
염분 **0.2**g

부드럽게 익힌 돼지고기의 풍부한 맛

사과와 건자두를 곁들인
돼지고기찜

재료(1인분)

돼지고기 뒷다리살(덩어리) 80g, 소금·후추 조금씩, 양파 50g, 셀러리 5g, 사과 $\frac{1}{4}$ 개, 올리브기름 1작은술, 건자두 3개, 백포도주 $\frac{1}{4}$ 컵, 버터 2g

이렇게 만드세요

❶ 양파는 굵게, 셀러리는 잘게 다진다. 사과는 5mm 두께로 은행잎 모양으로 썬다. ❷ 돼지고기에 소금과 후추를 뿌리고 문지른다. ❸ 달군 팬에 올리브기름을 두르고 ❶의 양파와 셀러리를 넣어 갈색이 날 때까지 볶는다. 여기에 ❷의 돼지고기를 넣고 겉을 노릇하게 굽는다. ❹ ❸에 ❶의 사과를 넣고 가볍게 볶는다. 여기에 건자두, 백포도주, 물 $\frac{1}{4}$ 컵을 넣고 뚜껑을 덮어 약한 중간 불에서 20~30분간 찌듯이 익힌다. 기호에 따라 계피 가루를 조금 뿌린다. ❺ 돼지고기를 꺼내 놓고 팬에 남은 양념 국물을 반으로 졸인 후 버터를 넣어 소스를 만든다. ❻ 돼지고기를 얇게 썰어 그릇에 담고 위에 ❺의 소스를 끼얹는다.

토마토의 상큼한 신맛이 식욕을 돋우는

감자와 양파를 넣은
토마토소스 돼지고기구이

재료(1인분)

돼지고기 뒷다리살(구이용) 80g, 소금·후추 각 적당량, 올리브기름 $\frac{1}{2}$ 작은술, 감자 $\frac{1}{2}$ 개, 양파 $\frac{1}{4}$ 개, 백포도주 $\frac{1}{3}$ 컵, 홀토마토(통조림) $\frac{1}{3}$ 컵, 고형 수프 $\frac{1}{4}$ 개, 타임(건조) 조금, 월계수잎 $\frac{1}{4}$ 장, 파슬리(다진 것) 조금

이렇게 만드세요

❶ 감자와 양파는 얇게 썬다.
❷ 돼지고기는 흐르는 물에 씻어 물기를 닦고 소금과 후추를 뿌린다. 달군 팬에 올리브기름을 두르고 겉을 노릇하게 구워 접시에 담는다.
❸ 팬에 감자와 양파를 켜켜로 쌓는다.
❹ ❸에 백포도주, 으깬 토마토, 고형 수프를 넣고 소금과 후추를 뿌린다. 그 위에 타임과 월계수잎을 얹어 뚜껑을 덮고 15분 정도 찌듯이 익힌다.
❺ ❹를 ❷의 돼지고기 위에 올리고 파슬리로 장식한다.

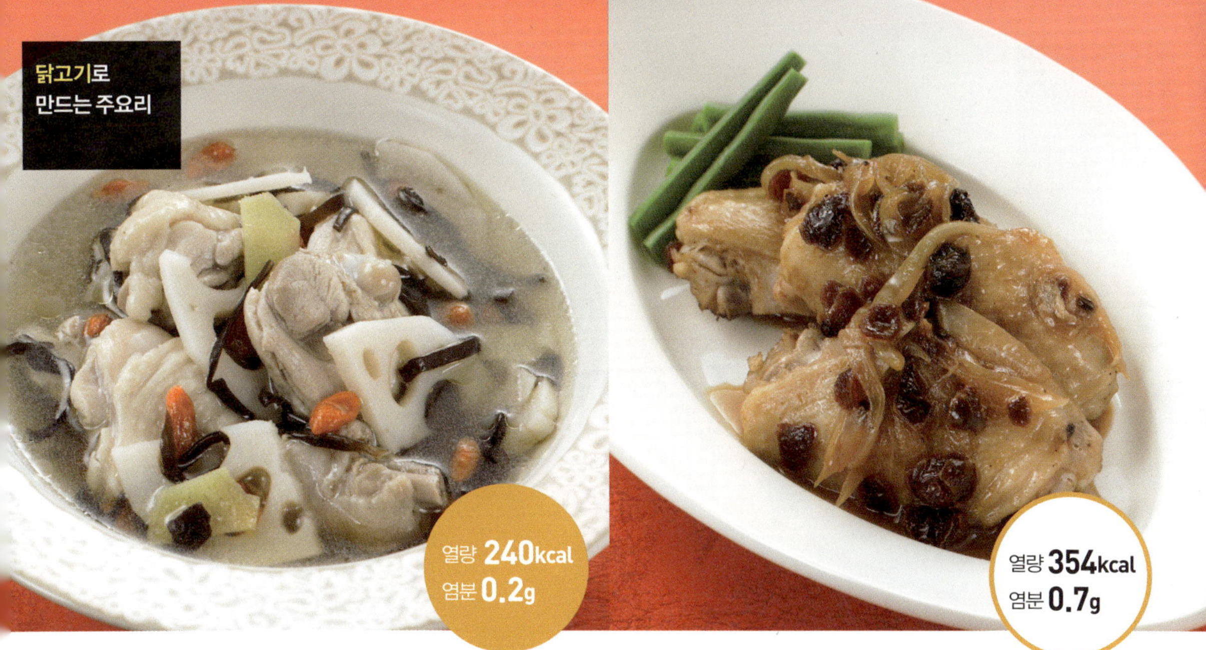

뼈째 고아 육수의 감칠맛이 살아 있는

목이버섯 연근 닭고기 수프

재료(1인분)

닭고기 다리살(뼈째) $\frac{1}{2}$ 개, 대파(파란 부분) 1대 분량, 마른 목이버섯 2g, 연근 30g, 생강(얇게 썬 것) 3장, 청주 1큰술, 구기자 5g, 소금·후추 조금씩

이렇게 만드세요

❶ 닭고기는 큼직하게 토막 낸다. 연근은 얇게 은행잎 모양으로 썬다. 목이버섯은 물에 불려 딱딱한 부분을 잘라내고 채 썬다.

❷ ❶을 모두 냄비에 담고 물 1컵과 청주를 넣어 중간 불로 가열한다.

❸ 끓으면 대파를 꺼내고 위에 뜨는 거품과 기름을 걷어낸다. 불을 약하게 줄이고 생강과 구기자를 넣어 10분 정도 더 끓인다.

❹ 소금과 후추로 간을 한다.

향기로운 소스에 비타민C가 풍부한

로즈힙소스 닭날개 조림

재료(1인분)

닭날개 3개, 로즈힙 * 5g, 백포도주 1큰술, 양파 15g, 식용유 조금, A(백포도주 1큰술, 셀러리잎 조금, 물 1큰술), B(꿀 $\frac{1}{2}$ 작은술, 간장 $\frac{1}{2}$ 작은술), 꼬투리강낭콩 3개

이렇게 만드세요

❶ 로즈힙에 백포도주를 뿌려둔다. 양파는 얇게 썬다.

❷ 닭날개는 관절 부위를 잘라 둘로 나누고 뾰족한 끝 부분을 잘라낸다. 달군 팬에 식용유를 두르고 닭날개를 앞뒤로 노릇하게 구운 후 꺼낸다.

❸ ❷의 팬에 ❶의 양파를 넣어 볶는다. 불을 끄고 ❶의 로즈힙과 ❷의 닭날개, A를 넣고 뚜껑을 덮어 중간 불로 가열한다.

❹ 끓으면 불을 약하게 줄이고 7~8분간 더 익힌 후 마지막에 B를 넣는다. 양념 국물과 함께 그릇에 담는다.

❺ 꼬투리강낭콩을 데쳐서 3~4cm 길이로 썰어 ❹에 곁들인다.

* 들장미의 열매로, 향과 신맛이 있어 차나 식재료로 사용하는 허브 재료.

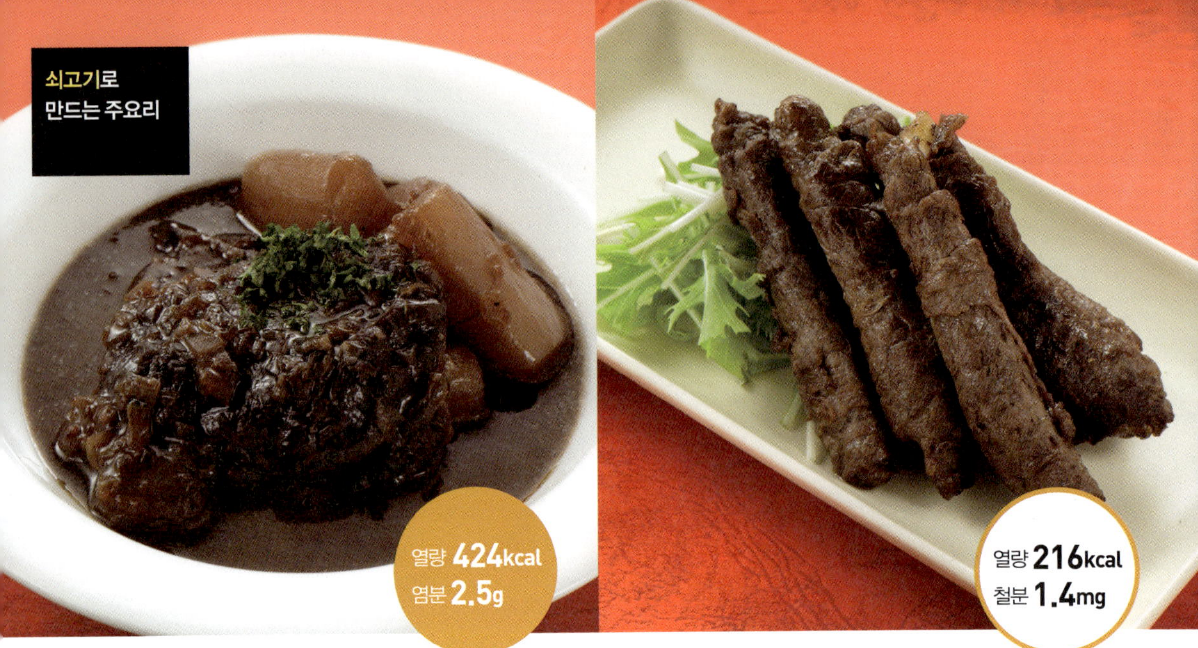

열량 **424**kcal
염분 **2.5g**

열량 **216**kcal
철분 **1.4mg**

쇠고기와 무의 맛이 잘 어우러진

쇠고기와 무의 맛이 잘 어우러진

쇠고기 무 된장스튜

재료(1인분)

쇠고기 사태 120g, 무 300g, 셀러리 $\frac{1}{4}$ 대, 양파 40g, 다시마 5cm, 월계수잎 $\frac{1}{2}$ 장, 적포도주 $\frac{1}{4}$ 컵, 소금·후추 조금씩, 올리브기름 1작은술, A[미소된장(붉은 된장) 20g, 적포도주 1큰술, 설탕 $\frac{1}{2}$ 큰술], B(버터 $\frac{1}{2}$ 큰술, 밀가루 $\frac{1}{2}$ 큰술), 파슬리 조금

이렇게 만드세요

❶ 양파와 셀러리는 다진다.

❷ 무는 5cm 두께로 토막 내고 다시 길이로 4등분한다. 모서리를 얇게 도려내고 끓는 물에 5분 정도 데친다.

❸ 쇠고기는 흐르는 물에 가볍게 씻어 물기를 닦고 가볍게 후추를 뿌린다. 달군 팬에 올리브기름을 두르고 앞뒤로 노릇하게 굽는다.

❹ 압력 냄비에 다시마, ❶, ❷, ❸, 월계수잎, 적포도주, 소금, 후추, 물 1컵을 넣고 뚜껑을 덮어 15분간 가열한다.

❺ A는 미소된장을 적포도주에 개어 설탕을 섞어둔다. B는 버터에 밀가루를 잘 갠다.

❻ ❹에 먼저 ❺의 A를 넣고 나중에 B를 넣는다. 저어주면서 걸쭉해질 때까지 1~2분간 더 끓인다.

❼ 그릇에 담고 다진 파슬리를 얹는다.

씹는 식감이 즐거운

에샬로트 쇠고기말이

재료(1인분)

쇠고기 뒷다리살(얇게 썬 것) 60g, 청주·소금 조금씩, 에샬로트 30g, 올리브기름 1작은술, A(청주 $\frac{1}{2}$ 큰술, 간장 $\frac{1}{2}$ 큰술, 조미술 $\frac{1}{2}$ 큰술), 경수채 $\frac{1}{2}$ 단

이렇게 만드세요

❶ 쇠고기에 청주와 소금을 가볍게 뿌려둔다.

❷ 에샬로트는 길게 반 가른다.

❸ 쇠고기를 펼쳐서 후추를 뿌리고 위에 에샬로트를 올려 둥글게 만다.

❹ 달군 팬에 올리브기름을 두르고 ❸을 넣어 굽는다. 전체적으로 노릇해지면 A를 넣고 버무려가며 조린다.

❺ 경수채를 4cm 길이로 썰어 ❹에 곁들인다.

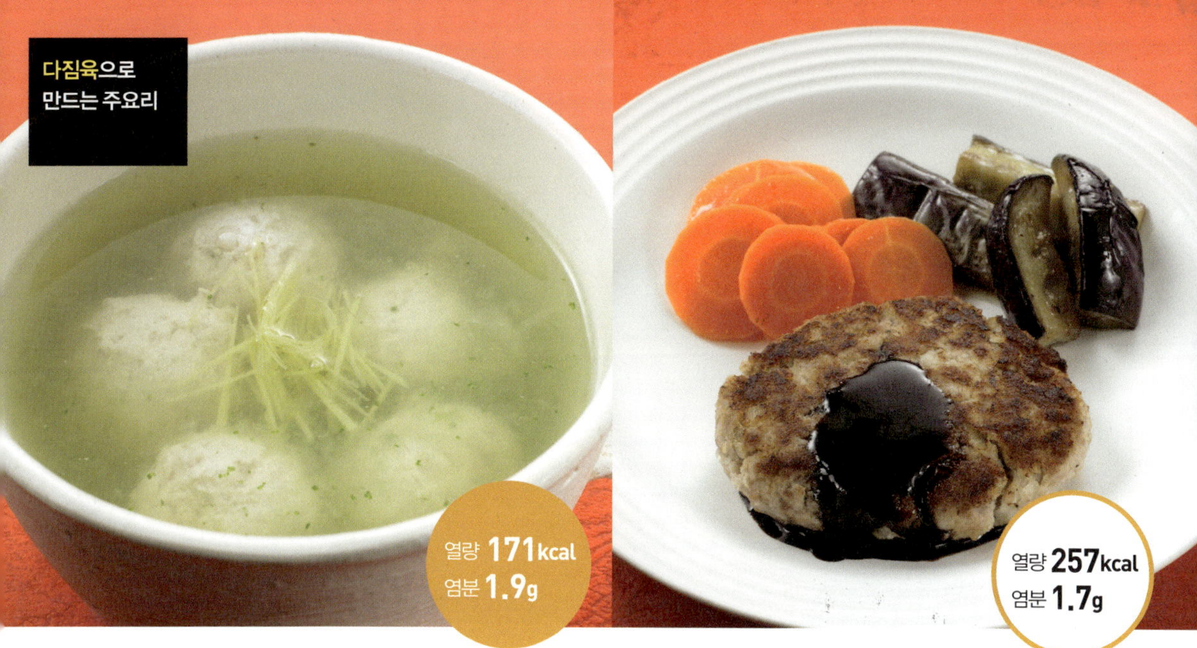

열량 **171**kcal
염분 **1.9**g

열량 **257**kcal
염분 **1.7**g

동아를 갈아 만든

닭고기완자 수프

재료(1인분)

닭고기(간 것) 90g, A(청주 1작은술, 소금·후추 조금씩), 양파(강판에 간 것) $\frac{1}{2}$ 큰술, 동아* 70g, 청주 1작은술, B(소금 조금, 저염 간장 $\frac{1}{4}$ 큰술, 생강즙 $\frac{1}{2}$ 작은술), 생강(채 썬 것) 조금

이렇게 만드세요

❶ 닭고기에 A를 넣고 끈기가 생기도록 잘 치댄다. 여기에 양파 간 것을 넣고 다시 잘 섞는다.

❷ 동아는 껍질째 강판에 간다.

❸ ❶로 지름 2cm 정도의 완자를 빚는다. 작은 냄비에 물 1.5컵을 끓인 후 완자를 넣어 익힌다. 완자가 위로 떠오르면 거품을 걷어낸다.

❹ ❸에 청주와 ❷의 동아 간 것을 넣는다. 끓으면 불을 약하게 줄이고 몇 분간 더 가열한다.

❺ ❹에 B를 넣어 간을 맞춘다.

❻ 그릇에 담고 위에 생강 채를 띄운다.

* 박과에 속하는 여러해살이 덩굴식물로, 열매를 식용으로 사용하는 채소.

소화가 잘되는

콩비지 햄버그스테이크

재료(1인분)

다짐육(돼지고기+쇠고기) 50g, 소금 $\frac{1}{4}$ 작은술, 콩비지 15g, 두유 1큰술, 양파(다진 것) 25g, 올리브기름 2작은술, 가지 $\frac{1}{2}$ 개, 당근 20g, 소금·후추 조금씩, 버터 2g, A(발사믹 식초 1큰술, 간장 $\frac{1}{2}$ 작은술, 설탕 $\frac{1}{2}$ 작은술, 백포도주 1큰술)

이렇게 만드세요

❶ 달군 팬에 올리브기름 1작은술을 두르고 다진 양파를 넣어 갈색이 날 때까지 볶은 후 식힌다. ❷ 콩비지에 두유를 뿌려둔다. ❸ 다짐육에 소금과 후추를 넣고 끈기가 생기도록 잘 치댄다. 여기에 ❶의 볶은 양파와 ❷의 콩비지를 넣고 섞어서 타원형으로 모양을 빚는다. ❹ 당근은 5mm 두께로 둥글게 썰어 데친다. 버터에 버무려 가볍게 소금과 후추를 뿌려둔다. ❺ 가지는 꼭지를 떼고 세로로 반 갈라 다시 길이를 반으로 썬다. ❻ 달군 팬에 올리브기름 1작은술을 두르고 ❸의 고기 완자와 ❺의 가지를 넣어 함께 굽는다. 완자 표면이 노릇해지면 뒤집고 뚜껑을 덮어 속까지 익힌다. ❼ 작은 냄비에 A를 넣고 반으로 줄 때까지 졸인다. ❽ ❻의 고기 완자를 접시에 담는다. 가지와 ❹의 당근을 옆에 담고 ❼의 소스를 위에 부어준다.

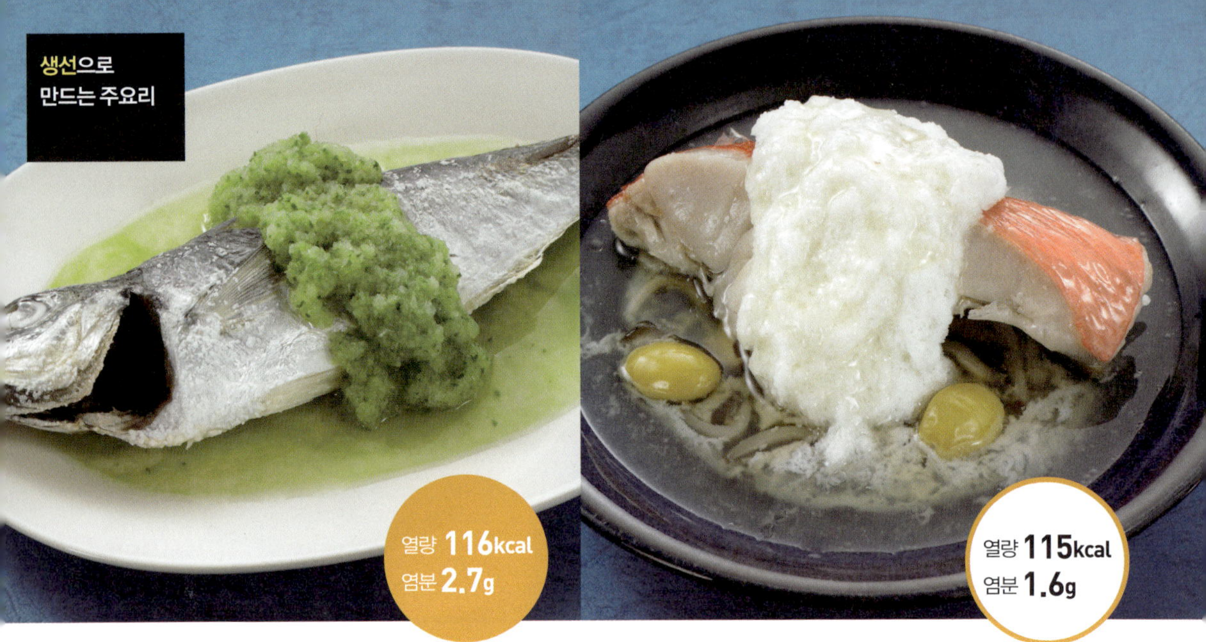

열량 **116kcal**
염분 **2.7g**

열량 **115kcal**
염분 **1.6g**

여름에 어울리는 담백하고 깔끔한 맛
오이드레싱 전갱이 소금구이

재료(1인분)

전갱이 1마리, 소금 $\frac{1}{4}$ 작은술, 오이 $\frac{1}{4}$ 개, 무 40g, **A**(식초 1큰술, 저염 간장 $\frac{1}{4}$ 작은술, 소금 조금)

이렇게 만드세요

❶ 오븐은 190℃로 예열해둔다.

❷ 전갱이는 가시같이 생긴 비늘을 도려내고 아가미와 내장을 제거한다. 흐르는 물에 깨끗이 씻어 물기를 닦는다. 소금을 뿌려 190℃의 오븐에서 15분간 굽는다.

❸ 오이와 무를 강판에 갈아 A를 넣고 섞은 후 구운 전갱이 위에 올린다.

맛도 모양도 근사한
금눈돔찜

재료(1인분)

금눈돔 1토막, 소금 적당량, 청주 1큰술, 생표고버섯 1개, 은행 2개, 순무 큰 것 1개, 달걀흰자 $\frac{1}{2}$ 개 분량, 맛국물 $\frac{1}{4}$ 컵, **A**(청주 $1\frac{1}{2}$ 큰술, 소금 조금, 저염 간장 $\frac{1}{4}$ 작은술), **B**(녹말가루 $\frac{1}{4}$ 큰술, 물 $\frac{1}{2}$ 큰술)

이렇게 만드세요

❶ 금눈돔은 흐르는 물에 깨끗이 씻어 물기를 닦는다. 가볍게 소금을 뿌리고 청주를 끼얹는다.

❷ 표고버섯은 기둥을 떼고 얇게 썬다. 은행은 데친다.

❸ 순무는 껍질을 벗기고 강판에 간다.

❹ 달걀흰자에 소금을 조금 넣고 거품을 내어 ❸의 순무 간 것과 섞는다.

❺ 내열 용기에 ❶의 금눈돔과 그 앞쪽에 ❷의 버섯을 담고 위에 ❹를 부어준다. 김이 오른 찜통에 담아 금눈돔이 익을 때까지 12~13분간 찐다.

❻ 냄비에 맛국물을 넣어 데운 후 A로 간을 맞춘다. 여기에 녹말물(B)을 넣어 걸쭉해질 때까지 끓여서 소스를 만든다.

❼ ❺에 ❷의 은행을 올리고 ❻의 소스를 고루 부어준다. 기호에 따라 유자나 파드득나물을 위에 얹어서 낸다.

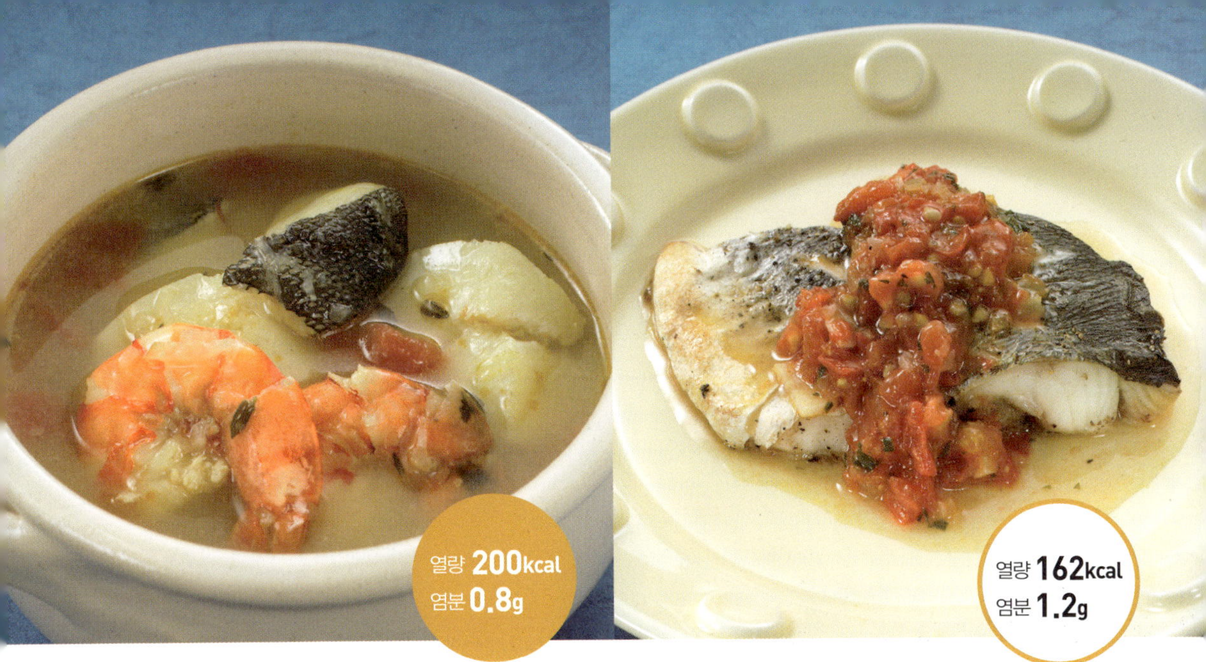

대구 부야베스

재료(1인분)

대구 1토막, 양파 50g, 셀러리 $\frac{1}{4}$ 대, 토마토 작은 것 $\frac{1}{2}$ 개, 대구 머리나 뼈(있으면) 적당량, 홍다리얼룩새우* 2마리, A(소금 조금, 청주 1작은술), 마늘(다진 것) $\frac{1}{2}$ 작은술, 올리브기름 $\frac{1}{2}$ 큰술, B(물 1$\frac{1}{2}$ 컵, 백포도주 $\frac{1}{4}$ 컵, 타임 $\frac{1}{2}$ 줄기, 로즈마리 $\frac{1}{2}$ 줄기, 월계수잎 $\frac{1}{2}$ 장), 사프란 조금, 소금 · 후추 조금씩

이렇게 만드세요

❶ 양파와 셀러리는 다진다. ❷ 토마토는 끓는 물에 살짝 데쳐 씨를 제거하고 굵게 다진다. ❸ 대구 머리와 뼈는 끓는 물에 살짝 데쳐 찬물에 담가 식힌다. 대구는 한입 크기로 썬다. 새우는 등 쪽의 내장을 빼고 꼬리에서 한 마디만 남기고 껍데기를 벗긴다. 대구와 새우에 A를 뿌려 10분간 둔다. ❹ 달군 냄비에 올리브기름을 두르고 마늘과 ❶의 양파와 셀러리를 넣어 볶다가 노릇해지면 ❷의 토마토를 넣어 볶는다. ❺ ❹에 ❸의 대구 머리와 뼈, B를 넣고 강한 불로 가열한다. 끓으면 약한 불에서 15분 정도 익힌다. 중간에 위에 뜨는 거품을 말끔히 걷어낸다. ❻ ❺의 냄비에서 대구 머리와 뼈를 꺼내고 ❸의 도미와 새우, 사프란을 넣어 10분 정도 더 끓인다. 소금과 후추로 간을 한 후 월계수잎, 타임, 로즈메리를 꺼내고 그릇에 담는다.

토마토소스 농어 오븐구이

재료(1인분)

농어 1토막, A(소금 조금, 검은 후추 조금, 백포도주 $\frac{1}{2}$ 큰술), 토마토 $\frac{1}{2}$ 개, 양파 15g, 마늘 $\frac{1}{2}$ 톨, 파슬리 조금, 올리브기름 1작은술, 월계수잎 $\frac{1}{2}$ 장, B(소금 $\frac{1}{6}$ 작은술, 검은 후추 조금, 백포도주 1큰술)

이렇게 만드세요

❶ 농어는 껍질에 칼집을 넣고 A를 뿌려 15분간 두었다가 180℃의 오븐에서 12~13분간 굽는다.

❷ 토마토는 5cm 크기로 깍둑썰기 한다. 양파와 파슬리는 다지고, 마늘은 가운데 심을 빼고 얇게 썬다.

❸ 달군 팬에 올리브기름을 두르고 ❷의 마늘을 넣어 볶는다. 향이 나기 시작하면 양파를 넣어 나른해지도록 볶다가 토마토, 파슬리, 월계수잎을 넣는다.

❹ ❸의 토마토가 익으면 B를 넣고 약한 불에서 15~20분간 끓인 후 월계수잎은 꺼낸다.

❺ ❶의 농어를 접시에 담고 ❹의 소스를 부어준다.

*전 세계에서 널리 양식되는 새우로, '흰다리새우(화이트레그새우)'라고도 한다.

185

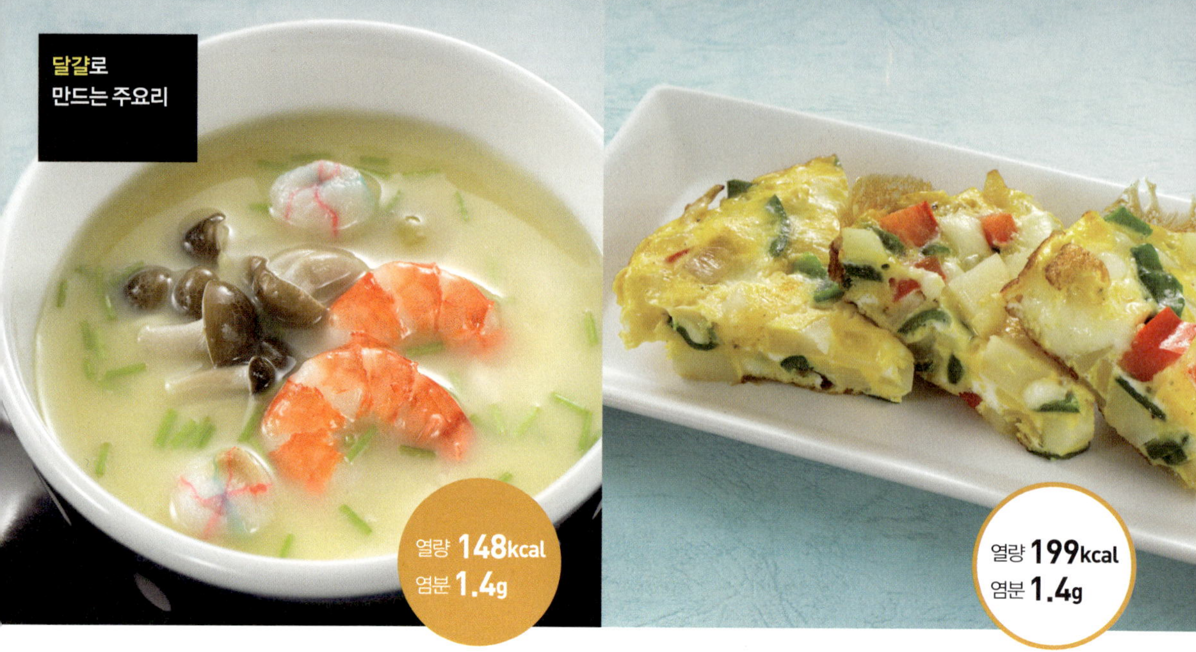

소화가 잘되게 조리한

새우 버섯 달걀찜

재료(1인분)

달걀 1개, 새우 2마리, 소금 · 청주 조금씩, 은행 2개, 만가닥버섯 20g, A(맛국물 $\frac{3}{4}$ 컵, 청주 1큰술, 소금 $\frac{1}{5}$ 작은술), 밀경단 * 2개, 파드득나물 1줄기

이렇게 만드세요

❶ 새우는 껍데기를 벗기고 등 쪽의 내장을 뺀 후 소금과 청주를 뿌린다.

❷ 은행은 끓는 물에 소금을 조금 넣고 데친 후 속껍질을 벗긴다.

❸ 달걀은 잘 풀어 체에 한 번 거른 후 A와 고루 섞는다.

❹ ❸을 2큰술 남기고 그릇에 붓는다. 여기에 ❷의 은행, 만가닥버섯의 절반 분량을 넣는다. 김이 오른 찜통에 담아 약한 불에서 5~8분간 찐다.

❺ ❹의 표면이 익으면 ❶의 새우, 밀경단, 남은 만가닥버섯을 보기 좋게 올리고 남은 달걀물을 부어 2~4분간 더 찐다.

❻ 다 익으면 파드득나물 줄기를 잘게 썰어 위에 뿌려준다.

색이 진한 채소를 듬뿍 넣은

스패니시 오믈렛

재료(1인분)

달걀 1개, 청·홍 피망 $\frac{1}{2}$ 개씩, 양파 30g, 감자 15g, 모차렐라 치즈 10g, 소금·후추 조금씩, 올리브기름 $\frac{1}{2}$ 큰술

이렇게 만드세요

❶ 감자는 8mm 크기로 깍둑썰기 하여 데쳐둔다.

❷ 청·홍 피망과 양파, 모차렐라 치즈는 모두 8mm 크기로 깍둑썰기 한다.

❸ 달걀을 잘 풀어 소금과 후추를 넣고 ❷의 채소와 섞는다.

❹ 달군 팬에 올리브기름을 두르고 ❸을 흘려 넣는다. 위에 ❷의 모차렐라 치즈를 뿌린다.

❺ 밑면이 노릇하게 익으면 뒤집어서 나머지 면도 굽는다.

❻ 먹기 좋은 크기로 썰어 접시에 담는다.

* 밀가루 반죽을 씻어 얻은 글루텐을 가열해 만든 식품으로, 쫄깃한 식감이 특징이다.

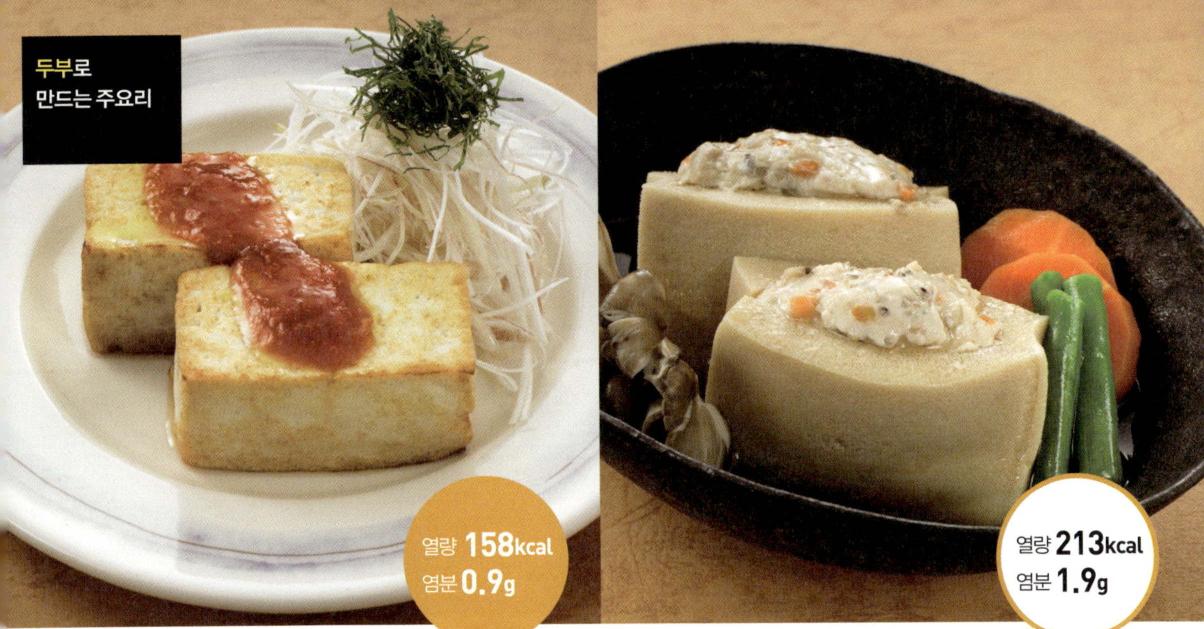

열량 **158**kcal
염분 **0.9g**

열량 **213**kcal
염분 **1.9g**

매실육의 상큼한 맛이 입맛을 돋우는

매실소스 두부스테이크

재료(1인분)

두부(부침용) $\frac{1}{2}$ 모, 푸른차조기 2장, 대파(흰 부분) 5g, 양하 $\frac{1}{2}$ 개, 매실육(저염)* 10g, A(청주 $\frac{1}{2}$ 큰술, 저염 간장 $\frac{1}{4}$ 작은술, 올리브기름 $\frac{1}{2}$ 큰술)

이렇게 만드세요

❶ 두부는 반으로 썰어 종이타월로 가볍게 물기를 뺀다.

❷ 푸른차조기, 대파, 양하는 채 썰어 각기 따로 물에 담가둔다.

❸ 매실육은 칼로 곱게 다져서 A와 섞는다.

❹ 표면이 코팅 처리된 팬에 기름 없이 두부를 앞뒤로 노릇하게 굽는다.

❺ ❷의 대파와 양하는 물기를 빼고 가볍게 섞는다.

❻ 그릇에 ❹의 두부를 담고 위에 ❸의 매실육을 올린다. ❺의 대파와 양하 섞은 것을 그릇 한쪽에 담고 그 위에 물기를 뺀 푸른차조기를 올린다.

* 씨를 제거한 매실의 과육을 다지거나 으깬 것.

질 좋은 단백질과 식이섬유가 가득한

고야두부 닭고기완자 조림

재료(1인분)

고야두부 1모, 닭고기(다짐육) 20g, 소금 조금, 청주 $\frac{1}{2}$ 작은술, 마른표고버섯 $\frac{1}{2}$ 개, 당근 · 우엉 5g씩, 당근 30g, 잎새버섯 15g, 꼬투리강낭콩 1개, 맛국물 1컵, A(청주 1작은술, 간장 2작은술, 설탕 1작은술, 조미술 1작은술), B(녹말가루 $\frac{1}{4}$ 큰술, 물 $\frac{1}{2}$ 큰술)

이렇게 만드세요

❶ 고야두부는 미지근한 물에 담가 불린다. ❷ 마른표고버섯은 물에 불린 후 다진다. 당근과 우엉도 다진 후 끓는 물에 소금을 조금 넣고 데쳐서 물기를 뺀다. ❸ 닭고기 다짐육에 먼저 소금과 청주를 넣어 섞은 후 ❷의 재료를 넣고 다시 잘 섞는다. ❹ 불린 고야두부를 반으로 썬다. 양끝을 1cm씩 남기고 가운데에 길이의 3분의 2 정도 되게 칼집을 넣는다. 칼집을 벌려 ❸의 고기 반죽을 반씩 넣는다. ❺ 당근은 둥글게 썰어 데쳐놓는다. 꼬투리강낭콩은 3cm 길이로 썰고, 잎새버섯은 한입 크기로 찢어놓는다. ❻ 작은 냄비에 맛국물을 넣고 가열한다. 끓으면 A를 넣고 다시 끓으면 ❹와 ❺를 넣는다. 종이뚜껑을 덮어 고기 반죽이 단단하게 뭉쳐질 때까지 8분 정도 익힌다. ❼ ❻의 고야두부와 채소를 그릇에 담는다. 남은 국물에 녹말물(B)을 넣어 걸쭉하게 끓인 후 고야두부 위에 부어준다.

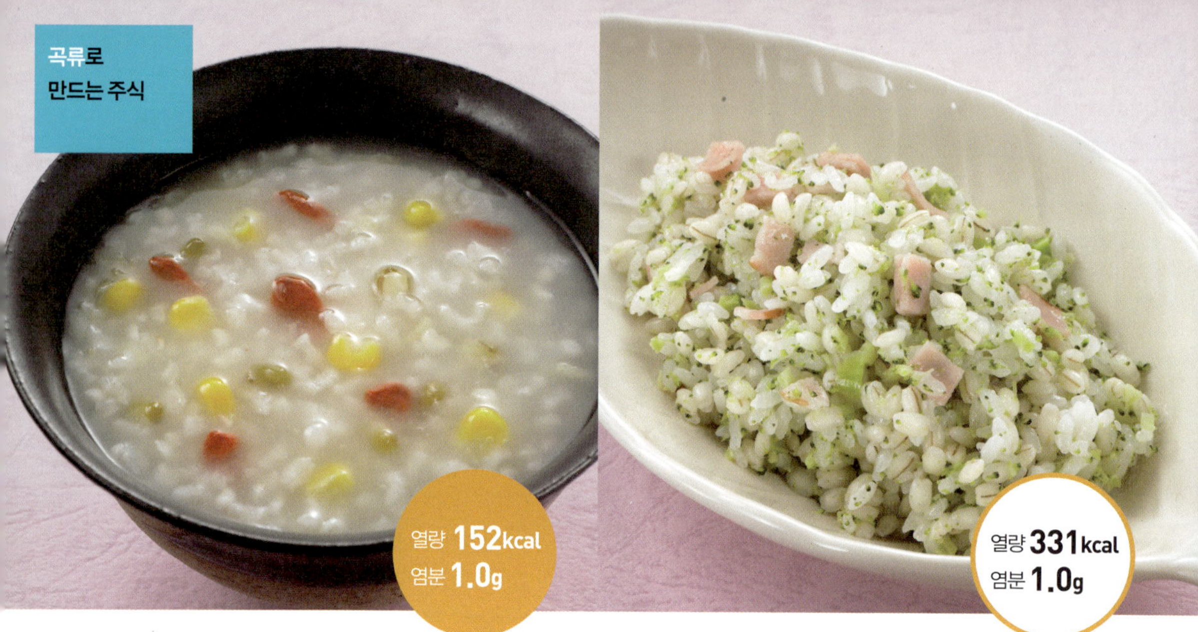

압력솥을 이용해 간편하게 만드는 약선 요리

녹두 율무 옥수수 죽

재료(1인분)

백미 2큰술, 녹두 $\frac{1}{2}$ 큰술, 율무 $\frac{1}{2}$ 큰술, 구기자 $\frac{1}{2}$ 큰술, 옥수수(냉동) 1큰술, 소금 $\frac{1}{5}$ 작은술

이렇게 만드세요

❶ 백미와 율무, 녹두를 씻어 압력솥에 담고 물 2컵을 넣어 가열한다. 압력솥의 추가 흔들리면 불을 약하게 줄이고 5분 정도 더 끓인 후 불을 끄고 그대로 둔다. *

❷ 압력이 다 빠지면 뚜껑을 열어 구기자와 옥수수, 소금을 넣고 중간 불에서 5~6분간 더 끓인다.

식이섬유가 풍부한

브로콜리 햄 보리 섞음밥

재료(1인분)

백미 $\frac{1}{4}$ 컵, 통보리 $\frac{1}{4}$ 컵, A(백포도주 $\frac{1}{2}$ 큰술, 물 $\frac{1}{2}$ 컵, 고형 수프 $\frac{1}{4}$ 개, 월계수잎 $\frac{1}{2}$ 장), 브로콜리 30g, 햄 15g, 소금 · 후추 조금씩

이렇게 만드세요

❶ 백미와 통보리는 씻은 후 체에 밭쳐 물기를 뺀다.

❷ 밥솥에 ❶과 A를 담아 밥을 짓는다.

❸ 브로콜리는 데친 후 다지고, 햄은 5mm 크기로 깍둑썰기 한다.

❹ 밥이 다 되면 5분 정도 뜸을 들인 후 ❸을 넣어 고루 섞고 소금과 후추로 간을 한다.

* 일반 솥이나 냄비를 사용할 때는 물을 3컵 이상 붓고 넘치지 않도록 약한 불에서 40~50분간 끓인다.

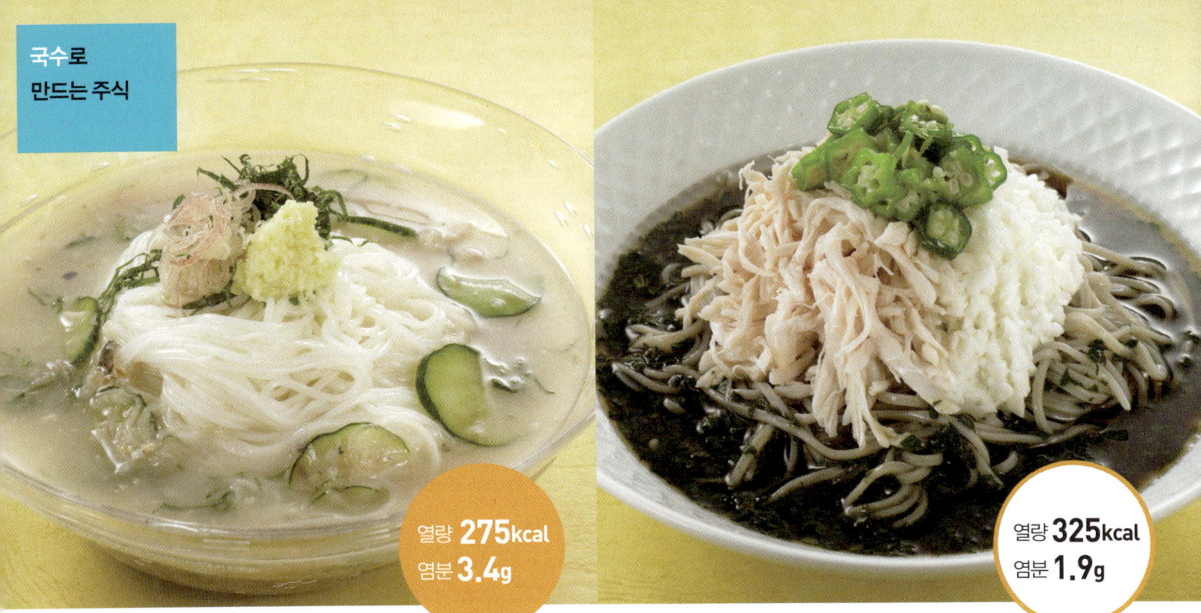

더울 때 영양 보충에 그만인

된장 냉국수

재료(1인분)

가는 국수 50g, 말린 전갱이 1마리(살만 바른 것 50g), 흰깨 $\frac{1}{2}$ 큰술, 미소된장 2작은술, 맛국물 1컵, 양하 1개, 푸른차조기 2장, 오이 $\frac{1}{2}$ 개, 소금 조금, 다진 생강 조금

이렇게 만드세요

❶ 말린 전갱이는 구워서 살만 발라둔다.

❷ 흰깨는 고소하게 볶아 양념절구에 넣고 빻는다. 여기에 맛국물 조금과 미소된장, ❶의 전갱이 살을 넣고 가볍게 으깨어 섞은 후 남은 맛국물을 붓고 잘 갠다.

❸ 양하는 얇게 썰고 푸른차조기는 반으로 갈라 채 썬 후 각기 따로 물에 헹궈 물기를 뺀다.

❹ 오이는 둥글고 얇게 썰어 찬물에 헹군 후 체에 밭쳐 물기를 뺀다.

❺ 국수는 삶아서 찬물에 헹구고 체에 밭쳐 물기를 뺀다.

❻ ❷의 국물에 ❸의 절반 분량과 ❹를 넣는다.

❼ ❺의 국수를 그릇에 담아 ❻의 국물을 붓고 남은 양하와 푸른차조기, 다진 생강을 위에 올린다.

점액 성분이 풍부한 여러 가지 채소와 먹는

모로헤이야 메밀국수

재료(1인분)

메밀국수(생면) 1사리, 닭고기 안심살 1개, 소금 적당량, 청주 1큰술, 오크라 3개, 모로헤이야 2줄기, 마 50g, 국수장국(시판) $1\frac{1}{2}$ 컵

이렇게 만드세요

❶ 닭고기는 소금과 청주를 뿌리고 냄비에 담아 종이뚜껑을 덮고 중간 불에서 가열한다. 끓으면 불을 조금 줄이고 몇 분간 더 찌듯이 익힌다. 식으면 가늘게 찢어둔다.

❷ 오크라는 소금으로 표면을 가볍게 비벼서 손질한 후 데쳐서 얇게 썬다.

❸ 모로헤이야는 잎 부분만 따서 잘게 다진다.

❹ 마는 껍질을 벗기고 칼로 두들겨 다진다.

❺ 메밀국수는 삶아서 찬물에 여러 번 헹군 후 체에 밭쳐 물기를 빼고 그릇에 담는다.

❻ 메밀국수 위에 ❶의 닭고기와 ❹의 마를 얹고, 맨 위에 ❷의 오크라 썬 것을 올린다.

❼ 국수장국에 ❸의 모로헤이야를 섞어 ❻에 부어준다.

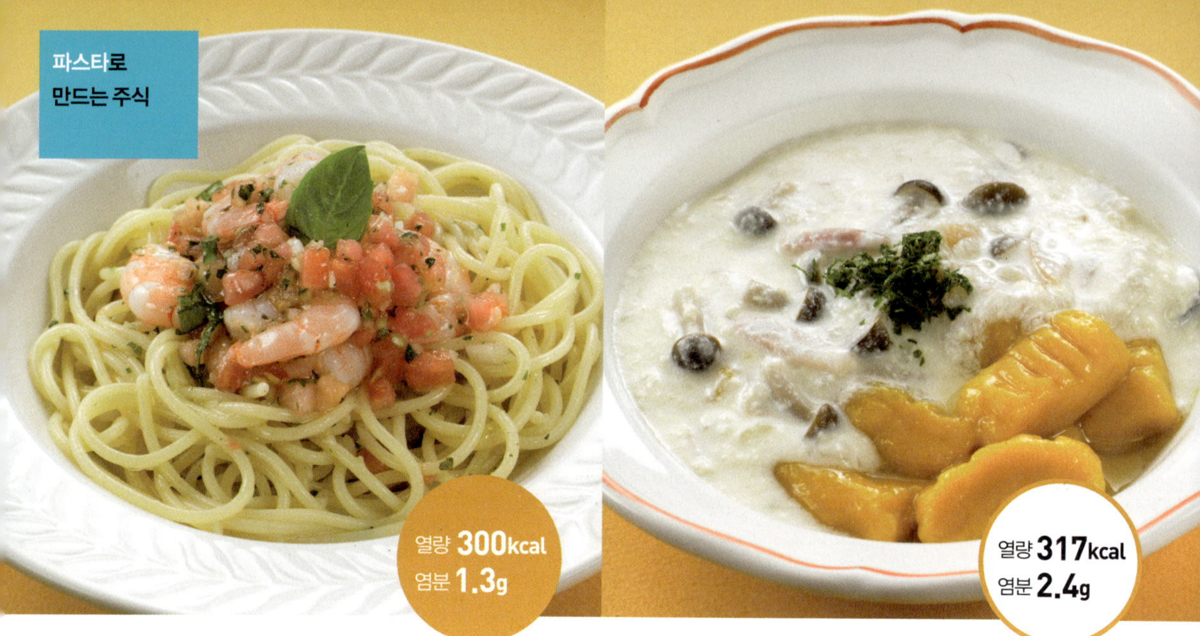

열량 **300**kcal
염분 **1.3**g

열량 **317**kcal
염분 **2.4**g

입맛 돋우는 허브 향이 가득한
토마토 새우 파스타

재료(1인분)

스파게티 70g, 작은 새우 7마리, 소금 적당량, 백포도주 1큰술, 토마토 $\frac{1}{4}$ 개, 양파 10g, 셀러리 10g, A[허브 * (다진 것) 1작은술, 소금 · 후추 조금씩, 올리브기름 $\frac{2}{3}$ 큰술], B(레몬즙 1작은술, 소금 $\frac{1}{6}$ 작은술), 후추 조금

이렇게 만드세요

❶ 새우는 껍데기를 벗기고 소금으로 잘 문질러 흐르는 물에 씻는다. ❷ 작은 냄비에 ❶의 새우와 백포도주를 넣고 뚜껑을 덮어 1분간 찌듯이 익힌다. ❸ 토마토는 끓는 물에 살짝 데쳐 껍질을 벗기고 5mm 크기로 깍둑썰기 한다. ❹ 양파와 셀러리는 다진다. ❺ 볼에 ❹의 양파와 셀러리, A, B를 넣고 잘 섞어 소스를 만든다. ❻ ❷의 새우와 ❸의 토마토를 함께 담아 ❺의 절반 분량으로 버무린다. ❼ 스파게티를 삶아 물기를 빼고 ❺의 남은 분량으로 버무린 후 후추를 뿌린다. ❽ ❼의 스파게티를 그릇에 담고 위에 ❻의 새우와 토마토를 올린다. 있으면 바질잎으로 장식한다.

* 바질, 이탈리안 파슬리, 처빌 등 원하는 것으로 준비한다.
** 이탈리아 요리로, 버터와 치즈에 버무린 수제비.

치즈 대신 두부와 두유소스에 버무리는
단호박 뇨키**

재료(1인분)

단호박 80g, 감자 80g, 밀가루 적당량, 소금 적당량, 양파 20g, 만가닥버섯 20g, 햄 1장, 두부(찌개용) 100g, 두유 $\frac{1}{4}$ 컵, 고형 수프 $\frac{1}{4}$ 개, 버터 5g, 소금 · 후추 조금씩

이렇게 만드세요

❶ 단호박은 껍질을 벗기고 씨를 제거한다. 감자는 껍질째 3cm 크기로 깍둑썰기 하여 단호박과 함께 삶는다. 푹 익으면 물기를 빼고 으깨어 체에 내린다. ❷ ❶을 볼에 담아 뜨거울 때 소금을 조금 넣고 밀가루를 살살 뿌려가며 적당한 되기로 반죽한다. 뭉친 반죽을 굴려서 지름 2cm 정도의 둥근 막대 모양으로 만든다. 이것을 3cm 길이로 잘라 포크의 등으로 가볍게 눌러 모양을 낸다. ❸ 끓는 물에 소금을 조금 넣고 ❷를 삶는다. 위로 떠오르면 2~3분 더 삶았다가 건져내어 식지 않게 둔다. ❹ 양파는 얇게 썰고 만가닥버섯은 한입 크기로 찢는다. 햄은 긴 네모꼴로 썬다. ❺ 냄비에 따뜻한 물 $\frac{1}{4}$ 컵을 붓고 고형 수프를 녹인 후 ❹의 재료를 넣고 채소가 익을 때까지 끓인다. ❻ 두부와 두유를 볼에 담아 덩어리가 없어질 때까지 거품기로 잘 섞는다. ❼ 버터에 밀가루 1작은술을 잘 개어둔다. ❽ ❺의 냄비에 ❻을 부어 섞는다. 여기에 ❼을 넣고 저어서 걸쭉해지면 소금과 후추로 간을 하고 ❸에 붓는다.

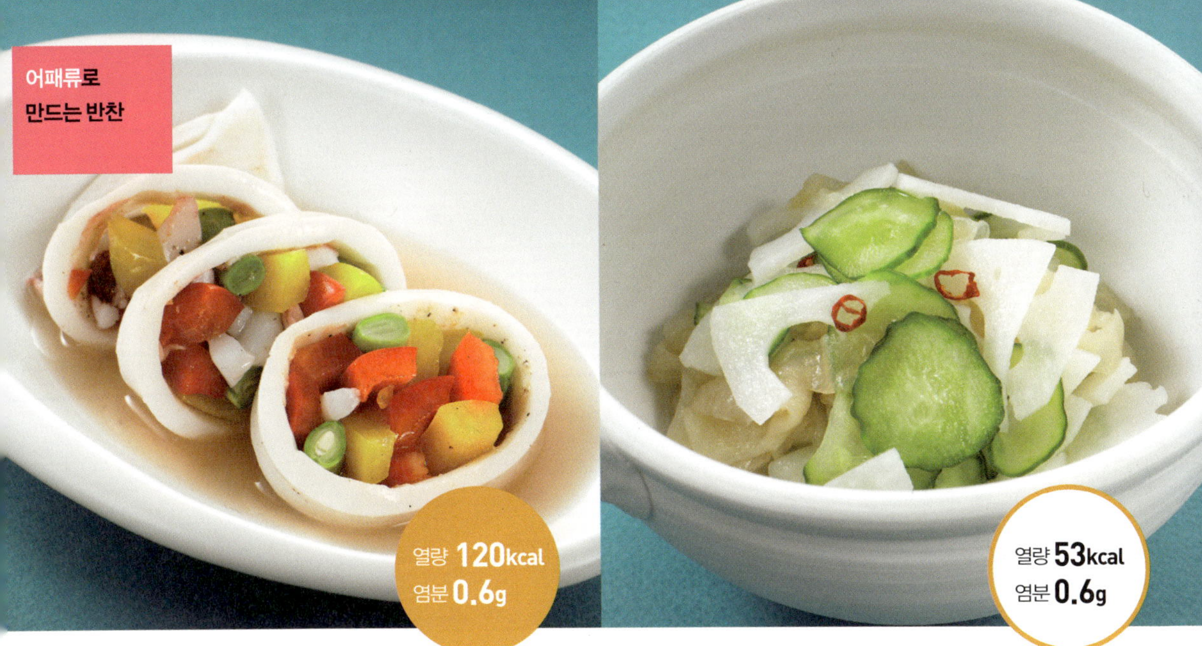

여러 색이 어우러져 눈도 즐거운

파프리카 오징어순대

재료(1인분)

오징어 $\frac{1}{2}$ 마리, 파프리카(빨강, 노랑) $\frac{1}{8}$ 개씩, 꼬투리강낭콩 1$\frac{1}{2}$개, A(백포도주 2큰술, 파슬리 · 셀러리잎 · 타임 $\frac{1}{2}$ 줄기씩, 레몬즙 $\frac{1}{2}$ 큰술, 소금 · 후추 조금씩, 마른고추 1개)

이렇게 만드세요

❶ 오징어는 다리를 잡아 빼고 내장을 제거한 후 껍질을 벗긴다.

❷ 파프리카는 길게 1cm 폭으로 썬다.

❸ 오징어 몸통에 오징어 다리, 파프리카, 꼬투리강낭콩을 넣는다.

❹ 냄비에 물 50㎖를 붓고 A와 ❸을 넣어 뚜껑을 덮고 가열한다. 끓기 시작하면 15~20분간 더 익힌다.

❺ ❹의 오징어순대를 바닥이 평평한 그릇에 담아 모양을 잡은 후 둥글게 썬다.

❻ ❺를 그릇에 담고 조림 국물을 체에 걸러 부어준다.

맛도 식감도 산뜻한

해파리 연근 오이 냉채

재료(1인분)

해파리(염장) 25g, 연근 40g, 오이 $\frac{1}{4}$ 개, 마른고추 $\frac{1}{2}$ 개, A(식초 $\frac{1}{2}$ 큰술, 맛국물 $\frac{1}{2}$ 큰술, 설탕 $\frac{1}{4}$ 작은술), 소금 조금, 참기름 조금

이렇게 만드세요

❶ 해파리는 50~60℃의 따뜻한 물에 30분간 담갔다가 바락바락 주물러 짠맛과 잡냄새를 없앤다. 물기를 빼고 3cm 길이로 썬다.

❷ 연근은 길이 방향으로 4등분하여 얇게 썬다. 끓는 물에 넣어 투명하게 익으면 찬물에 헹궈 물기를 뺀다.

❸ 오이는 둥글고 얇게 썬다.

❹ 마른고추는 미지근한 물에 불렸다가 송송 썬다.

❺ A를 잘 섞어 드레싱을 만든다.

❻ 볼에 ❶~❺, 소금, 참기름을 넣고 버무린다.

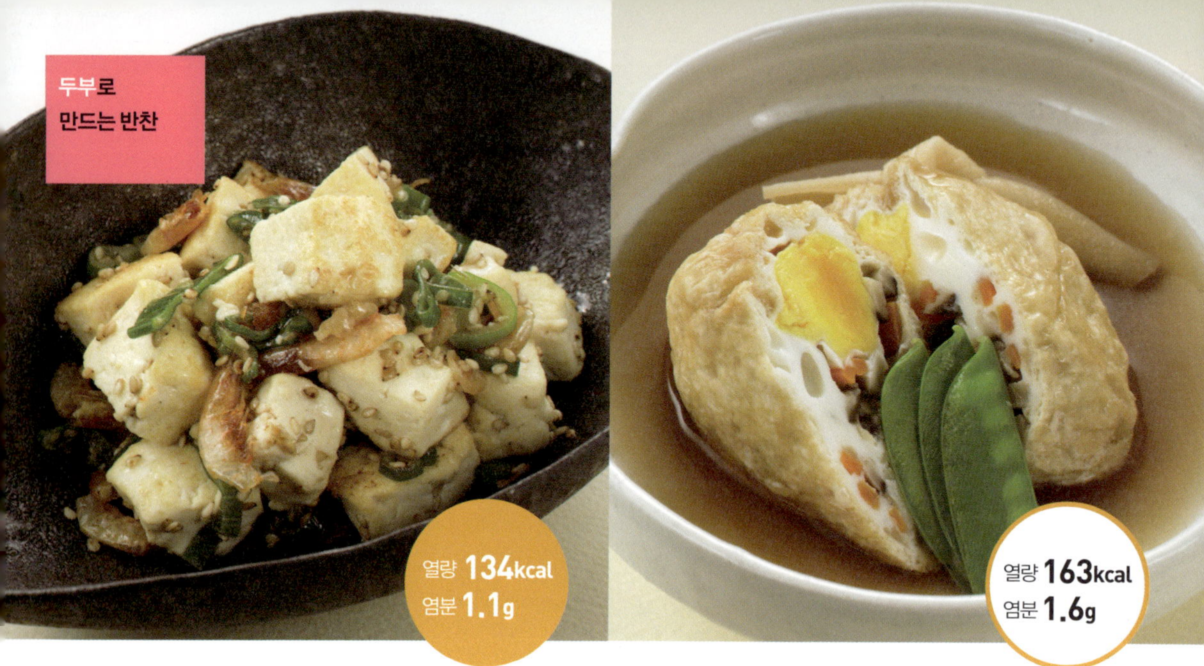

두부 새우 볶음

재료(1인분)

두부(부침용) 100g, 마른새우 1큰술, 대파(다진 것) $\frac{1}{2}$ 큰술, 올리브기름 1작은술, A(흰깨 1작은술, 저염 간장 1작은술, 청주 조금), 대파(파란 부분을 송송 썬 것) 조금

이렇게 만드세요

❶ 두부는 종이타월로 가볍게 물기를 빼고 1cm 크기로 깍둑썰기 한다.

❷ 달군 팬에 올리브기름을 두르고 대파 다진 것을 볶다가 마른새우를 넣어 함께 볶는다.

❸ ❷에 ❶의 두부를 넣어 함께 볶는다. 전체적으로 노릇해지면 A를 넣고 대파 송송 썬 것을 뿌려 가볍게 섞은 후 그릇에 담는다.

유부 주머니

재료(1인분)

유부 $\frac{1}{2}$ 장, 우엉 5g, 당근 5g, 마른표고버섯 $\frac{1}{2}$ 개, 박고지 20cm, 꼬투리완두콩 $1\frac{1}{2}$ 개, A(맛국물 2큰술, 청주 $\frac{1}{2}$ 작은술, 간장 $\frac{2}{3}$ 작은술, 조미술 $\frac{2}{3}$ 작은술), 달걀 1개, B(맛국물 $\frac{3}{4}$ 컵, 청주 $\frac{1}{2}$ 큰술, 간장 1작은술, 설탕 1작은술)

이렇게 만드세요

❶ 마른표고버섯은 물에 담가 불린다. ❷ 유부는 뜨거운 물을 끼얹어서 기름기를 빼고 찢어지지 않게 잘린 면을 살살 벌려서 주머니 모양을 만든다. ❸ 우엉은 얇게 연필 깎듯 칼로 비껴 썰고, 당근과 ❶의 버섯은 채 썬다. ❹ 박고지는 물에 씻고 소금으로 문지른 후 깨끗이 헹군다. 꼬투리완두콩은 질긴 섬유질을 제거하고 색이 진해질 때까지 살짝 데친다. ❺ 작은 냄비에 A를 넣어 끓인 후 ❸의 채소를 넣고 볶아가며 조린다. ❻ ❷의 유부 주머니에 ❺의 소를 채워 넣고 달걀 푼 것을 흘려 넣은 후 ❹의 박고지로 입구를 묶는다. ❼ 작은 냄비에 B를 넣어 끓인 후 ❻의 유부 주머니를 넣고 종이뚜껑으로 가볍게 눌러 소가 단단해질 때까지 조린다. ❽ ❼의 유부 주머니를 어슷하게 반으로 썰어 그릇에 담는다. 위에 조림 국물을 붓고 ❹의 꼬투리완두콩을 곁들인다.

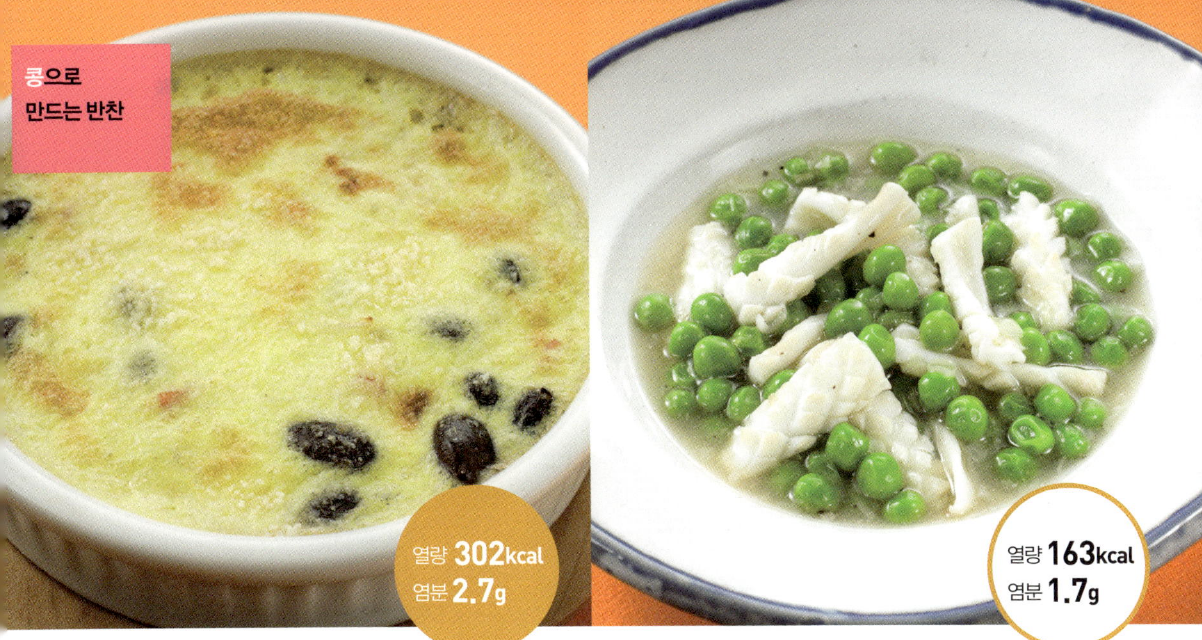

두부와 두유가 들어가 부드럽고 고소한

검은콩 그라탱

재료(1인분)

검은콩(삶은 것) 50g, 양파 40g, 햄 20g, 올리브기름 1작은술, 소금 $\frac{1}{3}$ 작은술, 후추 조금, A[두부(찌개용) 70g, 달걀노른자 $\frac{1}{2}$ 개 분량, 두유 25㎖, 소금·후추 조금씩], 올리브기름 1작은술, 프렌치머스터드 $\frac{1}{2}$ 작은술, 파르메산치즈* $\frac{1}{2}$ 작은술

이렇게 만드세요

❶ 양파는 얇게 썰고 햄은 반으로 잘라 5mm 폭으로 썬다.

❷ 달군 팬에 올리브기름을 두르고 ❶의 양파를 넣어 갈색이 날 때까지 볶다가 햄을 넣어 함께 볶는다. 여기에 물기를 뺀 검은콩을 넣고 소금과 후추를 뿌린다.

❸ A를 거품기로 저어 고루 섞는다.

❹ 그라탱 접시에 올리브기름을 바르고 그 위에 프렌치머스터드를 바른다. 여기에 ❷의 재료를 평 평하게 담고 위에 ❸을 붓는다. 파르메산치즈를 뿌리고 220℃의 오븐에서 10분간 굽는다.

* 소젖으로 만든 이탈리아산 초경질 치즈로, 숙성 기간이 길고 단단한 식감이 특징이다.

단백질은 풍부하고 열량은 낮은

완두콩 오징어 조림

재료(1인분)

완두콩(냉동) 50g, 오징어 $\frac{1}{2}$ 마리, 대파 $\frac{1}{5}$ 대, 생강 $\frac{1}{4}$ 톨, 올리브기름 1작은술, 맛국물 $\frac{1}{4}$ 컵, 청주 $\frac{1}{2}$ 큰술, 소금 $\frac{1}{3}$ 작은술, 후추 조금, A(녹말가루 $\frac{1}{4}$ 큰술, 물 $\frac{1}{2}$ 큰술)

이렇게 만드세요

❶ 오징어는 내장을 제거하고 껍질을 벗겨 깨끗이 손질한다. 몸통을 갈라 펼친 후 어슷하게 칼집을 넣는다. 몸통은 1㎝×4㎝, 다리는 4㎝ 길이로 썬다.

❷ 완두콩은 해동한다. 대파와 생강은 다진다.

❸ 달군 팬에 올리브기름을 두르고 ❷의 대파와 생 강을 넣어 볶다가 향이 나기 시작하면 맛국물을 붓는다. 끓기 시작할 때 완두콩을 넣어 한소끔 더 끓인 후 ❶의 오징어와 청주를 넣고 섞어준다.

❹ 오징어가 익으면 소금과 후추로 간을 하고 녹말 물(A)을 넣어 걸쭉하게 만든다.

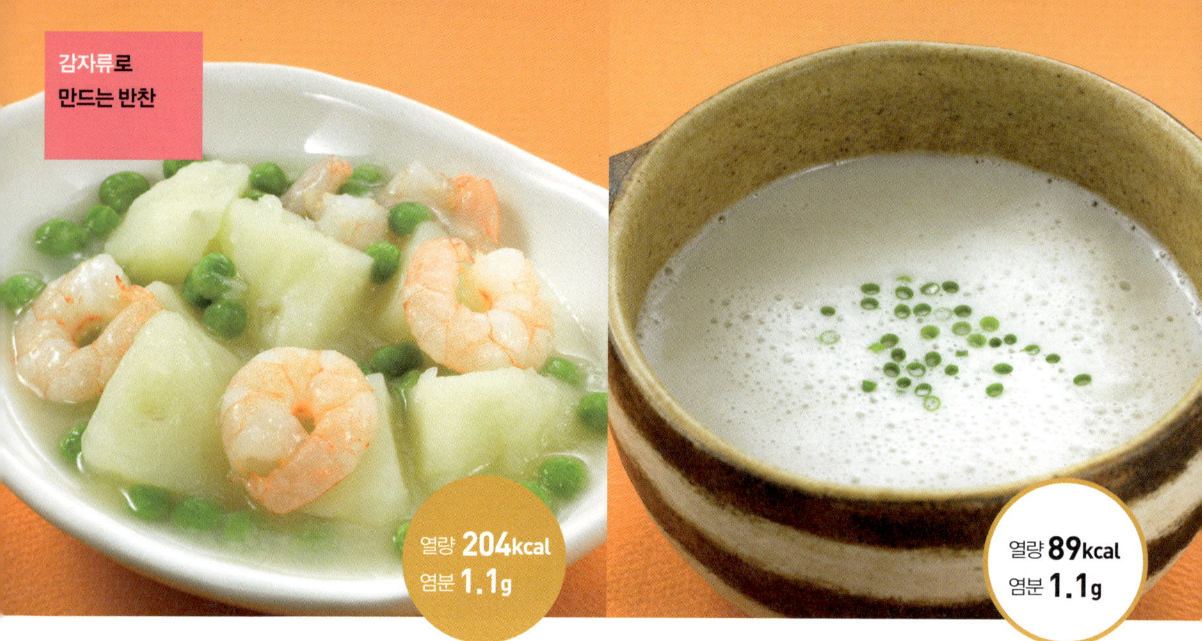

감자 새우 조림

재료(1인분)

깐 새우 작은 것 10마리, 소금 조금, 청주 1큰술, 감자 1개, 맛국물 125㎖, 완두콩 25g, 소금 $\frac{1}{5}$ 작은술, 조미술 $\frac{3}{4}$ 큰술, A(녹말가루 $\frac{1}{2}$ 큰술, 물 1큰술)

이렇게 만드세요

❶ 깐 새우는 소금을 조금 뿌려서 문질러 씻고 물로 깨끗이 헹군다. 물기를 빼고 청주 $\frac{1}{2}$ 큰술을 뿌려 둔다.

❷ 감자는 껍질을 벗기고 6~8등분한다.

❸ 냄비에 ❷의 감자와 맛국물을 넣고 가열한다.

❹ ❸의 감자가 다 익으면 새우와 완두콩, 남은 청주를 넣고 한소끔 끓인다.

❺ ❹에 소금과 조미술을 넣고 5분 정도 더 끓인 후 녹말물(A)을 넣어 걸쭉해질 때까지 조린다.

토란 수프

재료(1인분)

토란 1개, 양파 $\frac{1}{8}$ 개, 셀러리 $\frac{1}{8}$ 대, 두유 $\frac{1}{2}$ 컵, 맛국물 $\frac{3}{4}$ 컵, 월계수잎 $\frac{1}{2}$ 장, 소금 $\frac{1}{5}$ 작은술, 후추 조금, 실파 조금

이렇게 만드세요

❶ 토란은 깨끗이 씻어 껍질을 벗기고 4등분한다.

❷ 양파와 셀러리는 다진다.

❸ 냄비에 맛국물과 ❶, ❷, 월계수잎을 넣고 끓인다. 끓으면 불을 약하게 줄이고 토란이 푹 익을 때까지 15~20분간 가열한다.

❹ ❸을 국물과 함께 푸드프로세서나 믹서에 붓고 두유를 넣어 곱게 간다.

❺ ❹를 냄비에 옮겨 한소끔 끓인 후 소금과 후추로 간을 한다. 그릇에 담고 송송 썬 실파를 위에 뿌린다.

토마토의 신맛이 산뜻한

동아 토마토 돼지고기 조림

재료(1인분)

동아 80g, 돼지고기(얇게 썬 것) 40g, 청주 1큰술, 토마토 $\frac{1}{2}$ 개, 소금 $\frac{2}{3}$ 작은술, 후추 조금

이렇게 만드세요

❶ 동아는 껍질을 얇게 벗기고 폭 5cm, 두께 1cm로 썬다. 토마토는 옆으로 반 갈라 5mm 폭으로 썬다. 돼지고기는 한입 크기로 썰어 청주 $\frac{1}{2}$ 큰술을 뿌려둔다. ❷ 냄비에 물 1.5컵을 넣고 끓여서 ❶의 동아를 익힌다. 끓으면 토마토, 돼지고기, 남은 청주를 넣고 다시 끓으면 불을 약하게 줄여서 동아가 투명하게 익을 때까지 10분 정도 더 조린다. ❸ 소금과 후추로 간을 하고 그릇에 담는다.

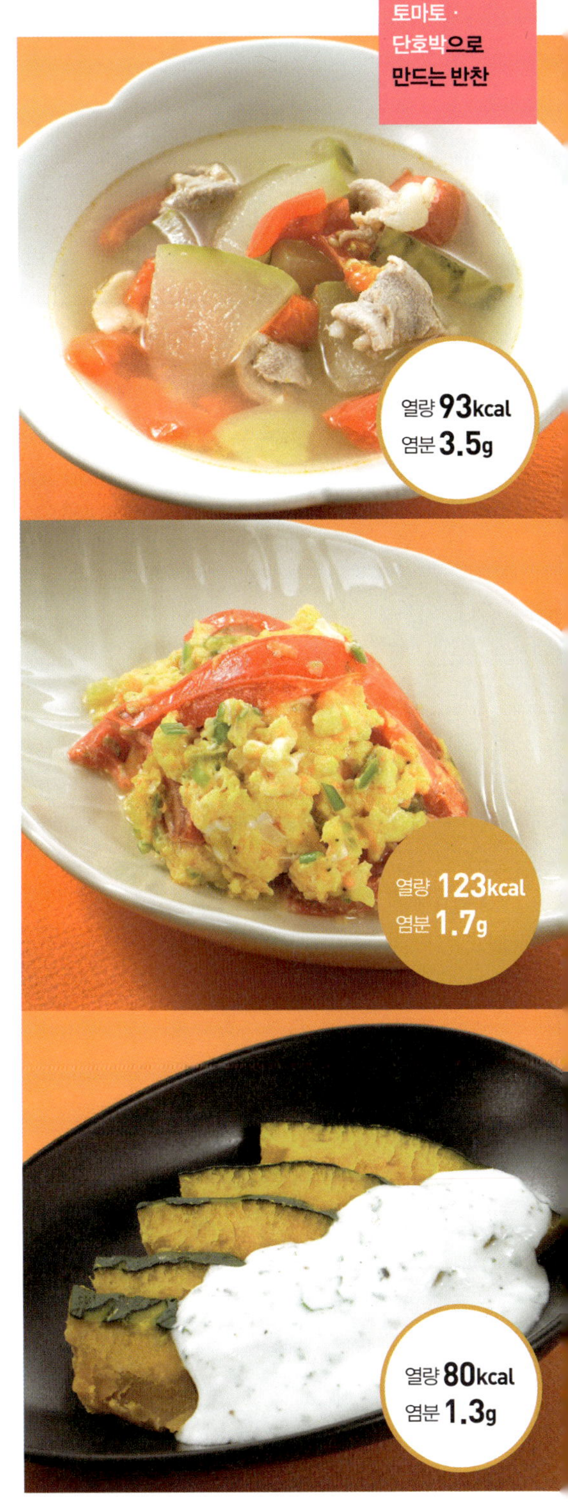

열량 **93kcal**
염분 **3.5g**

열량 **123kcal**
염분 **1.7g**

열량 **80kcal**
염분 **1.3g**

색다른 맛을 간편하게 즐기는

토마토 달걀볶음

재료(1인분)

토마토 작은 것 1개, 달걀 1개, 대파(다진 것) 1큰술, 올리브기름 1작은 술 조금 더 되게, 소금 · 후추 각 적당량

이렇게 만드세요

❶ 토마토는 반으로 잘라 1.5cm 폭으로 썬다. ❷ 달걀은 풀어서 소금과 후추를 조금 넣고 잘 섞는다. ❸ 달군 팬에 올리브기름을 두르고 대파를 볶다가 향이 나기 시작하면 ❶의 토마토를 넣어 볶는다. ❹ 토마토가 어느 정도 으깨지면 소금과 후추로 간을 하고, ❷의 달걀물을 넣어 재빨리 뒤적여준다. ❺ 달걀이 익으면 그릇에 담는다.

만들기 간편하고 맛도 좋은

요구르트드레싱 단호박찜

재료(1인분)

단호박 100g, A(요구르트 $\frac{1}{4}$ 컵, 파슬리(다진 것) 조금, 소금 $\frac{1}{4}$ 작은술, 후추 조금)

이렇게 만드세요

❶ 단호박은 길게 썰어 찜통에 푹 찌거나 전자레인지에서 익힌다(500W인 경우 2~3분). ❷ A를 잘 섞어 드레싱을 만든다. ❸ ❶의 단호박을 그릇에 담고 ❷의 요구르트 드레싱을 끼얹는다.

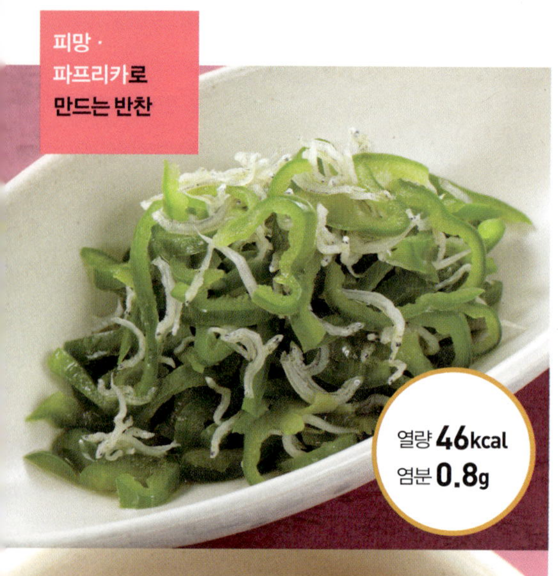

열량 **46**kcal
염분 **0.8**g

맛있게 칼슘을 섭취하는
피망 멸치 볶음

재료(1인분)

피망 1개, 잔멸치 1큰술, 올리브기름 1작은술, A(청주 1작은술,
저염 간장 $\frac{1}{2}$작은술)

이렇게 만드세요

❶ 피망은 꼭지와 씨를 제거하고 채 썬다.

❷ 달군 팬에 올리브기름을 두르고 피망을 볶는다.
피망의 색이 선명해지면 잔멸치를 넣고 가볍게 볶
은 후 A를 넣어 버무린다.

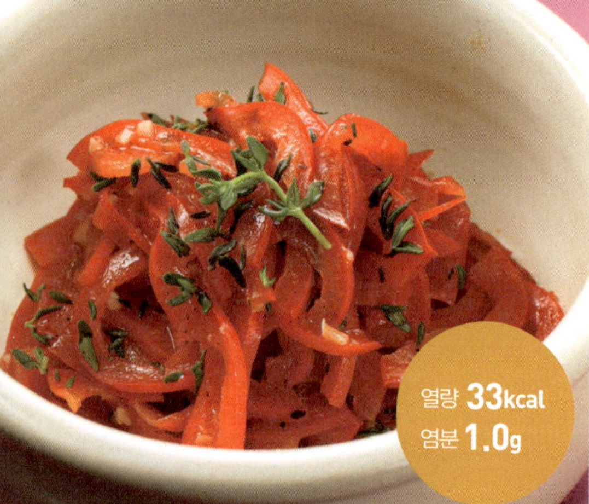

열량 **33**kcal
염분 **1.0**g

마늘과 타임의 향기를 즐기는
따뜻한 파프리카 샐러드

재료(1인분)

파프리카(빨강) $\frac{1}{2}$ 개, 마늘(다진 것) $\frac{1}{2}$ 작은술, 올리브기름 1작
은술, A[타임잎(생것) $\frac{1}{3}$ 작은술, 식초 1작은술, 소금 $\frac{1}{5}$ 작은술,
후추 조금]

이렇게 만드세요

❶ 파프리카는 길이로 반 갈라 씨를 빼고 다시 가로
방향으로 2mm 폭으로 썬다.

❷ 팬에 올리브기름과 마늘을 넣고 가열한다. 향이
나기 시작하면 파프리카를 넣어 볶는다.

❸ 파프리카가 나른하게 익으면 불을 끄고 A를 넣어
간을 한다.

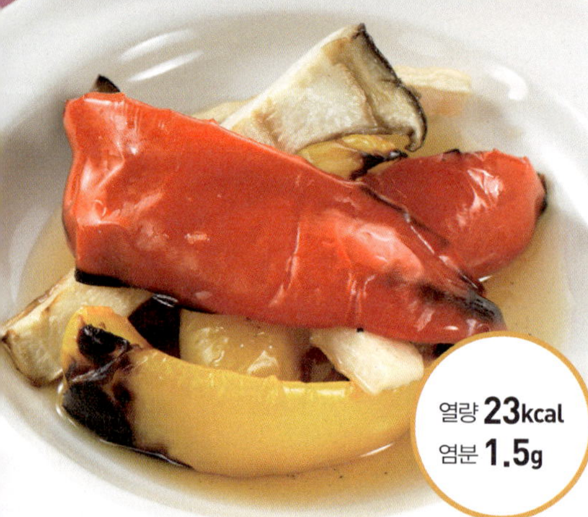

열량 **23**kcal
염분 **1.5**g

구워서 단맛을 낸
파프리카구이

재료(1인분)

파프리카(빨강, 노랑) $\frac{1}{4}$ 개씩, 새송이버섯 작은 것 1개, A(맛국
물 2큰술, 저염 간장 1큰술)

이렇게 만드세요

❶ 파프리카는 길이로 반 가른다. 새송이버섯은 길
이로 4등분하고 너무 길면 반 자른다. 파프리카
와 새송이버섯을 석쇠에 올려 굽는다.

❷ A를 섞어 ❶의 파프리카와 새송이버섯을 15~20
분간 재운 후 그릇에 담는다.

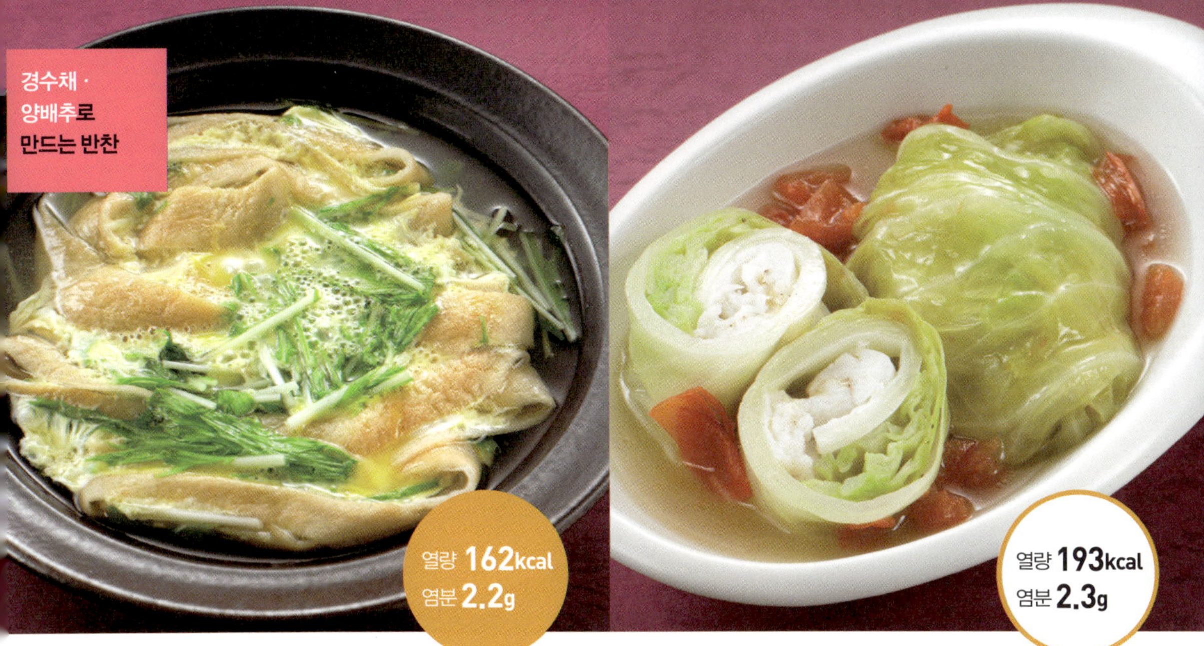

경수채 밀경단 달걀찜

재료(1인분)

경수채 30g, 밀경단 $\frac{1}{2}$ 장, 달걀 1개, A(맛국물 $\frac{3}{4}$ 컵, 간장 2작은술, 청주 $\frac{1}{2}$ 큰술, 조미술 $\frac{1}{2}$ 큰술)

이렇게 만드세요

❶ 경수채는 깨끗이 씻어 3cm 길이로 썬다.

❷ 밀경단은 물에 담가 불린 후 물기를 짜고 8mm 폭으로 썬다.

❸ 작은 냄비에 A를 넣고 가열한다. 끓으면 ❶의 경수채와 ❷의 밀경단을 넣고 한소끔 끓인다.

❹ 달걀을 풀어 ❸에 흘려 넣고 뚜껑을 덮은 후 불을 끈다. 잠시 그대로 두었다가 그릇에 담는다.

✻ 냄비 속 재료 위에 직접 덮어 사용하는 평평한 뚜껑으로, 수분 증발을 막아 적은 국물로도 재료를 고르게 익히는 데 쓰인다.

흰살생선 양배추말이 토마토 조림

재료(1인분)

가자미(포를 뜬 것) 80g, 소금 · 후추 조금씩, 백포도주 $\frac{1}{2}$ 큰술, 양배추 2장, 토마토 $\frac{1}{2}$ 개, 천연치즈 15g, 타임(건조) 조금, A[물 1컵, 고형 수프 $\frac{1}{4}$ 개, 백포도주 25㎖, 월계수잎 $\frac{1}{2}$ 장, 로즈메리(생것) 1줄기], 소금 조금

이렇게 만드세요

❶ 가자미포에 소금과 후추, 백포도주를 뿌린 후 길게 반으로 썬다.

❷ 치즈는 길게 반으로 갈라 하나씩 가자미포에 올리고 둥글게 만다.

❸ 양배추는 데친 후 단단한 심 부분을 도려낸다.

❹ 데친 양배추를 펼쳐서 ❷를 올리고 타임을 뿌린 후 둥글게 만다.

❺ 토마토는 끓는 물에 살짝 데쳐 껍질을 벗기고 1cm 크기로 깍둑썰기 한다.

❻ 냄비에 A를 넣고 가열한다. 끓으면 ❹와 ❺, 소금을 조금 넣고 누름뚜껑✻을 덮어 15분간 조린다.

❼ 냄비에서 월계수잎과 로즈메리를 꺼내고 국물과 함께 그릇에 담는다.

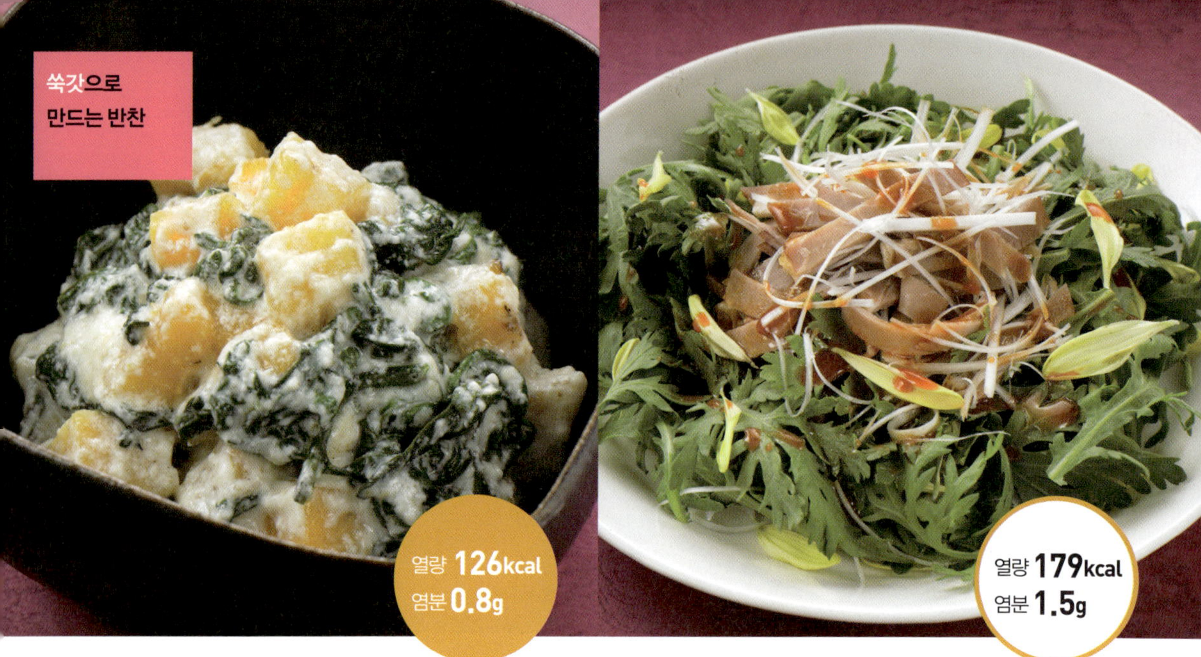

비타민이 풍부한

두부소스 감 쑥갓 무침

재료(1인분)

감 50g, 쑥갓 50g, 두부(찌개용) 70g, 호두 2개, A[깨(간 것) 1작은술, 소금 조금, 저염 간장 $\frac{1}{4}$ 작은술]

이렇게 만드세요

❶ 두부는 끓는 물에 데친 후 물기를 빼고 식힌다.

❷ 볼에 ❶의 두부를 담아 거품기로 저어 으깬다. 부드러운 크림 상태가 되면 A를 넣고 잘 섞은 후 냉장고에서 차게 식힌다.

❸ 감은 껍질을 벗기고 7mm 크기로 깍둑썰기 한다. 쑥갓은 잎 부분만 데친 후 물기를 빼고 3cm 길이로 썬다. 호두는 굵게 다진다.

❹ 먹기 바로 전에 ❷의 두부 소스로 ❸을 버무린다.

국화의 향기 성분까지 섭취하는

쑥갓 국화 샐러드

재료(1인분)

쑥갓 80g, 국화꽃 1개, 구운 돼지고기* 20g, 대파 10g, A(고추장 1작은술, 맛국물 1작은술, 참기름 $\frac{1}{2}$ 작은술, 청주 1작은술, 식초 1작은술)

이렇게 만드세요

❶ 쑥갓은 잎만 물에 씻어 4~5cm 길이로 썬다. 국화는 꽃잎을 따서 물에 씻고 썰어놓은 쑥갓과 섞어 물기를 뺀다.

❷ 구운 돼지고기는 둥글고 얇게 썰고 다시 8mm 폭으로 채 썬다.

❸ 대파는 흰 부분만 채 썰어 물에 담근다. 아삭해지면 건져서 물기를 뺀다.

❹ 그릇에 ❶의 쑥갓과 국화를 담고 ❷의 구운 돼지고기를 얹는다. 그 위에 ❸의 대파를 올리고 A를 고루 섞어 끼얹는다.

* 돼지고기를 불이나 팬, 오븐 등에 직접 구워 익힌 요리.

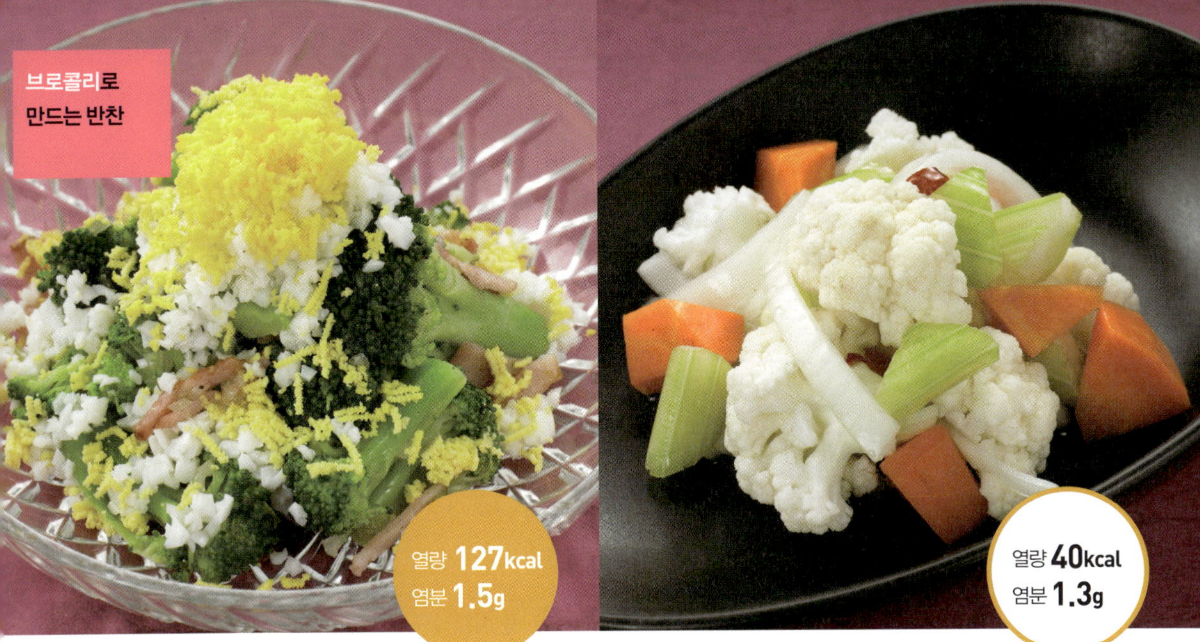

브로콜리 달걀 샐러드

재료(1인분)

브로콜리 50g, 베이컨 $\frac{1}{2}$ 장, 양파(다진 것) $\frac{1}{2}$ 큰술, 올리브기름 $\frac{1}{2}$ 큰술, 소금 $\frac{1}{4}$ 작은술, 후추 조금, 식초 $\frac{1}{2}$ 큰술, 삶은 달걀 $\frac{1}{2}$ 개 분량

이렇게 만드세요

❶ 브로콜리는 한입 크기로 송이를 나눈다. 끓는 물에 소금을 조금 넣고 살짝 데친 후 찬물에 헹궈 물기를 뺀다.

❷ 베이컨은 5mm 폭으로 썬다.

❸ 달군 팬에 올리브기름을 두르고 ❷의 베이컨과 양파를 넣어 볶는다. 재료가 나른해지면 소금과 후추로 간을 한다.

❹ ❸에 식초와 ❶의 브로콜리를 넣고 가볍게 볶는다.

❺ 삶은 달걀의 노른자는 으깨어 체에 내리고, 흰자는 잘게 다진다.

❻ 그릇에 ❹를 담고 위에 ❺의 흰자와 노른자를 차례로 올린다.

콜리플라워 피클

재료(1인분)

콜리플라워 50g, 양파 30g, 당근 30g, 셀러리 20g, A[식초 $1\frac{1}{2}$ 큰술, 맛국물 $1\frac{1}{4}$ 큰술, 소금 $\frac{1}{2}$ 작은술, 마른고추(송송 썬 것) 조금, 후추 조금]

이렇게 만드세요

❶ 콜리플라워는 한입 크기로 송이를 나누고 양파는 1cm 폭으로 썬다. 당근과 셀러리는 돌려가며 세모꼴로 작게 썬다.

❷ 볼에 A를 넣고 잘 섞어 드레싱을 만든다.

❸ ❷에 ❶의 양파, 당근, 콜리플라워를 넣고 잘 버무린다. 마지막에 셀러리를 넣고 한데 버무린 후 묵직한 접시 등으로 눌러 1~2시간 그대로 둔다. 냉장고에 보관하면 4~5일간은 맛있게 먹을 수 있다.

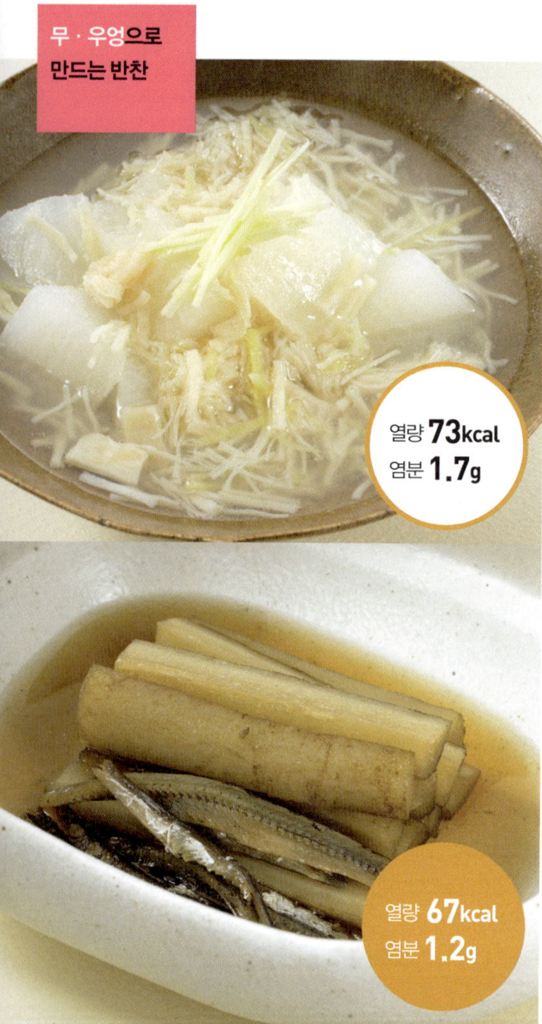

열량 **73**kcal
염분 **1.7**g

열량 **67**kcal
염분 **1.2**g

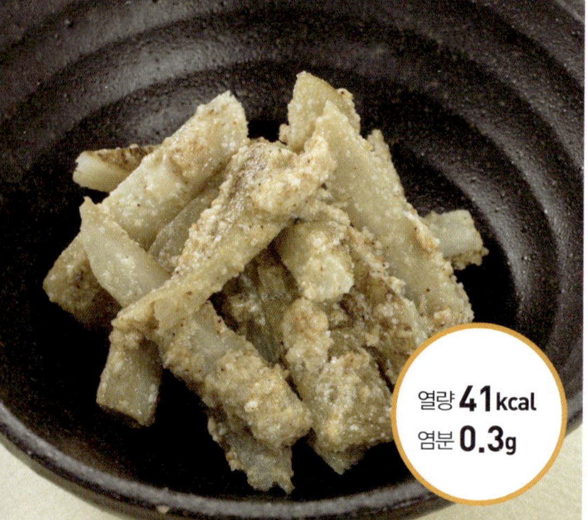

열량 **41**kcal
염분 **0.3**g

무가 제철인 겨울에 더 맛있는
무 가리비패주 조림

재료(1인분)

무 100g, 가리비패주(통조림) 3개, 통조림 국물 2큰술, 맛국물 1컵, 청주 1큰술, 저염 간장 1작은술, 소금 조금, 생강(채 썬 것) 조금

이렇게 만드세요

❶ 무는 껍질을 벗기고 길게 6등분하여 1cm 두께로 썬다. ❷ 냄비에 맛국물과 ❶의 무를 넣고 가열한다. 끓으면 가리비패주통조림 국물, 청주를 넣고 무가 투명하게 익을 때까지 중간 불에서 조린다. ❸ 패주의 살을 헤쳐 ❷에 넣고 저염 간장, 소금으로 간을 한다. 그릇에 담고 위에 생강 채 썬 것을 올린다.

씹을수록 맛이 나는
우엉조림

재료(1인분)

우엉 30g, 멸치 7마리, A(청주 1큰술, 간장 $\frac{1}{2}$ 큰술, 조미술 1큰술), 소금 조금

이렇게 만드세요

❶ 우엉은 껍질째 깨끗이 씻어 5cm 길이로 자른다. 너무 굵으면 길게 2~4등분한다. 멸치는 머리와 내장을 제거한다. ❷ 냄비에 물 $\frac{3}{4}$컵과 ❶의 우엉, 멸치를 넣고 가열한다. 끓으면 중간 불로 줄이고 10~20분간 더 조린다. ❸ 우엉이 부드럽게 익으면 A로 간을 한다. 싱거우면 소금을 조금 넣는다. ❹ 누름뚜껑을 덮어 맛이 깊이 배도록 약한 불에서 7~8분간 은근히 조린다.

깨의 고소한 맛과 향이 그만인
우엉 깨초무침

재료(1인분)

우엉 30g, 흰깨 1작은술, A(식초 $\frac{1}{2}$ 작은술, 청주 $\frac{1}{2}$ 작은술, 저염 간장 $\frac{1}{2}$ 작은술, 맛국물 1~2큰술, 소금 조금)

이렇게 만드세요

❶ 우엉은 껍질째 깨끗이 씻은 후 돌려가며 4cm 길이의 긴 세모꼴로 썬다. 식초를 넣은 물에 잠시 담갔다가 헹구어 부드럽게 삶는다. ❷ 흰깨는 볶아서 양념절구에 넣고 빻는다. 여기에 A를 순서대로 넣고 섞어서 무침장을 만든다. ❸ ❶의 우엉을 ❷로 버무린다.

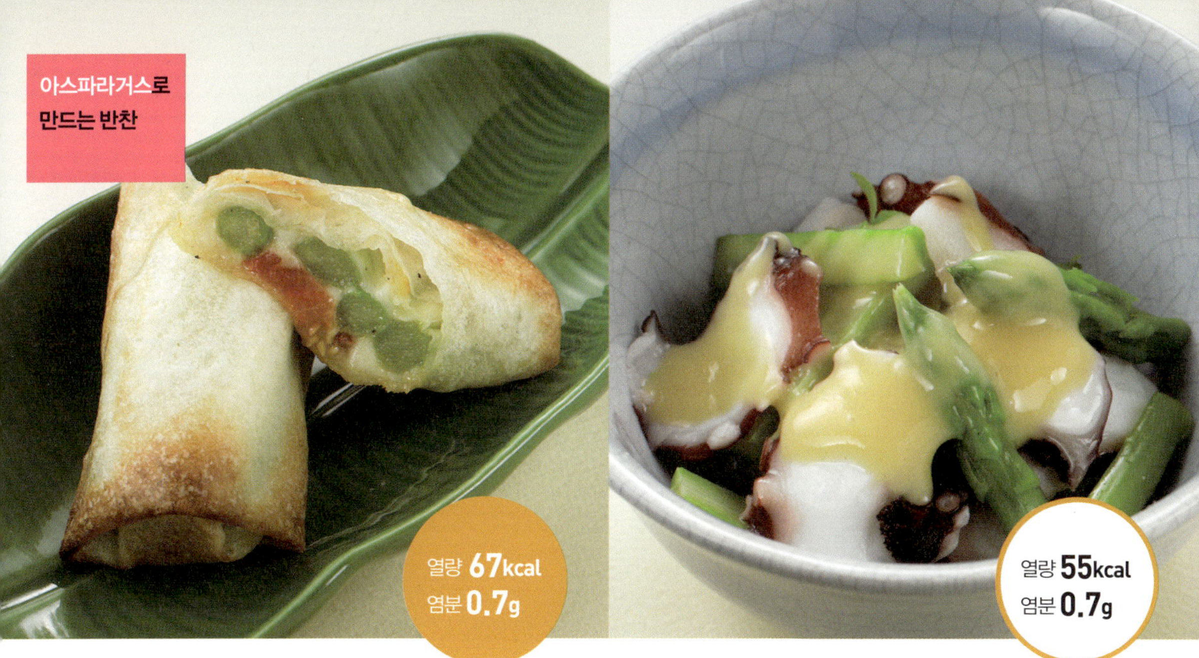

적은 양으로 포만감을 주는

아스파라거스 모차렐라치즈말이

재료(1인분)

그린아스파라거스 2줄기, 모차렐라 치즈 25g, 춘권피 1장, 방울토마토 1개, 바질잎 2장, 소금 · 후추 조금씩, 올리브기름 적당량, 밀가루 적당량

이렇게 만드세요

❶ 아스파라거스는 뿌리 쪽의 단단한 부분을 잘라낸다. 색이 선명해지도록 데친 후 길이를 반 자른다.

❷ 치즈와 방울토마토는 가로로 잘라 4등분한다.

❸ 춘권피를 펼쳐서 마름모꼴이 되게 놓는다. 앞쪽 $\frac{1}{3}$ 부분에 가로로 바질잎, 방울토마토, 치즈 절반 분량, 아스파라거스를 차례로 놓고 소금과 후추를 뿌린 후 남은 치즈를 올려 둥글게 만다. 물로 되직하게 갠 밀가루를 춘권피 끝 부분에 발라 붙인다.

❹ 둥글게 만 춘권피에 올리브기름을 고루 바르고 180℃의 오븐에서 갈색이 나도록 굽는다.

❺ ❹를 어슷하게 반으로 썰어 그릇에 담는다.

문어의 풍부한 타우린을 섭취하는

아스파라거스 문어 겨자초무침

재료(1인분)

그린아스파라거스 2줄기, 삶은 문어 30g, A(맛국물 1작은술, 식초 $\frac{1}{2}$ 큰술, 저염 미소된장 $\frac{1}{2}$ 큰술, 연겨자 $\frac{1}{2}$ 작은술)

이렇게 만드세요

❶ 아스파라거스는 뿌리 쪽의 단단한 부분을 잘라낸다. 끓는 물에 소금을 조금 넣고 살짝 데친 후 찬물에 헹구어 3cm 길이로 썬다.

❷ 문어는 얇게 저며 썬다.

❸ 볼에 A를 넣고 고루 섞어 무침장을 만든다.

❹ ❶의 아스파라거스와 ❷의 문어를 섞어 그릇에 담고 ❸으로 버무린다.

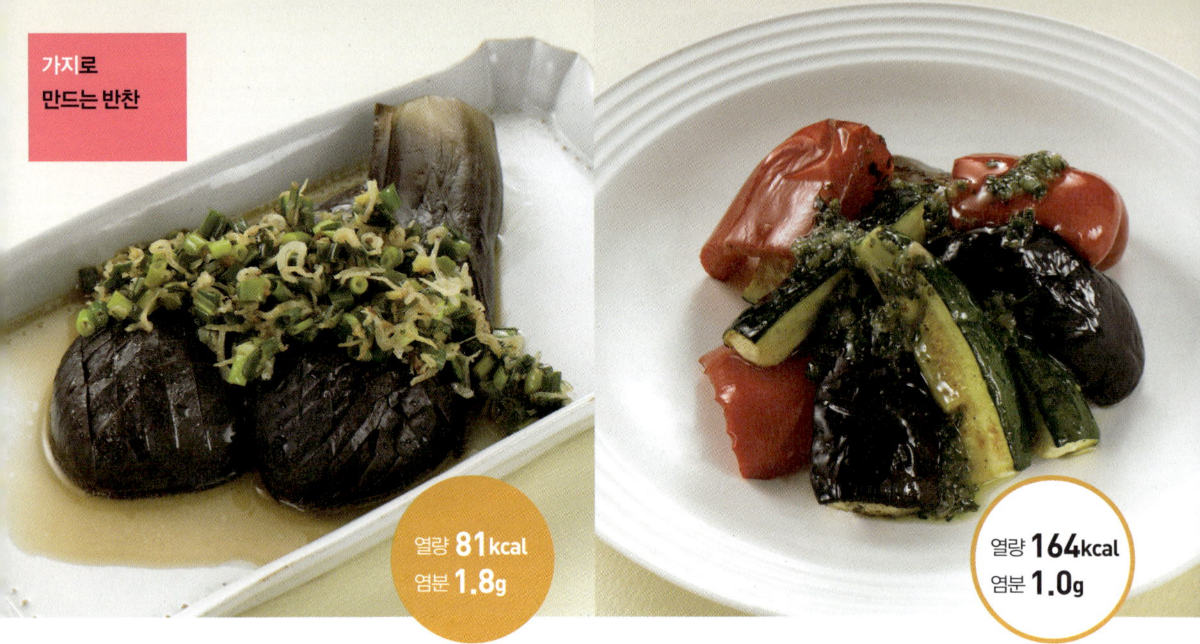

열량 **81**kcal
염분 **1.8g**

열량 **164**kcal
염분 **1.0g**

잔멸치로 칼슘을 섭취하는
멸치소스 가지찜

재료(1인분)

가지 1개, 잔멸치 1큰술, 다진 생강 6g, 올리브기름 $\frac{1}{2}$ 큰술,
A(식초 2작은술, 저염 간장 $\frac{1}{2}$ 큰술, 청주 $\frac{1}{2}$ 큰술), 실파(송송
썬 것) 10g

이렇게 만드세요

❶ 가지는 길게 반 갈라 겉면에 5mm 폭으로 어슷
하게 칼집을 넣는다.

❷ 표면이 코팅 처리된 프라이팬에 가지를 나란히
놓고 물 2큰술을 넣어 뚜껑을 덮고 중간 불에서
가열한다. 끓으면 불을 약하게 줄여서 부드럽게
익힌 후 그릇에 담는다.

❸ 달군 팬에 올리브기름을 두르고 잔멸치와 생강
을 넣어 볶는다. 조금 노릇해지면 A를 넣어 크
게 한번 섞어준 후 불을 끄고 실파 썬 것을 넣어
다시 섞는다.

❹ ❷의 가지에 ❸의 소스를 부어준다.

채소의 풍부한 단맛을 즐기는
안초비드레싱
가지 주키니호박 오븐구이

재료(1인분)

가지 1개, 주키니호박 $\frac{1}{4}$ 개, 파프리카(빨강) $\frac{1}{4}$ 개, 소금 · 후추
조금씩, 올리브기름 $\frac{1}{2}$ 큰술, 안초비 *2장, A[양파(강판에 간
것) $\frac{1}{2}$ 큰술, 레몬즙 1큰술, 검은 후추 · 소금 조금씩, 허브(파슬
리, 바질, 처빌 등을 다진 것) 1작은술, 올리브기름 1큰술]

이렇게 만드세요

❶ 가지와 주키니호박은 길게 4등분하고 다시 길
이를 반으로 썬다. 파프리카도 길이를 반으로
썬다.

❷ 볼에 ❶의 채소를 담고 소금, 후추, 올리브기름
을 넣어 고루 버무린다.

❸ ❷를 오븐용 팬에 늘어놓고 180℃의 오븐에서
15분간 굽는다.

❹ 볼에 A와 곱게 다진 안초비를 넣고 잘 섞어서
드레싱을 만든다.

❺ ❸의 구운 채소에 ❹의 안초비드레싱을 뿌린다.

* 지중해산 멸치류를 소금에 절여 발효 · 숙성한 것으로, 짭짤한 감
칠맛이 특징인 저장식품.

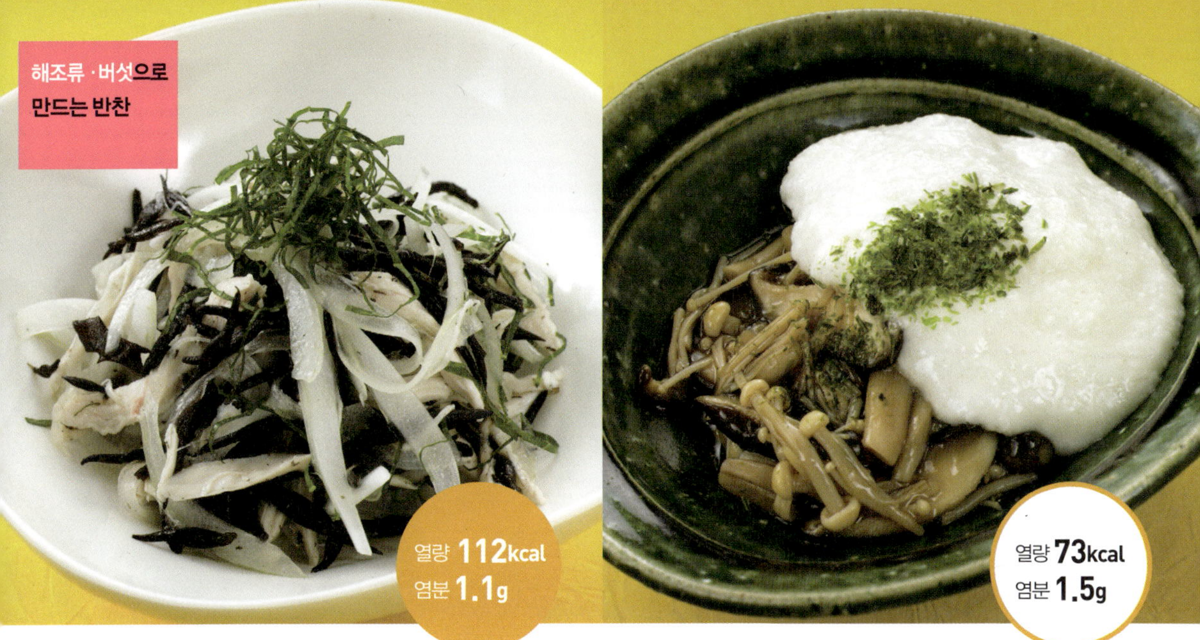

아삭거리는 식감이 일품인

톳 양파 닭고기 샐러드

재료(1인분)

톳(건조) 2.5g, 닭고기 안심살 1개, 청주 1큰술, 소금 조금, 양파 30g, A(청주 $\frac{1}{2}$ 큰술, 올리브기름 $\frac{1}{2}$ 큰술, 맛국물 1큰술, 소금 조금, 저염 간장 $\frac{1}{2}$ 작은술), 푸른차조기 2장

이렇게 만드세요

❶ 톳은 큰 그릇에 담아 물을 넉넉히 붓고 20~30분간 불린다. 불린 톳은 끓는 물에 30초간 데친 후 가볍게 헹구고 체에 밭쳐 물기를 뺀다.

❷ 닭고기는 물로 씻고 청주와 소금을 뿌려 팬에서 찌듯이 굽는다. 식으면 가늘게 찢어놓는다.

❸ 양파는 얇게 썰고 푸른차조기는 채 썰어 물에 헹군 후 물기를 뺀다.

❹ 볼에 A를 넣고 고루 섞는다. 여기에 ❶, ❷, ❸(푸른차조기는 절반 분량)을 넣어 버무린 후 그릇에 담고 남은 푸른차조기를 위에 올린다.

가을 정취에 어울리는

마소스 버섯볶음

재료(1인분)

버섯(만가닥버섯, 팽이버섯, 표고버섯) 100g, A(맛국물 1$\frac{1}{2}$ 큰술, 간장 2작은술, 조미술 2작은술, 청주 $\frac{1}{2}$ 큰술), 마 30g, 파래김 조금

이렇게 만드세요

❶ 만가닥버섯과 팽이버섯은 밑동을 잘라내고 3~4cm 길이로 썬다. 표고버섯은 기둥을 떼고 얇게 썬다. 팽이버섯은 헤쳐놓는다.

❷ 냄비에 A를 넣고 가열한다. 끓으면 ❶의 버섯을 넣고 젓가락으로 뒤적여가며 물기가 없어질 때까지 볶아가며 조린다.

❸ 마는 껍질을 벗기고 식초를 넣는 물에 잠시 담갔다가 강판에 간다.

❹ ❷의 버섯을 그릇에 담고 위에 ❸의 마소스를 부은 후 파래김을 뿌린다.

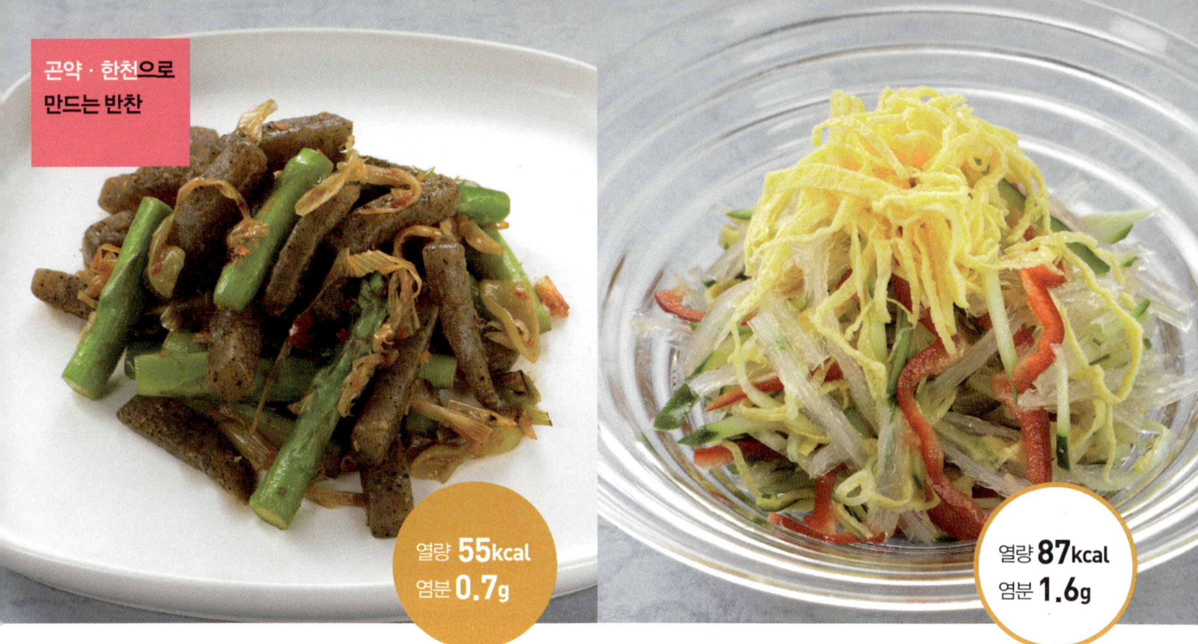

두반장으로 매콤하게 맛을 낸

곤약 아스파라거스 볶음

재료(1인분)

곤약 $\frac{1}{4}$ 장(60g), 그린아스파라거스 50g, 대파 15g, 마른새우 $\frac{1}{2}$ 큰술, 올리브기름 1작은술, A(두반장 $\frac{1}{2}$ 작은술, 청주 1작은술, 간장 조금)

이렇게 만드세요

❶ 아스파라거스는 4cm 길이로 썬다. 곤약은 같은 길이로 잘라 아스파라거스보다 가늘게 썰어 끓는 물에 데친 후 물기를 뺀다.

❷ 새우는 굵게 다지고 대파는 얇게 어슷썰기 한다.

❸ 달군 팬에 올리브기름을 두르고 ❶의 곤약을 넣어 볶는다. 곤약이 지글거리면 아스파라거스를 넣고 함께 볶는다.

❹ 아스파라거스의 색이 선명해지면 ❷의 새우와 대파, A를 넣고 함께 볶는다.

뒷맛이 깔끔한

실한천 샐러드

재료(1인분)

실한천 4g, 오이 $\frac{1}{4}$ 개, 홍피망 $\frac{1}{2}$ 개(약 10g), 달걀 $\frac{1}{2}$ 개 분량, 소금 조금, A(맛국물 1큰술, 저염 간장 $\frac{1}{2}$ 큰술, 설탕 $\frac{1}{4}$ 작은술, 참기름 $\frac{1}{4}$ 큰술)

이렇게 만드세요

❶ 실한천은 물에 담가 불린 후 3~4cm 길이로 썰어 물기를 뺀다. 오이는 3~4cm 길이로 채 썰고, 홍피망은 가로 방향으로 채 썰어 찬물에 담갔다가 물기를 뺀다.

❷ 달걀을 풀어 소금을 넣고 얇게 부쳐 4~5mm 폭으로 썬다.

❸ 볼에 A를 넣고 고루 섞는다. 여기에 ❶의 실한천, 오이, 홍피망을 넣어 버무린 후 그릇에 담고 ❷의 달걀지단을 올린다.

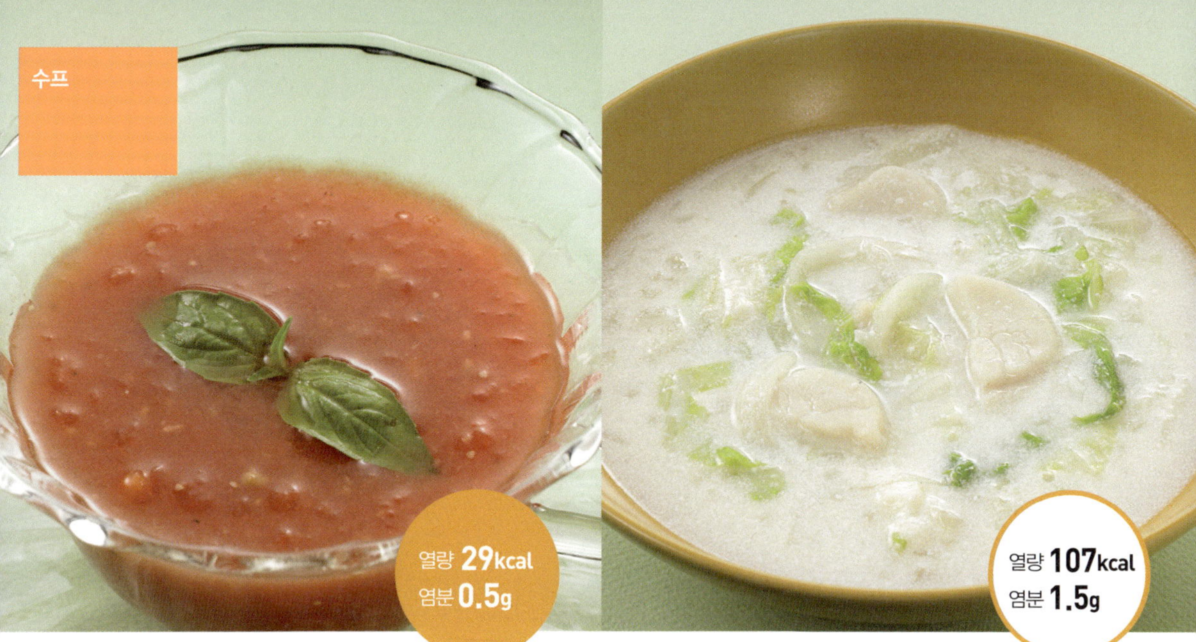

토마토의 영양을 고스란히 담은
토마토 냉수프

재료(1인분)

토마토(완숙) 150g, 소금·후추 조금씩, 바질 2~3장

이렇게 만드세요

❶ 토마토는 끓는 물에 살짝 데쳐 껍질을 벗기고 꼭지를 뗀 후 큼직하게 썬다.

❷ 푸드프로세서나 믹서에 ❶의 토마토를 갈아 냄비에 담는다. 소금과 후추로 간을 하고 한소끔 끓인다.

❸ ❷를 냄비째 찬물에 담가 한 김 식힌 후 바질의 절반 분량을 넣어 향을 낸다.

❹ 냄비를 얼음물에 담갔다가 차가워지면 그릇에 수프를 담고 남은 바질잎으로 장식한다.

지방이 적은 두유로 만든
배추 가리비패주 크림수프

재료(1인분)

배추 50g, 가리비패주 3개, 양파(다진 것) 20g, 셀러리(다진 것) 10g, 맛국물 $\frac{1}{2}$ 컵, 두유 $\frac{1}{2}$ 컵, 소금 $\frac{1}{6}$ 작은술, 후추 조금, A(녹말가루 1작은술 조금 덜 되게, 물 2작은술)

이렇게 만드세요

❶ 배추는 줄기와 잎을 나눈다. 줄기는 세로로 3cm 길이로 얇게 썰고 잎은 1cm 폭으로 썬다.

❷ 가리비패주는 반으로 썬다.

❸ 냄비에 맛국물, 양파와 셀러리 다진 것, 배추의 줄기를 넣고 가열한다. 끓으면 불을 약하게 줄인다.

❹ ❸의 채소가 부드럽게 익으면 배추의 잎을 넣는다. 잎의 색이 선명해지면 ❷의 가리비패주와 두유를 넣고 소금과 후추로 간을 한다.

❺ ❹에 녹말물(A)을 흘려 넣고 걸쭉해질 때까지 끓인다.

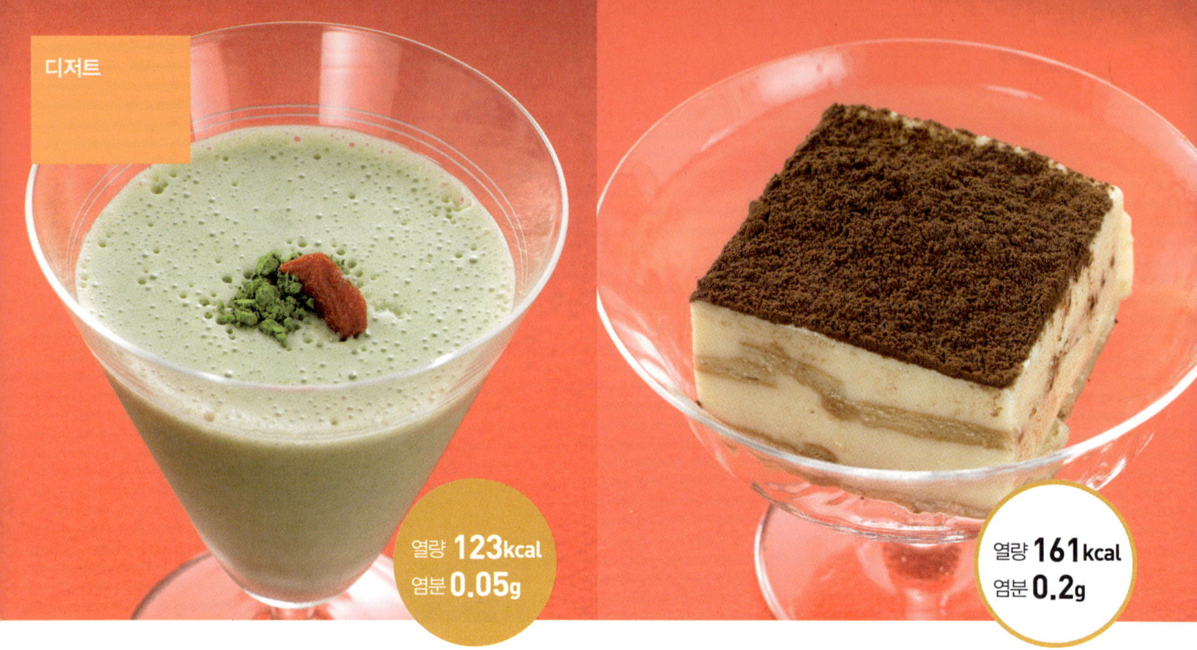

열량 **123**kcal
염분 **0.05**g

열량 **161**kcal
염분 **0.2**g

두유로 만든 저지방 디저트
녹차 바바루아*

재료(2인분)

두유 1컵, 말차 $\frac{1}{2}$ 큰술, 가루 젤라틴 2g, 달걀노른자 $\frac{1}{2}$ 개 분량, 달걀흰자 $\frac{1}{2}$ 개 분량, 설탕 2큰술, 구기자 4개

이렇게 만드세요

❶ 물 2큰술에 가루 젤라틴을 풀어 중탕으로 녹인다. ❷ 말차는 뜨거운 물 $\frac{1}{2}$ 컵에 녹이고 거품기로 잘 저어 거품을 낸다.

❸ 달걀노른자에 설탕 2작은술을 넣고 거품기로 저어 크림 상태로 만든다. 다른 볼에 달걀흰자를 넣고 단단하게 거품을 낸 후 설탕 2작은술을 넣어 윤기 나는 머랭을 만든다.

❹ 냄비에 두유를 넣고 가열하면서 설탕 2작은술과 ❶의 젤라틴을 넣어 녹인다.

❺ ❹에 먼저 ❸의 달걀노른자를 넣고 섞어준 후 ❷의 말차를 넣고 다시 섞는다.

❻ 냄비 바닥을 찬물에 대고 식혀서 걸쭉해지면 ❸의 머랭을 넣고 섞는다.

❼ 그릇에 담아 식혀서 굳힌 후 말차 조금(분량 외)과 구기자를 위에 올린다.

두부로 만들어 열량이 낮은
두부 티라미스

재료(6개 분량)

두부(찌개용) 1모(300g), 가루 젤라틴 5g, 달걀노른자 1개 분량, 메이플시럽 5큰술, 바닐라에센스 조금, 인스턴트커피 $\frac{1}{2}$ 큰술, 쿠키(담백한 것) 10개, 코코아 적당량

이렇게 만드세요

❶ 물 $\frac{1}{4}$ 컵에 가루 젤라틴을 풀어 중탕으로 녹인다.

❷ 볼에 두부를 넣고 거품기로 잘 저어 곱게 으깬다.

❸ 다른 볼에 달걀노른자와 메이플시럽을 넣고 거품기로 저어 크림 상태로 만든다.

❹ ❷에 ❶과 ❸, 바닐라에센스를 넣고 고루 섞는다.

❺ 쿠키를 잘게 부순다. 인스턴트커피를 물 $\frac{1}{2}$ 컵에 잘 녹여 쿠키 절반 분량에 부어 적신다.

❻ 틀(8cm×15cm×5cm 정도)에 ❺의 쿠키를 깔고 그 위에 ❹의 절반 분량을 담는다. 남은 쿠키를 ❺의 커피액에 적셔 그 위에 깔고 다시 그 위에 ❹의 나머지를 담는다.

❼ 냉장고에서 식힌 후 굳으면 위에 코코아를 뿌리고 6등분한다.

* 우유, 달걀, 설탕으로 만든 커스터드에 젤라틴과 생크림을 더해 굳힌 프랑스식 디저트로, 녹차(말차)를 넣어 향과 색을 더한 차가운 과자.

외식을 할 때는 평소에 부족한 영양소를 보충한다

간 질환이 있는 사람은 밖에서 식사할 때 다음과 같은 점에 주의한다. 외식 메뉴로는 양질의 단백질을 얻을 수 있는 생선이나 닭고기 등으로 만든 음식을 고르되 맛이 순하고 담백한 것이 좋다. 여기에 반드시 샐러드 같은 채소 요리를 곁들여서 비타민과 미네랄도 섭취한다.

메뉴판에 열량이나 영양 성분이 표시되어 있으면 영양이 크게 치우치지 않도록 음식을 고를 수 있지만 그렇게 할 수 있는 식당은 많지 않다. 따라서 밖에서 식사를 할 때는 항상 '영양의 균형'을 생각해서 음식을 고르도록 한다. 예를 들어 외식할 때는 으레 채소를 잘 안 먹게 되니 처음부터 채소 샐러드를 함께 주문하거나 그조차 안 되면 채소 주스라도 마신다.

밖에서 먹는 음식은 대체로 염분 함량이 높다. 주문한 음식에는 간장이나 소스를 더 넣지 말고 국이나 면류의 국물도 다 마시지 않는 것이 좋다. 아예 주문할 때 조금 싱겁게 해달라거나 소스나 드레싱을 빼달라고 부탁하는 방법도 있다.

다음은 외식할 때 주로 고르는 메뉴와 먹을 때 주의할 점을 정리한 것이다.

● **덮밥이나 카레라이스 등의 일품요리**

샐러드나 나물, 초무침 등을 함께 먹는다. 덮밥은 의외로 밥의 양이 많으므로(200~250g 정도) 자신의 하루 섭취 열량에 맞춰 양을 줄여서 먹는다.

● **면류(국수나 우동)나 파스타 등**

탄수화물 섭취에 치우치기 쉽다. 식후에 요구르트나 채소 주스를 마셔 부족한 단백질과 비타민, 미네랄을 보충한다.

● **튀김정식**

튀김은 지방이 많으므로 되도록 먹지 않는 것이 좋지만 어쩌다 먹게 되었다면 밥의 양을 조금 줄인다. 또 튀김을 1~2개쯤 남기거나 튀김옷을 벗겨내고 먹어서 섭취 열량을 조절한다.

● **중화요리**

식재료를 기름에 한번 튀겨내어 만든 것이 많아 지방 섭취가 늘게 된다. 게다가 조리할 때 식물성 기름보다 돼지기름 같은 동물성 기름을 사용하는 경우도 많기 때문에 메뉴 선택이나 식사량에 신경을 써야 한다.

참여한 전문가들

●나가무라 요이치(長村 洋一) : 치바과학대학 교수

●와타나베 히로미쓰(渡辺 敦光) : 히로시마대학 명예교수

●무라카미 코타로(村上 光太郎) : 소조대학 약학부 교수

●다무라 테쓰히코(田村 哲彦) : 동의식치(東醫食治)연구회 회장

●야기 아키라(八木 晟) : 후쿠야마대학 명예교수

●야마자키 마사토시(山崎 正利) : 데쿄대학 약학부 교수

●모리 하루키(森 治樹) : 오기쿠보 위장클리닉 이사장

●구리하라 타케시(栗原 毅) : 도쿄여자의과대학 내과 교수

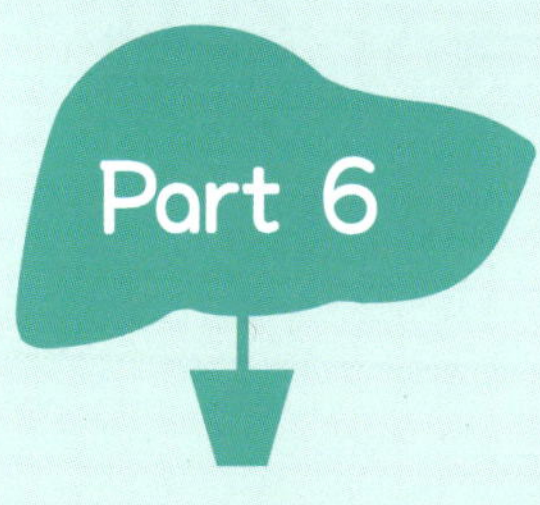

간을 회복시키는 특별 건강식

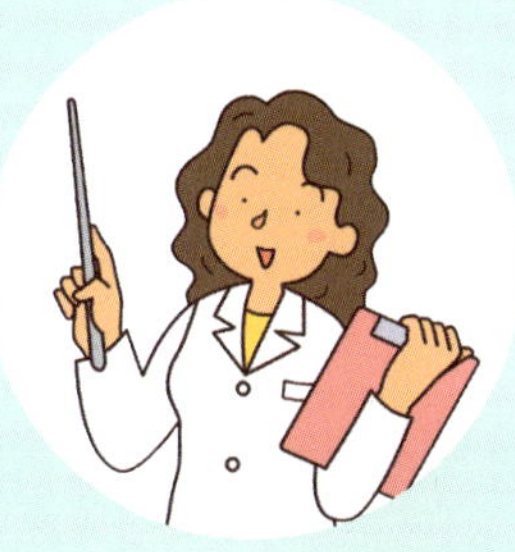

간 기능을 강회하고 지방 축적을 막는 식품 조합을 활용한 건강식을 소개한다.

현미 다시마 녹차 수프, 생청국장 된장, 푸른차조기 주스 등 기능별 건강식을 통해

간 회복을 돕는 식사의 원리와 실천 방법을 익힐 수 있다.

현미 다시마 녹차 수프

현미와 다시마, 녹차의 풍부한 영양 성분을 섭취한다

현미는 정제된 백미에는 없는 씨눈과 쌀겨에 풍부한 영양소가 있다. 그중 하나인 감마오리자놀(γ-oryzanol)은 항산화작용을 하는 식물성스테롤로, 일본에서는 고지질혈증 치료제로 쓰이고 있다. 현미에 함유된 비타민B₁은 에너지 생산에 관여하며 신경 전달 기능을 원활하게 한다. 비타민B₁이 결핍되면 신경계와 간, 신장의 기능이 약해지고 집중력과 체력이 떨어지며 심하면 각기병에 걸린다.

다시마를 우려낼 때 나오는 미끈거리는 점액은 수용성 식이섬유다. 식이섬유는 장에서 유해물질을 흡착하여 배설하고 가스의 발생을 막아 장을 건강하게 한다. 또 콜레스테롤의 흡수를 억제하여 혈중 콜레스테롤 수치를 낮추어준다. 다시마의 감칠맛을 내는 성분은 글루탐산이다. 글루탐산은 몸속에서 감마아미노낙산(Gamma Amino Butyric Acid)을 합성하여 신경전달물질로 기능하기 때문에 뇌졸중 같은 뇌 질환 치료에 도움이 된다.

녹차는 향기만 좋은 것이 아니라 비타민C와 카테킨(타닌의 일종) 등의 약효 성분도 풍부하다. 이들 성분은 항산화 및 변이원성*을 억제하는 작용을 한다.

*
DNA(유전자)에 변이를 일으키는 성질.

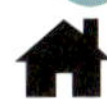

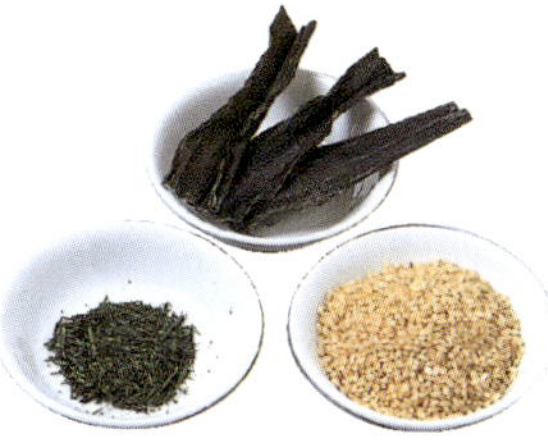

■ 재료

현미 100g (또는 쌀겨 40g이나 배아미 150g), 물 1ℓ, 다시마 적당량,
녹찻잎 2작은술, 간장 · 청주 조금씩

■ 이렇게 만드세요

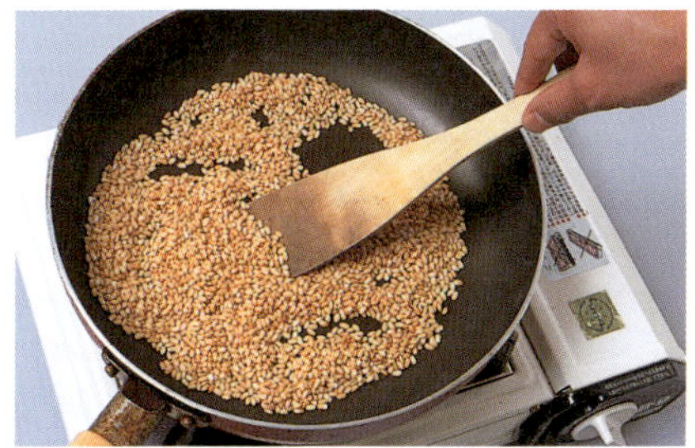

❶ 현미(또는 쌀겨나 배아미)를 약한 불에서
타지 않게 볶는다. 이때 사기로 된 냄비
를 사용하면 좋다.

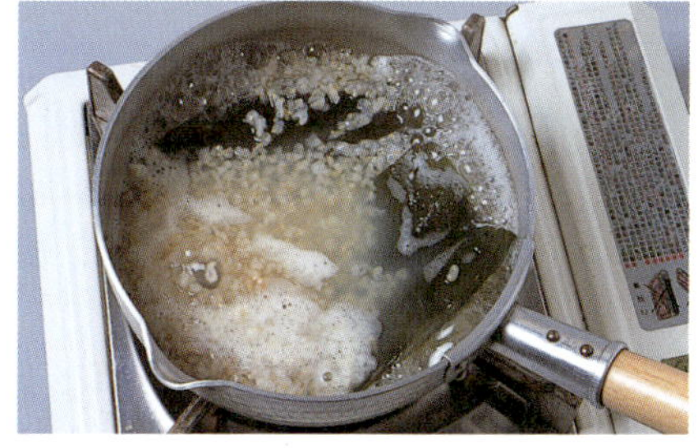

❷ 현미의 색이 진해지고 구수한 향이 나기
시작하면 물과 다시마를 넣고 약한 불에서
20분 정도 끓인다(현미 대신 쌀겨를 사용할
때는 가열 시간을 조금 줄인다).

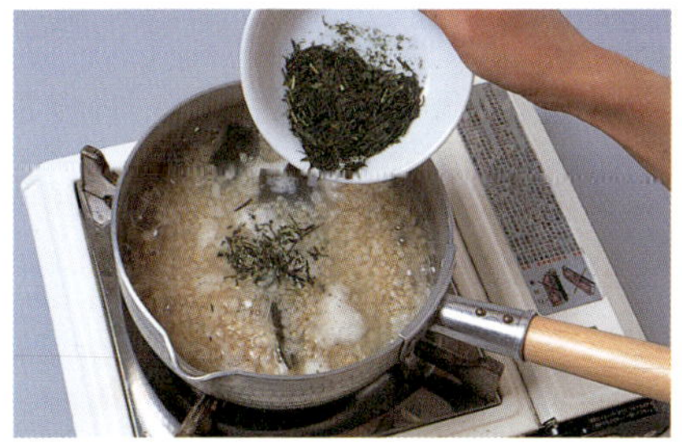

❸ 간장과 청주로 간을 한 후 녹찻잎을 넣고
불을 끈다.

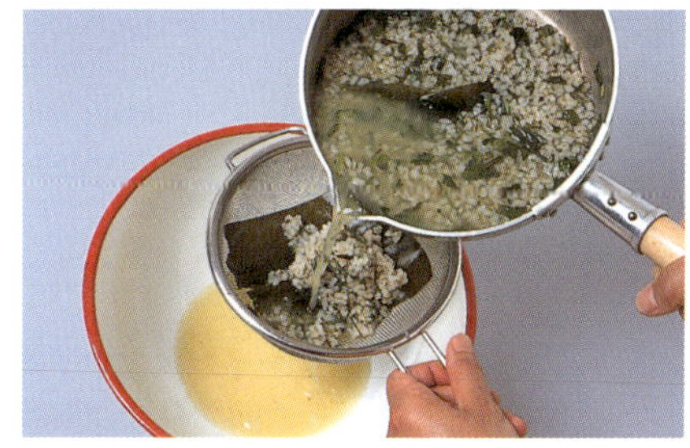

❹ ❸을 체에 거른다.

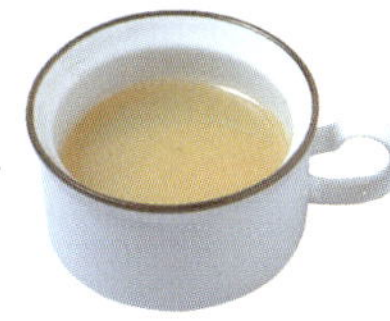

쌀겨는 되도록 갓 찧은 신선한 것을 구입한다. 완성된 수프는 냉장고에 보관하고
1~2일 안에 먹는다.

간 기능을 강화하고 간에 지방이 쌓이는 것을 막는다

'현미 다시마 녹차 수프'가 인체에 어떠한 생리적 효과를 미치는지 알아보고자 다음과 같은 실험을 했다. 한쪽 쥐에게는 현미 다시마 녹차 수프를 마시게 하고, 다른 쪽 쥐에게는 일반 사료를 먹인 후 사염화탄소(CCl_4)를 주사하여 급성간염을 일으켰다. 그 후에도 계속 원래 먹던 대로 먹이를 주면서 양쪽의 건강 상태를 살펴봤다.

그 결과 현미 다시마 녹차 수프를 마신 쥐는 일반 사료를 먹은 쥐에 비해 간 손상 정도가 훨씬 덜했다. 게다가 간 기능을 떨어뜨리는 과산화지질과 중성지방도 간에 잘 쌓이지 않았다. 이 실험으로 현미 다시마 녹차 수프에 간 기능을 강화하고 간에 지방이 잘 쌓이지 않게 하는 효능이 있음이 확인되었다.

맛있고 질 좋은 '다시마' 고르기

잘 말라 있고 두툼하며 향이 좋은 것을 고른다. 다시마는 색이 너무 검은 것보다 녹갈색을 띤 윤기 있는 검은색이 나는 것이 더 맛있다.

생청국장 된장

위암의 발생을 억제한다

된장은 암을 예방하는 효과가 있다. 이를 확인하기 위해 래트를 이용해 다음과 같은 실험을 했다. 래트를 네 그룹으로 나누고 강력한 발암물질인 MNNG를 4개월 간 투여했다. 그 기간에만 된장과 소금이 들어간 사료(농도는 그룹마다 다르다)를 주었다. 그 후 8개월간은 다시 일반 사료를 주었다.

1년 후 그룹별 위암 발생률을 조사한 결과 사료에 배합한 된장과 소금의 농도에 따라 위암의 발생률이 다르게 나타났다.

그룹	사료 내용	위암 발생률
그룹 A	된장 10% 배합	25%
그룹 B	된장 5% 배합	21%
그룹 C	염분 10% 배합	60%
그룹 D	염분 5% 배합	47%

암 발생률에 위의 전암 병변*을 추가한 결과 역시 위와 동일한 경향의 뚜렷한 차이를 보였다. 저염 된장을 사용한 같은 실험에서도 염분의 농도와 관계없이 된장을 배합한 사료를 먹은 래트는 위암의 발생률이 낮았

*
현재는 암이 아니지만 암으로 진행할 가능성이 있는 병변.

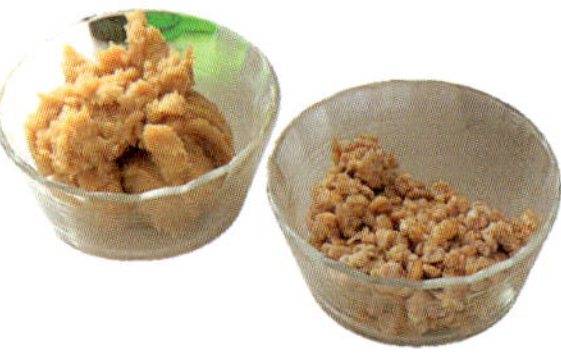

■ 재료

낫토 1팩(50g), 미소된장(낫토 양의 2배인 100g 정도), 청주 조금

■ 이렇게 만드세요

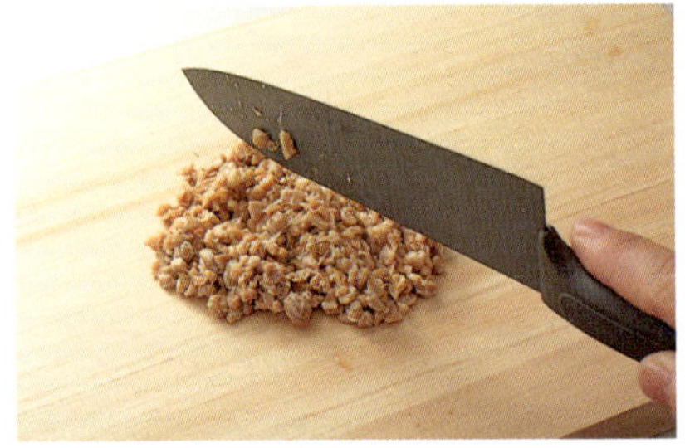

❶ 낫토는 칼로 잘게 썰고 다시 칼등으로 곱게 다진다.

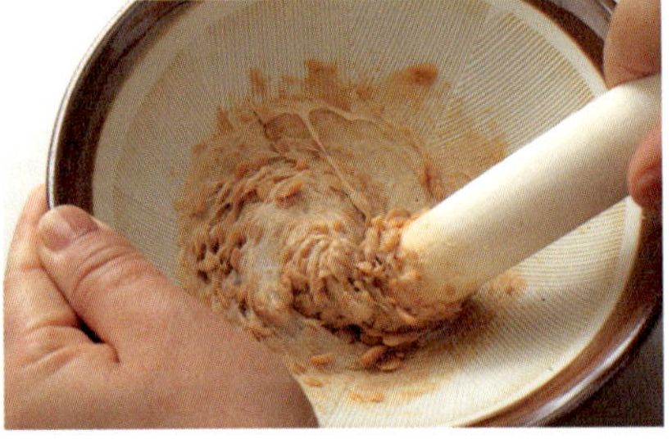

❷ ❶의 낫토를 양념절구에 담아 으깬다. 여기에 미소된장을 넣어 점성이 생길 때까지 곱게 간다.

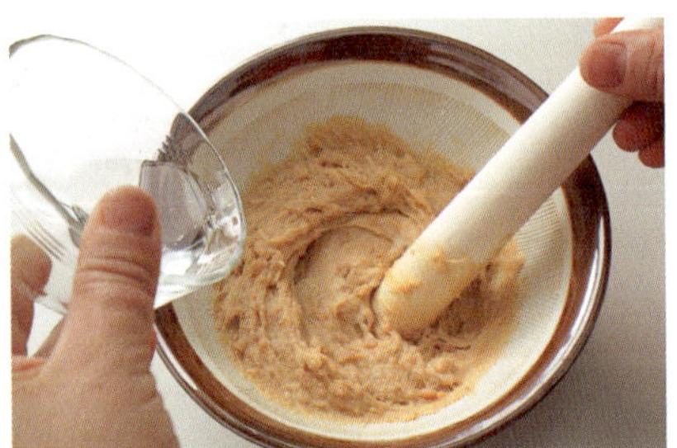

❸ ❷에 일본술을 넣는다.

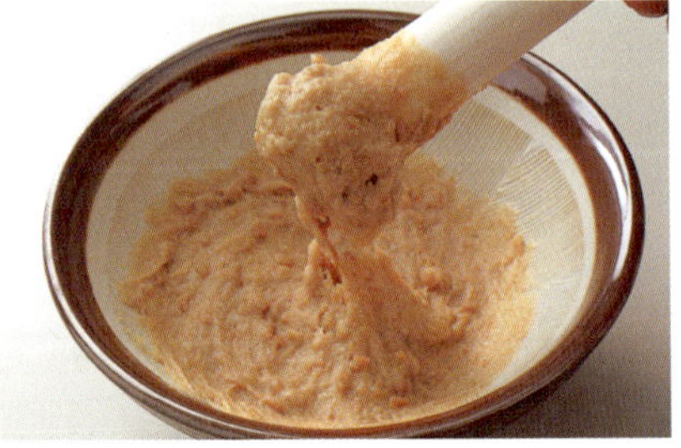

❹ 점성이 적당히 줄어들고 먹기 좋게 풍미가 나면 다시 한번 곱게 간다.

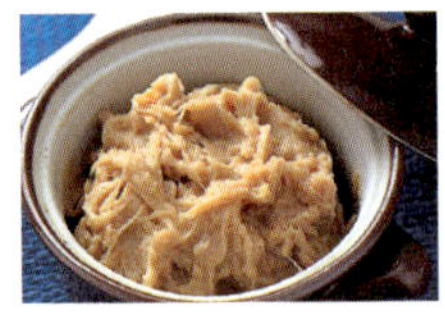

된장국에 풀어 넣거나 생채소를 찍어 먹어도 맛있다. 섭취량은 하루에 30g(2큰술) 정도가 적당하며 2회에 나누어 먹어도 된다. 한번에 많이 만들지 말고 두세 번 먹을 양만큼만 만들어 냉장고에 보관한다.

다. 짜게 먹는 식습관이 위암을 일으키는 주요 원인으로 알려져 있지만, 이 실험 결과는 같은 농도의 염분이라도 된장으로 섭취하면 암 발생뿐만 아니라 혈압도 억제할 수 있다는 것을 보여준다.

간암 발생을 억제하고 지방간을 완화한다

래트를 이용한 다른 실험에서도 된장이 인체에 유익한 작용을 한다는 것이 확인되었다. 된장에는 방사선의 일종인 X선 조사로 인한 소화관의 치명적인 손상을 막는 효능이 있음이 밝혀진 것이다.

그 밖에도 된장은 방사선이나 화학 발암물질로 인한 간암과 원폭 피폭자나 일반인의 간세포암을 억제하는 것으로 밝혀졌다. 또 된장을 투여한 래트는 지방간이 완화되고 GOT·GPT 수치도 떨어졌다.

된장에 함유된 다양한 유효 성분은 된장의 항암 작용을 촉진한다. 된장과 마찬가지로 콩으로 만드는 생청국장(123쪽 참조) 역시 된장 못지않은 항암 및 노화 방지 효능이 있다. 생청국장과 된장에는 유방암을 막는 제니스틴(이소플라본의 일종)과 항암 작용을 하는 트립신 저해제가 풍부하게 들어 있다. '생청국장 된장'은 생청국장과 된장의 유효 성분을 동시에 섭취할 수 있어 암을 예방하는 데 매우 효과적이다.

매실장아찌 적포도주

시트르산이 위장과 간의 기능을 향상시킨다

우리는 신기하게도 긴장하거나 어떤 일에 집중하느라 마음을 다잡고 있을 때는 병에 잘 걸리지 않는다. 그러다가 기가 풀어져 느긋해지고 한숨 돌릴 만하면 감기에 걸리거나 부상을 입는다. 한의학에서는 기가 충실하려면 위장이 튼튼해야 한다고 생각한다. 이런 효능을 가진 식품이 바로 매실이다.

'매실장아찌 적포도주'에 들어가는 매실장아찌에는 시트르산(구연산)이 풍부하다. 시트르산은 당질의 대사를 촉진하여 피로나 근육통의 원인이 되는 젖산을 분해한다. 또 위장 기능을 활발하게 하여 식욕부진이나 변비, 설사를 낫게 한다. 그 밖에도 간 기능을 향상시켜 알코올의 분해를 촉진하므로 숙취 예방에도 좋다.

항산화작용으로 혈액을 맑게 한다

매실장아찌에는 칼슘도 풍부하다. 칼슘은 보충제보다 매실장아찌로 섭취하는 편이 체내 흡수가 잘돼서 짜증이나 불안, 골다공증 등을 개선하는 효과가 크다.

혈압이 높은 사람들은 염분 때문에 장아찌를 꺼리기도 한다. 그러나 매실장아찌에는 칼륨도 많기 때문에 과도한 나트륨이 몸 밖으로 배출되어 혈압이 안정된다. 하루에 3개 이하로 먹고 칼륨을 충분히 섭취한다면 혈압은 너무 걱정하지 않아도

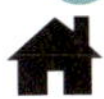

■ **재료**

매실장아찌 20~30개,
적포도주 1병(750㎖), 밀폐용기

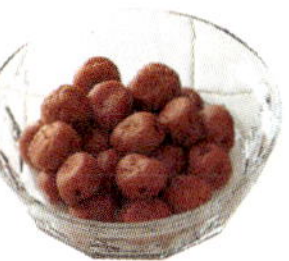

■ **이렇게 만드세요**

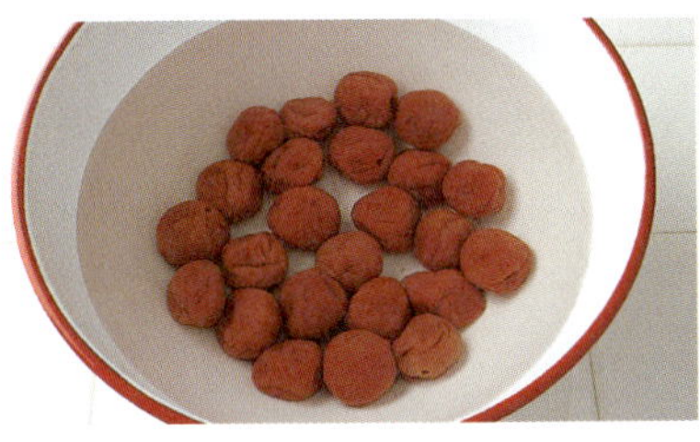

❶ 그릇에 물을 받아 매실장아찌를 담가둔
다. 하루에 2번 물을 갈아주고 1~2일간
담가 소금기를 뺀다.

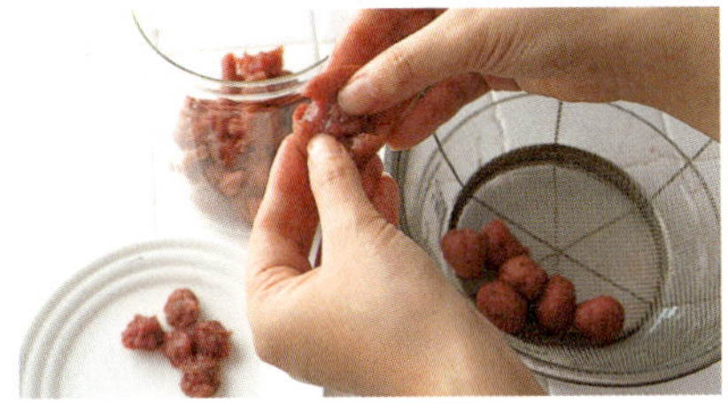

❷ 매실장아찌의 절반은 그대로 밀폐용기에
넣고 나머지 절반은 손으로 씨를 발라낸
후 넣는다.

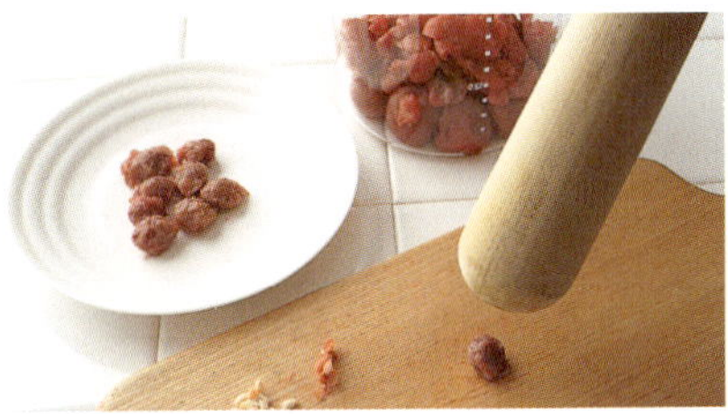

❸ 절굿공이 등을 이용해서 ❷에서 발라낸 씨
를 쪼갠다. 속에 있는 핵을 꺼내어 연한 갈
색 껍질을 잘 벗겨낸 후 ❷의 밀폐용기에
넣는다. 이렇게 하면 약효가 더 높아진다

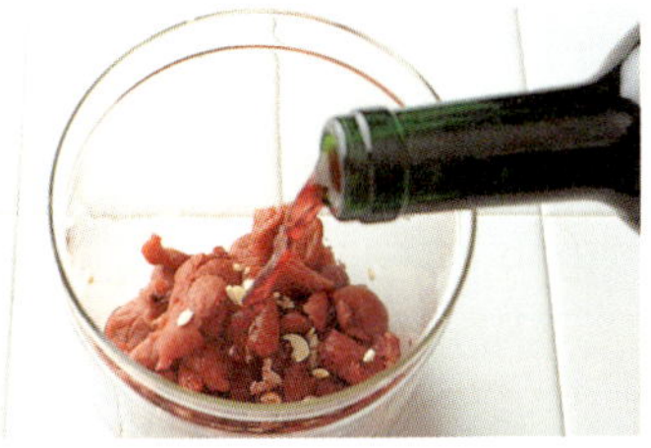

❹ 매실장아찌, 매실육, 매실씨의 핵이 들어
있는 밀폐용기에 적포도주를 붓는다.

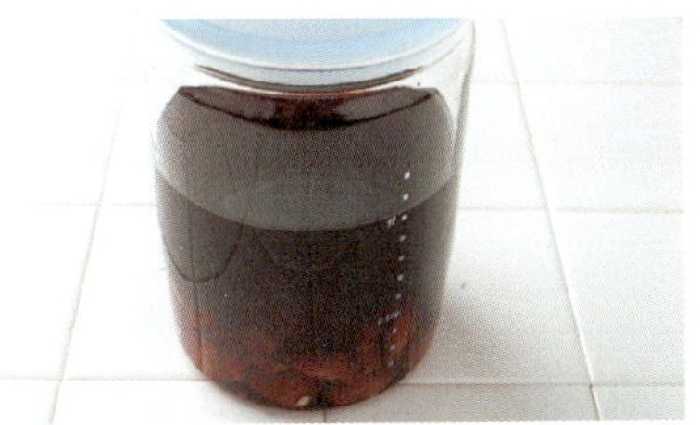

❺ 뚜껑을 잘 닫아 햇볕이 들지 않는 시원한
곳에 둔다. 일주일 정도 지나면 완성된다.

매실장아찌 적포도주는 하루에 작은
술잔으로 한 잔(약 45㎖), 매실장아찌
는 한 개 정도 먹는 것이 적당하다.

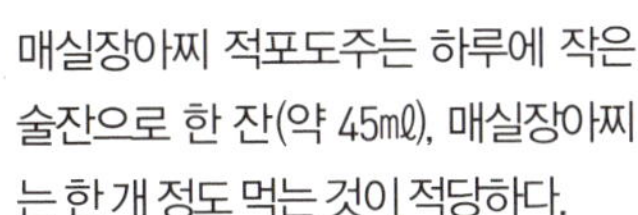

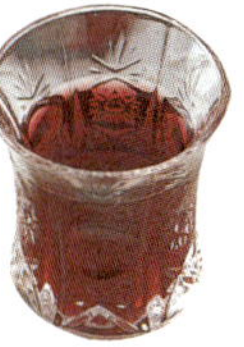

된다.

적포도주의 떫은맛이나 붉은색을 내는 폴리페놀 성분은 강력한 항산화작용을 하기 때문에 암 예방에 효과적이라고 보고된 바 있다. '매실장아찌 적포도주'는 매실장아찌와 적포도주의 유익한 작용이 함께 일어나기 때문에 혈액을 맑게 하는 효과가 매우 크다. 매실주로도 비슷한 효과를 얻을 수는 있지만 매실주는 매실 수확기인 6~7월에만 담글 수 있는 반면 매실장아찌 적포도주는 일 년 중 어느 때라도 만들 수 있어 편하다.

검은콩 주스

해독 및 항산화작용이 뛰어난 '콩 중의 으뜸'

검은콩은 콩 중에서 약효가 가장 세다. 한의학에서는 검은콩이 '신(腎)'을 보하는 효능이 있다고 하여 생약으로도 쓴다. 여기서 '신'이란 신장과 부신을 비롯해 인간의 정기(精氣), 즉 생명력을 저장하는 역할을 하는 장기를 가리킨다. 이런 점에서 보면 검은콩은 생명력의 근원인 셈이다. 검은콩이 '콩 중의 으뜸'으로 불리는 것도 이런 이유에서다.

검은콩은 여러 가지 효능이 있다. 중국에서는 2000여 년 전부터 검은콩의 '해독' 효과를 지혜롭게 이용해왔다. 검은콩은 식중독뿐만 아니라 비소 같은 독성물질을 해독하고 음료수에 곰팡이가 피는 것을 막기도 한다. 검은콩 달인 물을 일주일에 한 번 정도 마시면 식중독을 예방할 수 있다.

혈액순환을 촉진하여 불쾌 증상을 개선한다

검은콩은 혈액순환을 원활하게 하는 '활혈(活血)' 작용도 한다. 검은콩의 안토시아닌계 색소는 혈액의 흐름을 좋게 하고 콜레스테롤이나 중성지방의 대사를 촉진하여 고혈압을 예방한다. 이와 동시에 미소혈관을 유연하게 하여 혈액이 잘 흐르도록 돕는다. 또 내장의 기능을 강화하는 작용도 한다.

■ 재료

검은콩 1컵, 레몬즙 1작은술(5㎖), 설탕 130g, 물 5컵

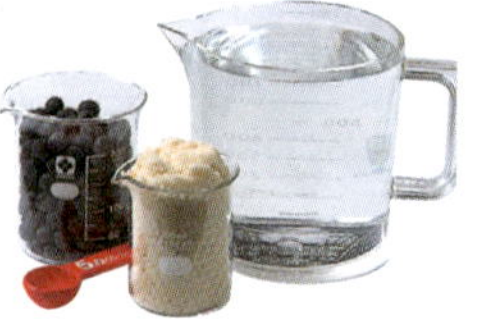

■ 이렇게 만드세요

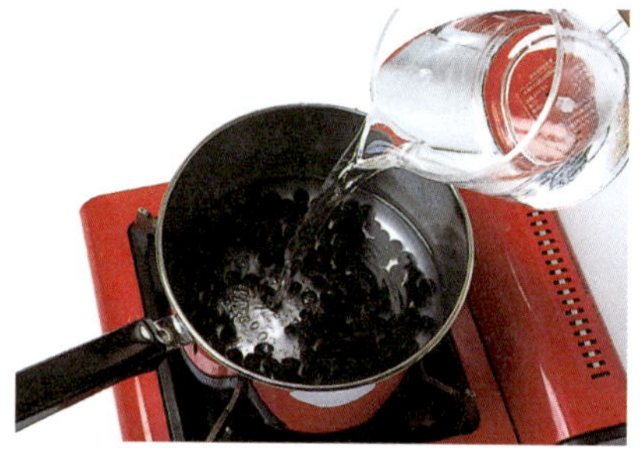

❶ 검은콩을 깨끗이 씻어 냄비에 담고 물을 붓는다.

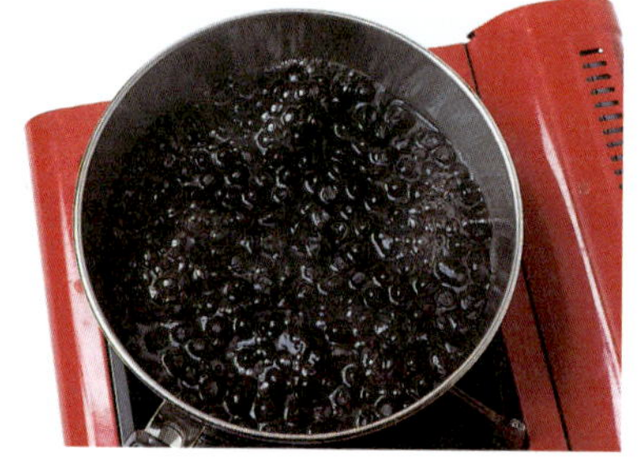

❷ 중간 불에서 가열하다 끓으면 불을 약하게 줄이고 5분 정도 그대로 둔다.

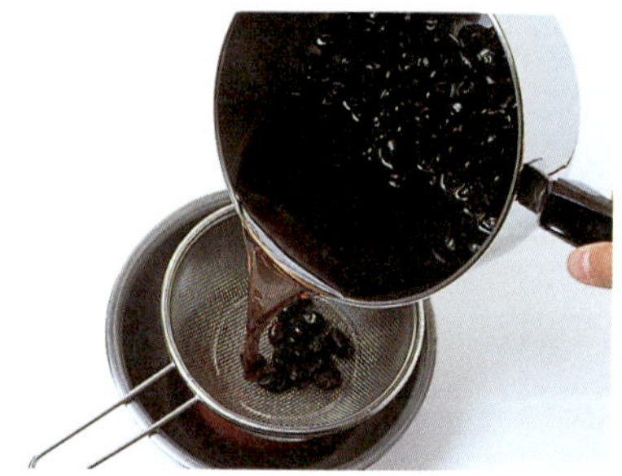

❸ ❷를 체에 걸러 검은콩 달인 물을 받는다.

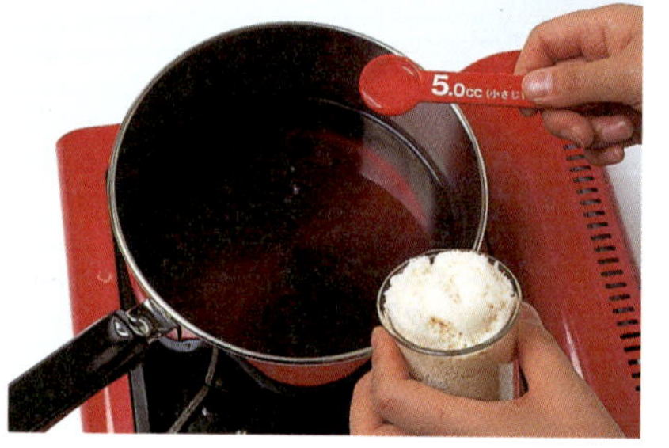

❹ ❸에 레몬즙과 설탕을 넣고 설탕이 다 녹을 때까지 약한 불에서 가열한다.

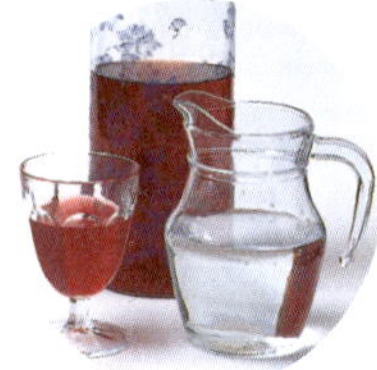

검은콩 주스와 물을 3대 2의 비율로 섞어 마신다.
냉장고에 보관한다.

혈액순환이 잘되면 두통이나 어깨 결림, 요통 등으로 인한 아프고 뭉치고 결리는 증상도 완화된다. 이를 이용하여 운동 후에 검은콩 달인 물을 마시면 근육통이 덜하다.

최근에는 검은콩의 항산화작용이 주목을 받고 있다. 검은콩 달인 물에는 항산화 효과가 뛰어난 안토시아닌계 색소와 이소플라본의 하나인 제니스틴과 다이드제인이 들어 있다. 이 성분들이 활성산소의 생성을 억제하고 혈액순환을 촉진하여 세포와 조직을 보호한다.

기의 순환을 돕고 부족한 기와 혈을 보한다

'검은콩 주스'는 검은콩의 다양한 효능에다 레몬의 풍미와 효능을 더해 만든 음료다. 레몬에는 비타민C뿐만 아니라 상큼한 향기를 내는 정유가 풍부하다. 특히 정유 성분은 기의 순환을 좋게 하는 이기(理氣) 작용을 한다. 또 간과 위장 등의 소화기에 작용하여 설사와 구토, 위장염, 위궤양 등의 완화를 돕는다.

검은콩 주스에는 설탕이 들어가 단맛이 난다. 한의학에서는 단맛이 긴장을 풀어주는 이완 작용을 하여 근육통을 완화하고 부족한 기와 혈을 보한다고 한다. 검은콩 주스는 단맛과 신맛이 조화를 이루어 상승효과를 낸다.

알로에 분말 · 알로에 드레싱

혈액순환을 좋게 하고 간 기능을 향상시켜 회복력을 높인다

고대부터 알로에는 화상에서 위장병에 이르기까지 다양한 상처와 질병을 치료하는 데 이용되어왔으며 그 효능은 이미 과학적으로 증명된 바 있다.

알로에는 급·만성간염, 초기 간경변증 등 간 질환에도 효과가 있다. 해독 작용이 뛰어난 알로에의 다당류가 간 기능을 향상시켜 회복력을 높이기 때문이다. 또 알로에의 끈적이는 겔 성분은 말초혈관을 확장시켜 혈압 조절 물질의 합성을 촉진한다. 그 결과 온몸의 혈액순환이 잘되고 자연히 간문맥의 혈류도 활발해져 간 기능이 활성화된다.

껍질째 먹어야 유효 성분이 잘 흡수된다

급·만성간염 환자는 일반적인 간염 치료를 받으면서 알로에 아보레센스(1~2cm)와 알로에 베라(2~3cm)를 하루에 4번, 식사 30분 전과 잠자기 전에 먹는다. 알로에 베라는 쓴맛이 적어 먹기 쉬운 품종이다.

알로에의 유효 성분을 효율적으로 흡수하려면 알로에잎을 그대로 씹어 먹는 것이 좋다. 잎을 깨끗이 씻고 칼로 가시를 도려낸 후 껍질을 벗기지 말고 먹는다. 알로에는 잎의 끝 부분보다는 뿌리에 가까운 쪽이 약효가 세지만 쓴맛이 강하므로 처음

■ 재료

알로에베라잎의 겔 부분 7~8cm, 식초 4큰술, 간장 1큰술, 소금 · 후추 조금씩

■ 이렇게 만드세요

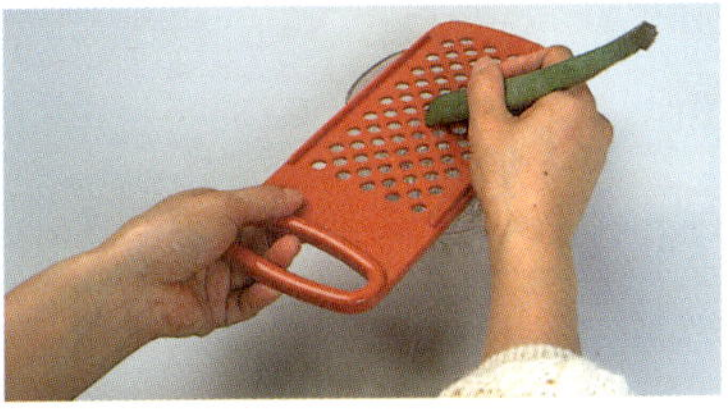

❶ 알로에베라의 잎을 깨끗이 씻어 가시를 제거하고 겔 부분을 강판에 간다.

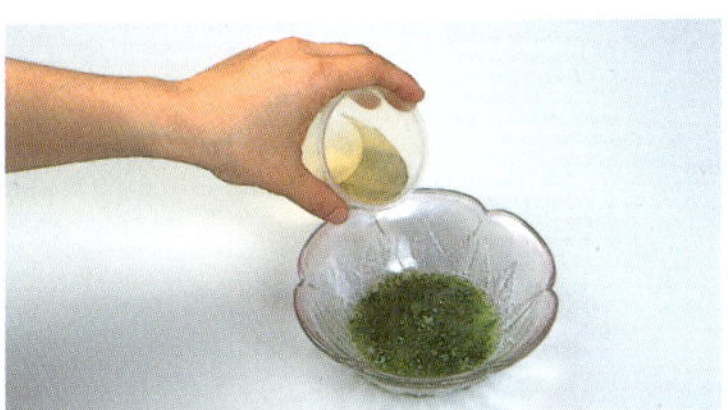

❷ ❶에 식초, 간장, 소금, 후추를 넣는다. 다진 마늘을 조금 넣어도 좋다.

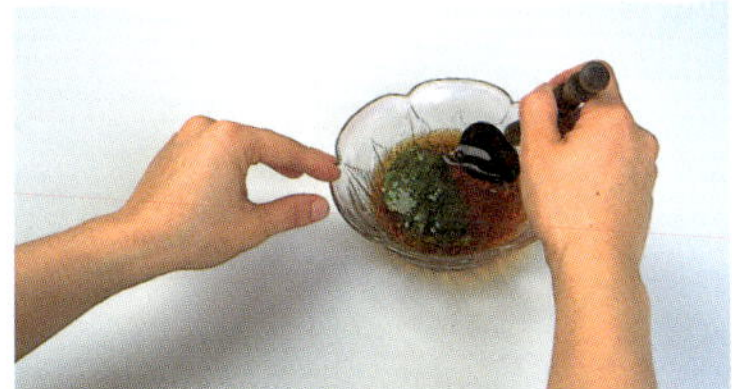

❸ 잘 저어서 섞어준다.

샐러드나 구이 등에 뿌려 먹는다. 냉장고에 보관하면 며칠 두고 먹을 수는 있지만 효능이 약해지므로 먹을 때마다 만드는 것이 좋다.

■ 재료

알로에잎 2~3장, 채반, 믹서 또는 푸드프로세서

■ 이렇게 만드세요

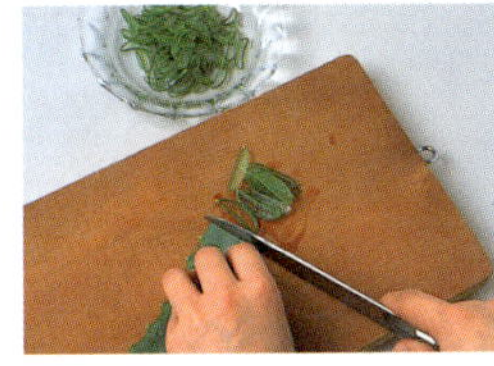

❶ 알로에잎을 깨끗이 씻어 가시를 제거하고 2~3mm 폭으로 썬다.

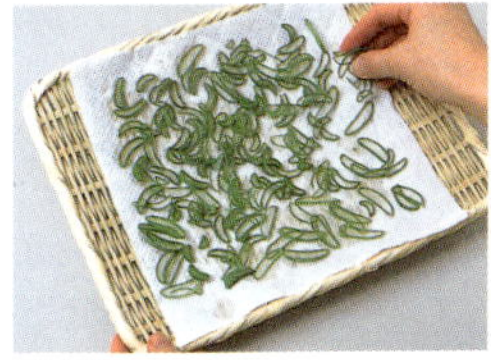

❷ ❶을 채반에 늘어놓고 햇볕에 말린다.

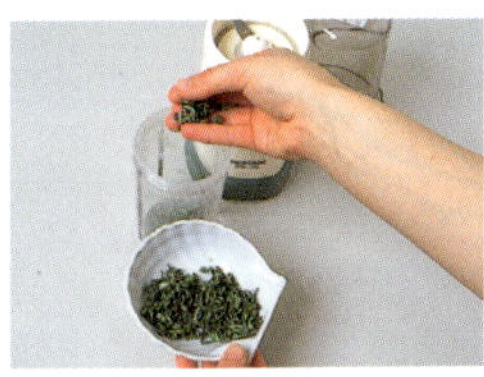

❸ 일주일 정도 두었다가 바짝 마르면 믹서나 푸드프로세서에 넣고 간다(양념절구에 넣고 빻아도 된다).

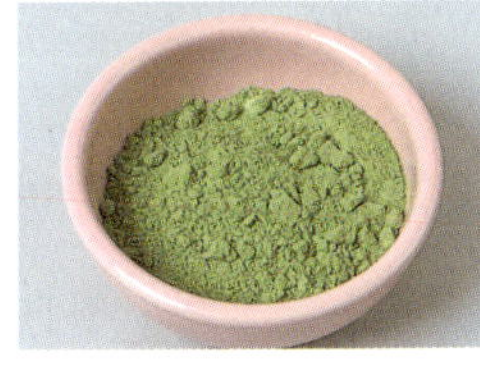

❹ 고운 가루가 되면 완성이다.

1작은술을 2~3회에 나누어 식후에 물에 타서 마신다. 차나 우유에 섞어 마셔도 된다.

먹을 때는 잎의 끝 쪽부터 먹는 것이 좋다. 복용 후에 변이 묽거나 설사를 하면 알로에 아보레센스의 양을 줄이고 대신 알로에 베라의 양을 늘린다.

남은 알로에는 랩에 싸거나 밀폐 용기에 담아 냉장고에 둔다. 냉장하면 2주 정도, 냉동하면 3개월 정도 보존할 수 있다. 알로에 특유의 냄새가 싫거나 좀 더 간편하게 알로에를 먹고 싶다면 가루로 만들어 따뜻한 물이나 차에 타 먹거나 드레싱을 만들어 샐러드나 구이 등에 뿌려 먹으면 된다.

간경변증 환자는 알로에를 이용할 때 반드시 담당 의사와 상담해야 한다. 알로에는 매일 몸 상태를 확인해가며 5~6개월 이상 꾸준히 먹어야 한다.

맛있고 질 좋은 '식용 알로에' 고르기

되도록 잎이 조밀하게 나 있고 두툼하며 만졌을 때 탄력이 있는 것이 좋다. 잎이 황록색을 띠는 자생 알로에를 고른다(관상용 알로에는 대체로 잎이 선명한 녹색을 띤다).

푸른차조기 주스

과도한 면역반응을 억제하여 간 질환의 예방과 치료를 돕는다

향신채소인 푸른차조기에는 비타민A의 전구체인 카로틴이 풍부하다. 최근 연구에서 푸른차조기의 루테올린(색소 성분인 플라보노이드의 하나) 성분이 간을 비롯한 장기에 생긴 염증을 강력하게 억제하는 것으로 밝혀졌다.

이 작용을 이해하려면 먼저 백혈구가 우리 몸에서 어떤 일을 하는지부터 알아야 한다. 백혈구는 몸속에 침입한 이물을 처리하는 '생체 방어 반응'이라는 중요한 역할을 한다. 그런데 백혈구가 지나치게 활성화되면 생체 방어 반응도 과도하게 일어닌다. 그 결과 TNF(종양괴사인자)가 지나치게 생성되어 간염과 같은 심한 염증이 생긴다. 이를 바꿔 말하면, TNF의 과도한 생성을 억제하면 염증을 막을 수 있다는 뜻이 된다.

푸른차조기에 함유된 플라보노이드는 과도한 면역반응을 억제하여 TNF의 지나친 생성을 막는다. 이 같은 작용을 통해 간 질환을 예방하거나 진행을 억제한다는 사실이 동물실험으로 확인되었다. 푸른차조기를 주스로 마시면 유효 성분이 충분히 흡수되어 과도한 면역반응이 억제되므로 간염을 예방·치료하는 데 도움이 될 것이다.

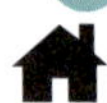

■ 재료

푸른차조기(잎) 90장, 물 1ℓ, 설탕 100g, 시트르산 1큰술

■ 이렇게 만드세요

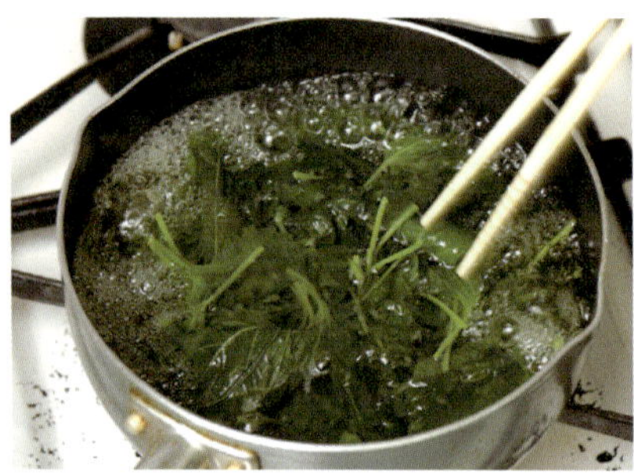

❶ 끓는 물에 푸른차조기를 넣고 중간 불에서 10분 정도 끓인다.

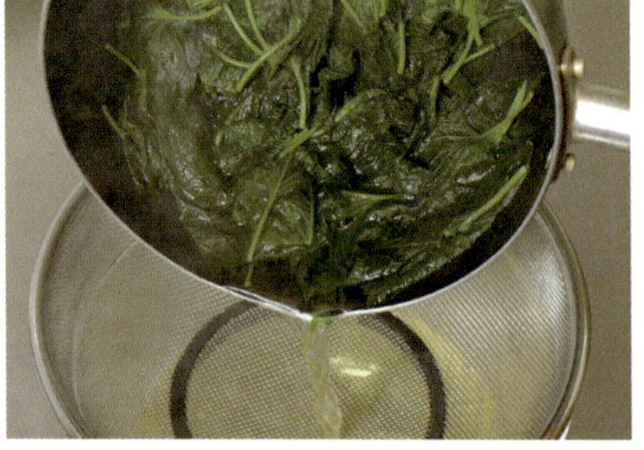

❷ ❶을 체에 걸러 푸른차조기 달인 물을 받는다.

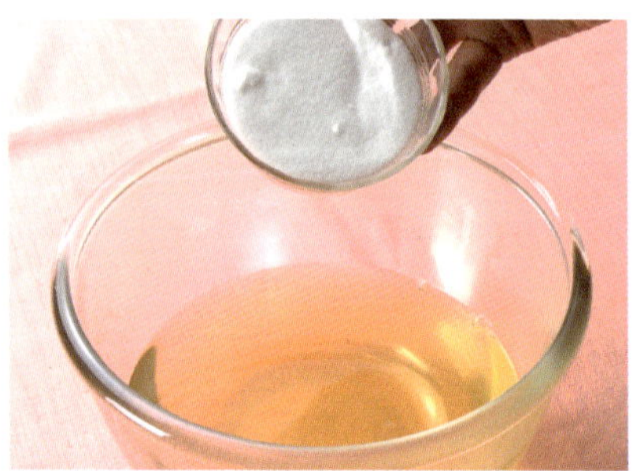

❸ 뜨거울 때 설탕을 넣어 잘 녹인다.

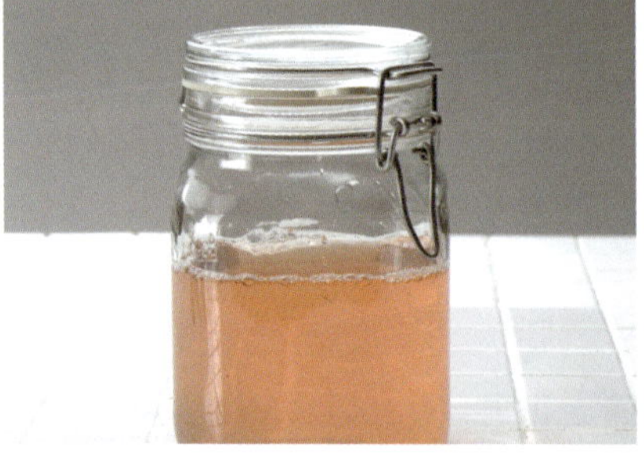

❹ 시트르산을 넣어 핑크색으로 변하면 완성이다. 하루에 1컵씩 마신다. 용기에 담아 냉장고에서 식히고 일주일 안에 다 마시도록 한다.

식초 양배추즙

간의 해독 작용을 촉진하고 지방간을 예방한다

양배추가 위를 튼튼하게 한다는 것은 잘 아는 사실이다. 그런데 양배추에는 간 기능을 좋게 하는 효능도 있다. 양배추에 들어 있는 비타민U 덕분이다.

간이 하는 중요한 역할 중 하나는 신체 조직을 구성하는 단백질과 세포막 및 호르몬의 재료가 되는 콜레스테롤을 합성하는 일이다. 비타민U는 간에서 단백질의 합성을 돕고 불필요한 지방을 대사하여 간 기능을 높인다. 또 간에 지방이 쌓이는 것을 막아 지방간을 예방한다. 비타민U 외에 양배추에 있는 글루코시놀레이트 성분은 간에서 유해물질을 분해하는 효소의 기능을 높여 간의 해독 작용을 촉진한다. 그런데 한 가지 문제는 양배추를 생으로 먹으면 양배추에 원래 존재하던 효소의 작용으로 글루코시놀레이트 성분이 분해되어 제대로 흡수할 수 없다는 점이다.

이를 해결한 것이 '식초 양배추즙'이다. 양배추에 식초를 첨가하면 산성도가 높아져서 효소가 기능을 못하기 때문에 글루코시놀레이트 성분을 충분히 흡수할 수 있다. 바로 이런 점 때문에 식초 양배추즙이 간의 해독 작용을 촉진하는 데 매우 효과적인 것이다. 간 건강이 염려된다면 식초 양배추즙을 꼭 마셔보기 바란다.

■ **재료**

양배추 $\frac{1}{4}$ 개, 물 150㎖, 식초 1작은술

■ **이렇게 만드세요**

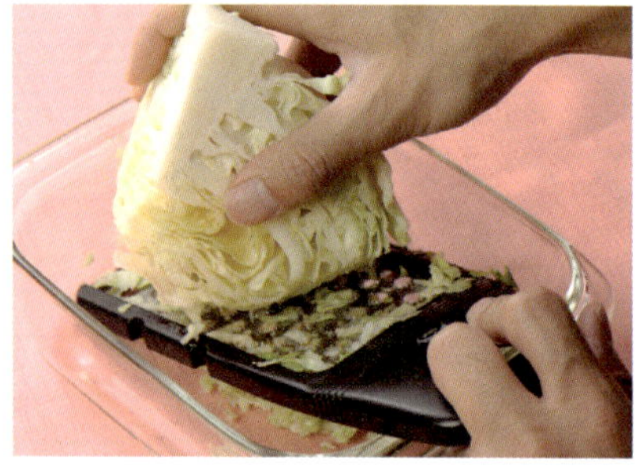

❶ 양배추를 물에 씻어 강판에 간다. 얼리면 쉽게 갈 수 있다.

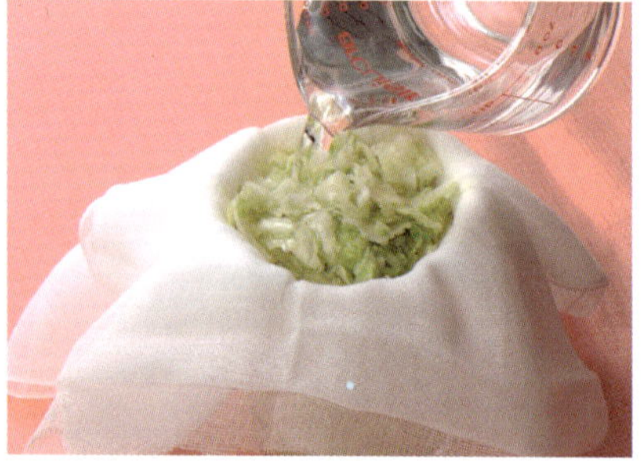

❷ 그릇에 거즈를 덮고 ❶의 양배추 간 것을 담아 위에서 물을 붓는다.

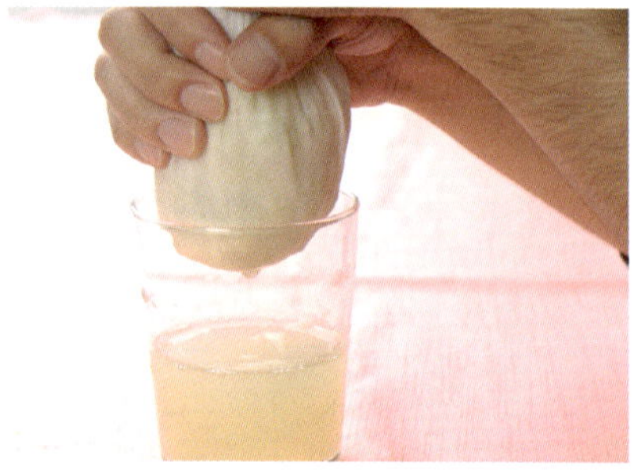

❸ 거즈를 들어올려 세게 비틀어 짠다.

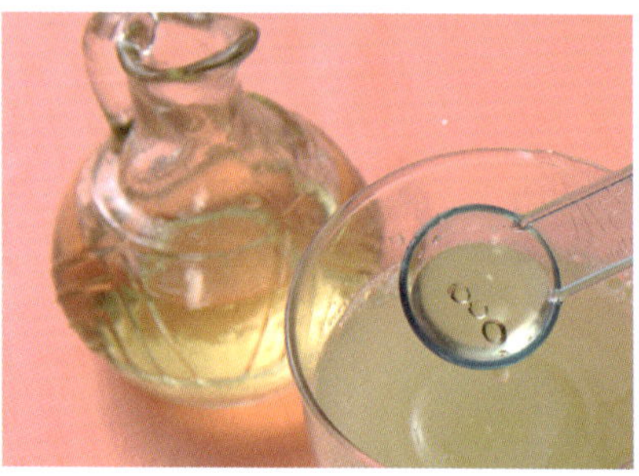

❹ ❸의 양배추즙을 컵에 옮겨 담고 식초를 넣는다. 아침 식사 때마다 1컵씩 마신다.

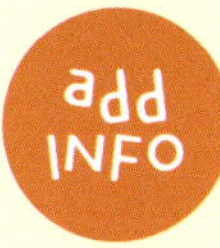

숙취를 줄여 간의 부담을 덜어준다

숙취는 알코올이 분해되는 과정에서 생성되는 아세트알데히드와 탈수, 염증 반응 등이 복합적으로 작용해 나타난다. 따라서 숙취 해소의 핵심은 알코올을 빠르게 배출하는 데 있는 것이 아니라, 간의 대사를 돕고 몸의 회복을 촉진하는 데 있다.

■ 수분을 충분히 섭취한다

음주 후에는 탈수가 일어나기 쉬우므로 물을 충분히 마시는 것이 중요하다. 수분을 보충하면 혈액순환이 원활해지고 두통과 피로감 완화에도 도움이 된다.

■ 무리한 발한은 피한다

사우나나 과도한 발한은 알코올 배출에 큰 도움이 되지 않으며, 오히려 탈수를 악화시킬 수 있다. 숙취 상태에서는 몸을 따뜻하게 유지하고 충분히 휴식하는 것이 바람직하다.

■ 가벼운 식사로 회복을 돕는다

숙취 상태에서는 위장 기능이 저하되어 있으므로 자극이 적고 소화가 쉬운 음식을 섭취하는 것이 좋다. 두부나 달걀과 같은 부드러운 단백질 식품은 회복에 도움이 되며, 재첩이나 바지락은 타우린이 풍부해 간 기능 유지에 도움을 줄 수 있다. 과일은 수분과 당분을 보충해 피로 회복에 도움을 주지만, 과도한 섭취는 피하는 것이 좋다.

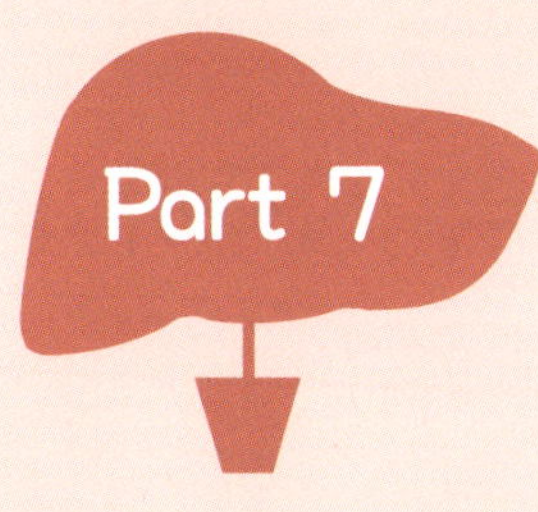

식사만큼 중요한 생활습관과 요법

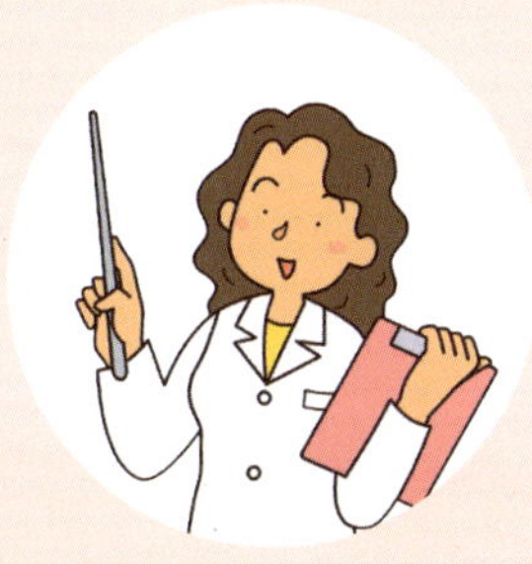

간 건강은 식사뿐 아니라 생활습관에서도 결정된다. 경혈 자극, 체조, 간단한 운동 등을 통해 간 기능을 돕는 방법을 소개한다. 이 장을 통해 일상 속에서 간 건강을 지키는 습관을 만들 수 있다.

손바닥의
'간·자율신경 영역' 자극하기

'간 · 자율신경 영역'을 자극하면 간 기능이 좋아진다

수천 년의 역사를 지닌 한의학에는 손이나 발, 얼굴 등 신체 부위를 관찰하여 질병의 유무나 상태를 알아내는 고유의 진단법이 있다. 특히 흥미로운 것이 '손바닥' 부위다. 검사 결과 특별한 이상이 발견되지 않았거나 아직 명확한 질병 단계에 이르지 않은 '미병(未病)' 상태라도 장기의 기능이 약해지면 손바닥에 변화가 나타난다.

그런 변화를 일찍 알아채려면 평소에 자신의 손바닥을 자주 들여다보아야 한다. 모양이나 색이 평소와 다르다면 그 부위를 꾹꾹 눌러서 풀어주어야 한다. 변화가 생긴 부위에 자극을 주면 그 부위에 상응하는 장기의 기능을 개선할 수 있다.

손바닥의 어느 부위에 어떤 변화가 생기는지는 질병에 따라 다르다. 간 기능이 약해지면 손바닥의 '간·자율신경 영역'(오른쪽 사진)에 붉은 반점이 나타나거나 영역 전체가 검붉어진다. 고령자의 경우 약손가락과 새끼손가락 부분의 힘줄이 위축되어 손가락이 구부러지기도 하는데, 이는 듀피트렌 구축증으로 간 질환과는 관련이 없다.

간 질환은 자각증상이 없어 조기 발견이 어렵다고 하지만 손바닥의 변화로 위험 신호를 알아챌 수도 있으므로 평소에 자주 손바닥을 살펴보도록 하자.

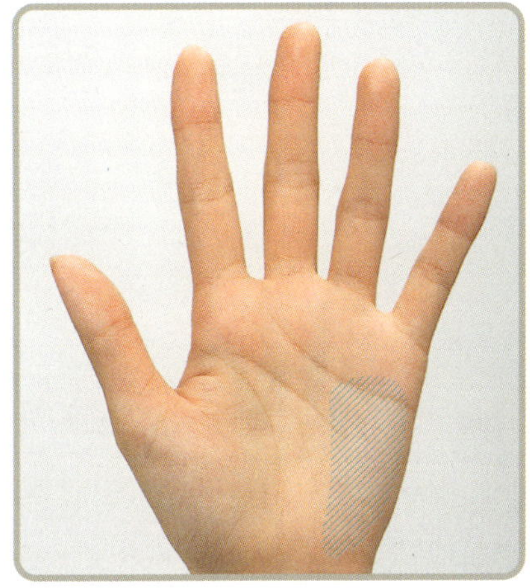

1 손바닥의 간 · 자율신경 영역이 어디에 있는지 확인한다

'간 · 자율신경 영역'은 새끼손가락 아래에 있다. 손금의 '감정선'과 손목의 주름 사이에 있는 조금 불룩한 부분에 해당한다.

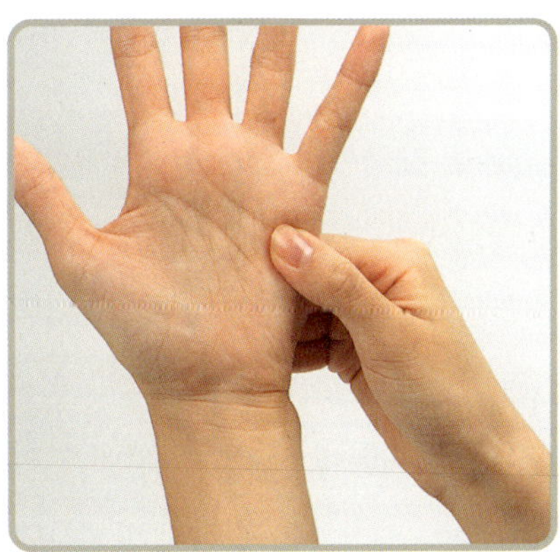

2 엄지손가락으로 눌러서 풀어준다

간 · 자율신경 영역을 반대쪽 손의 엄지손가락으로 원을 그리듯이 눌러서 풀어준다.

손바닥의 경혈
자극하기

'노궁'을 자극하면 혈액순환이 잘되어 지방간 예방에 도움이 된다

　손바닥에는 수십여 개의 경혈이 있는데, 그곳을 자극하면 피로가 풀린다. 특히 '노궁(勞宮)'이라는 경혈을 자극하면 지방간 등의 간 질환을 막는 데 도움이 된다. 노궁의 '노(勞)'는 '노동(勞動)'을 뜻하고, '궁(宮)'은 '중앙'을 뜻한다. 즉 노궁이란 노동을 하는 손의 중앙을 말한다. 실제로 노궁은 주먹을 쥐었을 때 가운뎃손가락과 약손가락의 끝이 닿는 손바닥 한가운데 있다.

　노궁을 자극하면 몸속의 '어혈'이 풀어진다. 노궁을 자극하면 간 질환을 막는 데 도움이 되는 것도 그 때문이다. 어혈은 우리 몸 구석구석까지 혈액이 고루 이르지 않거나 그 흐름이 원활하지 못한 상태를 뜻하는 한의학 용어다. 한의학에서는 어혈을 고혈압이나 고혈당, 간 질환을 일으키는 원인의 하나로 본다.

　지방간은 간세포에 지방이 과도하게 축적된 상태로, 치료에 상당한 시간이 걸리는 까다로운 질병이다. 먹을거리가 풍부한 현대에 들어 과식하는 습관이 만연하면서 지방간은 갈수록 늘고 있다. 지방간을 그대로 두면 간경변증으로 진행하거나 심근경색증이나 동맥경화증 같은 심혈관계 질환이 일어날 수도 있다. 몸속의 어혈을 없애면 지방간을 막는 데 도움이 되므로 평소에 노궁을 자극하여 혈액의 흐름을 원활하게 하는 것이 좋다.

하루에 3세트 실시한다.
식후는 피하고 목욕 후나 잠자리에 들기 전과 같이 긴장이 풀린 상태에서 한다.

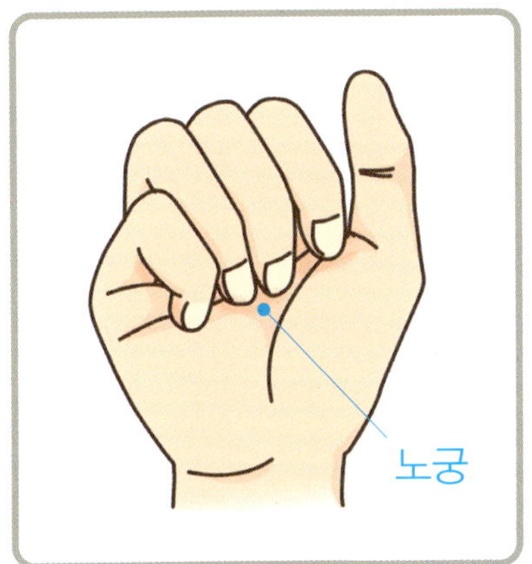

1 경혈의 위치를 확인한다

노궁은 주먹을 쥐었을 때 가운뎃손가락
과 약손가락의 끝이 닿는 손바닥 한가
운데 있다.

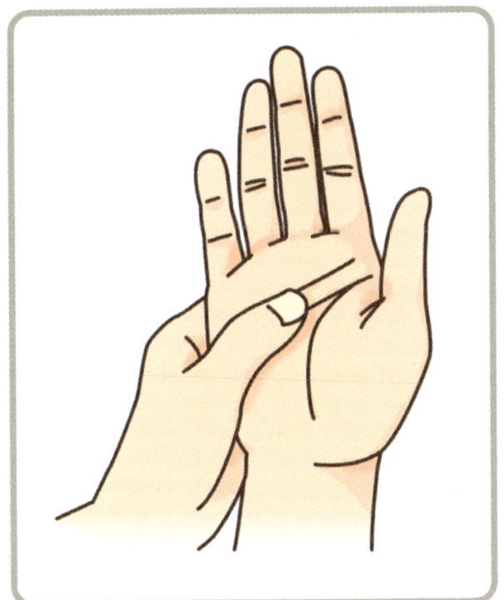

2 엄지손가락으로 문지르듯이 누른다

반대쪽 손의 엄지손가락으로 경혈을 문
지르듯이 누른다. 한쪽 손을 3번씩 자극
한다(1세트).

손목 돌리기

'양지'를 누르면서 손목을 돌리면 간 기능이 좋아진다

　의외일지 모르겠지만 손목이 구부러지는 각도를 보면 간의 건강 상태를 알 수 있다. 장기에 이상이 생기면 그 신호가 손목에 나타나기 때문이다. 반대로 손목이 불편하면 내장에 영향이 미친다. 따라서 손목의 긴장을 풀어주면 장기에 나타난 불쾌 증상을 개선할 수 있다.

　먼저 양손을 곧게 앞으로 뻗는다. 손등을 위로 하고 그대로 양손의 손목을 아래로 구부려본다. 손목이 직각으로 구부러지면 간은 건강한 편이다. 그러나 45~60° 정도 밖에 구부러지지 않으면 간 건강을 한번 점검해볼 필요가 있다.

　양손의 손목은 목의 기저부에 있는 제7경추의 지배를 받는다. 제7경추는 간 및 심장과 깊은 관계가 있다. 손목이 잘 구부러지지 않는 사람은 손목을 돌리는 운동을 하면 좋다. 손목을 빙글빙글 돌리는 간단한 동작이다. 이때 '양지(陽池)'라는 경혈을 누르면서 돌린다.

　양지는 손등을 위로 향한 상태에서 손목을 뒤로 젖혔을 때 생기는 주름의 한 가운데 있다. 양지를 누르면서 손목을 돌리면 제7경추에 자극이 전달되어 간 기능이 좋아진다.

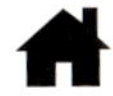

'손목 돌리기'는 원하는 시간대에 하면 된다.
양손의 손목을 합해서 4~6분간 돌린다.

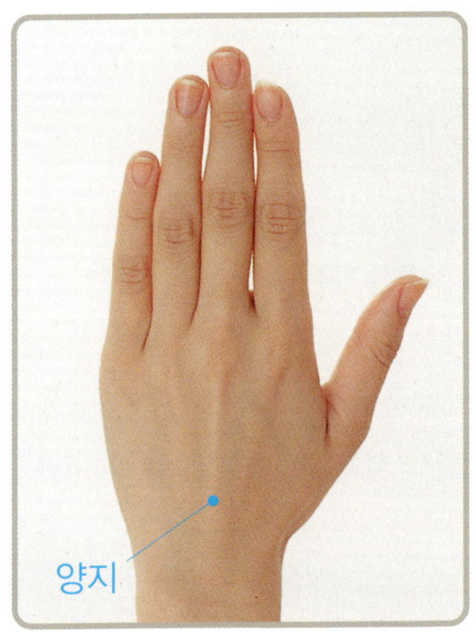

1 경혈의 위치를 확인한다

양지는 손등을 위로 향한 상태에서 손목을 뒤로 젖혔을 때 생기는 주름의 한가운데 있다.

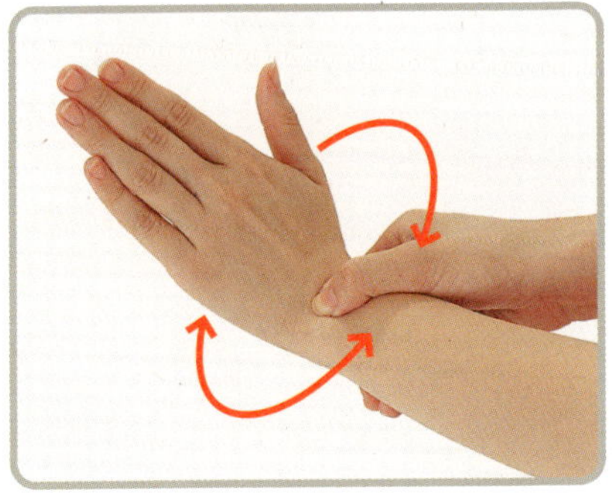

2 엄지손가락으로 문지르듯이 누른다

반대쪽 손의 엄지손가락으로 양지를 가볍게 누르면서 손목을 천천히 돌린다. 오른쪽과 왼쪽을 교대로 2~3분씩 돌린다.

팔 흔들기

혈액순환이 잘되어 지방간의 예방과 치료에 도움이 된다

간 질환 중에서도 최근 급증하고 있는 것이 지방간이다. '팔 흔들기' 체조는 바로 이 지방간을 막거나 개선하는 데 효과적이다. 팔을 앞뒤로 흔들면 몸속의 어혈이 풀려 혈액순환이 잘된다. 혈액의 흐름이 순조롭지 못하면 간 고유의 작용이 둔해져서 결국 간 기능이 떨어진다. 따라서 어혈을 제거하여 혈액순환을 촉진하면 지방간을 막거나 치료하는 데 큰 도움이 된다.

팔을 흔들 때 호흡을 깊고 천천히 하면 효과가 더 커진다. 간 건강이 염려되거나 지방간이 의심된다면 언제 어디서나 간단히 할 수 있는 팔 흔들기 체조를 매일 꾸준히 하도록 하자.

아침식사 전과 잠자기 전에 1세트씩 하루에 2세트 실시한다.

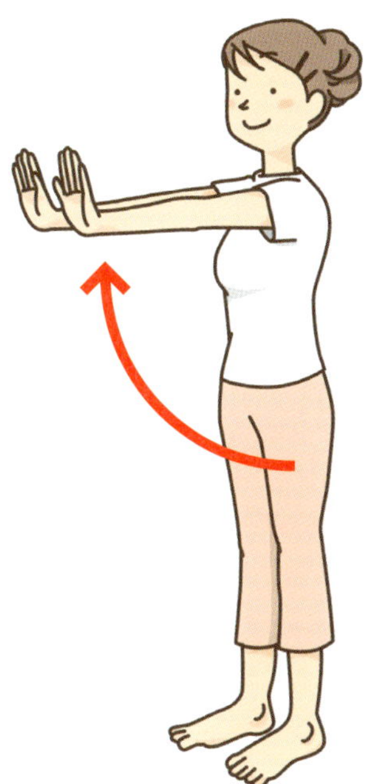

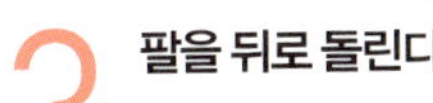

1 호흡을 고른다

숨을 깊고 천천히 쉬면서 호흡을 고른다.

2 팔을 곧게 앞으로 뻗는다

양발을 어깨 넓이로 벌리고 선다. 손바닥을 앞으로 향해 팔을 구부리지 말고 곧고 힘차게 뻗는다.

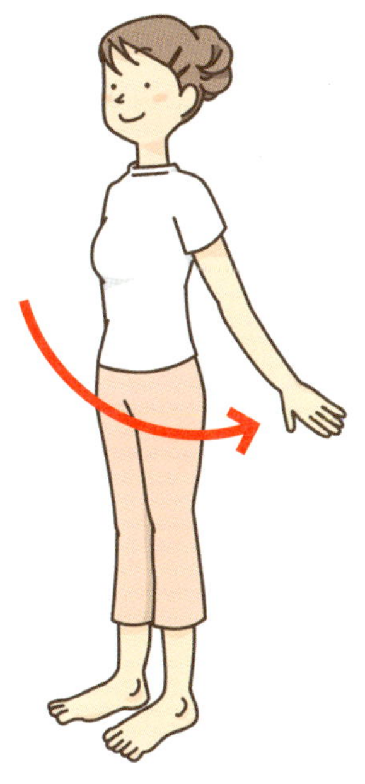

3 팔을 뒤로 돌린다

팔을 몸통 뒤로 곧게 돌려 뻗는다. 2~3을 10~20회 반복한다(1세트).

4 호흡을 고른다

동작을 마치면 숨을 깊고 천천히 쉬면서 호흡을 고른다.

귀 돌리기

귀의 경혈을 고루 자극해 장기의 기능을 활성화한다

한의학에서는 귀를 온몸의 기능을 주관하는 중요한 기관으로 본다. 특히 귀 안쪽에는 내장과 깊은 관계가 있는 경혈이 집중돼 있어 적절하게 자극하면 장기의 기능이 바로잡히고 불쾌 증상도 개선할 수 있다.

귀는 작은 기관들이 모여 기능하므로 외부의 충격에 민감할 뿐만 아니라 전문가가 아니면 경혈의 위치를 정확하게 찾기도 어렵다. 그러나 여기서 소개하는 방법대로 귀를 돌려주면 귀에 있는 경혈이 골고루 동시에 자극을 받아 모든 장기의 기능이 활성화된다. 또 혈액순환도 잘되기 때문에 영양 흡수가 좋아져서 온몸이 건강해진다.

손바닥으로 귀 전체를 감싸듯이 가볍게 잡고 주물러가며 천천히 돌려서 자극한다. 이렇게 하면 경혈의 위치를 잘못 찾는 일도 없다. '귀 돌리기'는 언제 어디서나 할 수 있고 방법도 간단하므로 꾸준히 하도록 한다.

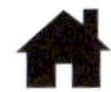

귀에 중이염 같은 질환이나 상처가 있을 때는 삼간다.
하기 전에 귀걸이 같은 장식을 뺀다.

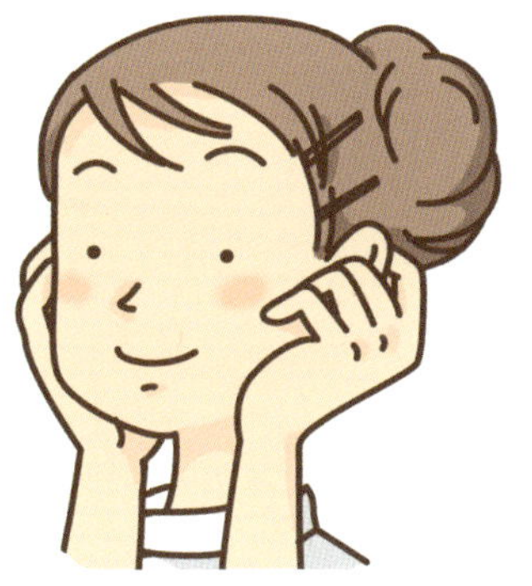

1 귀를 가볍게 잡는다

손의 온기가 귀 전체로 전해지도록 양
쪽 귀를 손바닥으로 감싸듯이 가볍게
잡는다.

2 귀를 천천히 돌린다

귀 전체에 힘을 주면서 먼저 관자놀이 쪽으로 가볍
게 잡아당긴다(❶). 다음은 천천히 아래쪽(❷), 뒤쪽,
위쪽(❸)의 순서로 잡아당긴다. 한 바퀴에 10〜15초
정도 걸리도록 천천히 돌려서 여러 번 반복한다.

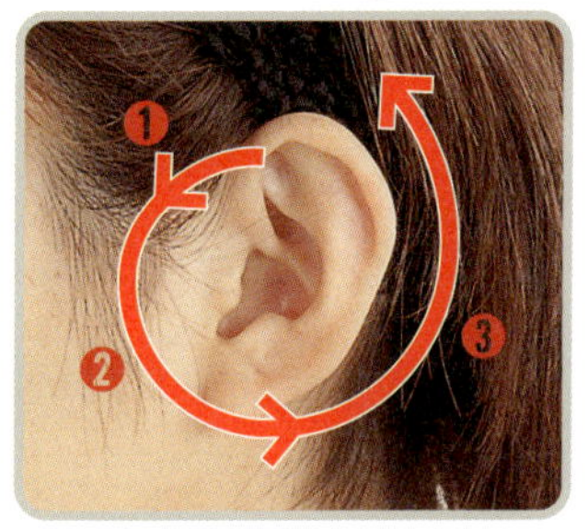

add INFO 간 기능 향상에 효과적인 귀의 경혈을 자극한다

귀 가운데를 지나는 연골 아랫부분에 '간장대'가 있다. 이곳을 손가
락이나 끝이 둥근 도구 등으로 자극하면 간 기능을 향상시킬 수 있다.

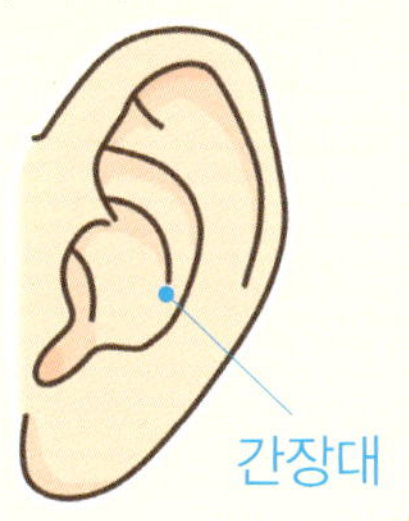

등의 경혈 자극하기

'간유, 담유, 비유'를 자극하면 간의 피로가 풀린다

'간유(肝兪)', '담유(膽兪)', '비유(脾兪)'는 간 기능과 관계가 깊은 경혈이다. 특히 간유는 간을 포함해 소화기 전체의 기능을 조절한다. 이 경혈들은 견갑골 가장자리 아래부터 허리선에 이르는 부분까지 등뼈를 중심으로 좌우로 2~4cm 바깥쪽에 위치한다.

이 경혈들을 손가락으로 누르거나 문지르면 간의 피로가 풀린다. 가족에게 부탁하여 간유, 담유, 비유의 순서로 촘촘히 지압을 받도록 한다. 경혈을 자극할 때는 양손의 엄지손가락에 체중을 실어 천천히 누른다. 자극하는 횟수나 힘의 세기에는 특별한 제한이 없지만 상대가 기분 좋게 느낄 정도로 힘을 조절한다.

간이 심하게 피로하면 오른쪽 부분이 부어오른다. 그 부분을 만지면 단단하게 뭉쳐 있고 열감이 있거나 반대로 냉기가 돌며 손으로 누르면 통증이 느껴진다. 이때 간 뒤쪽의 간유 부분을 자극하면 붓고 뭉친 것이 풀려 간의 피로 회복에 도움이 된다. 이 경혈들을 매일 자극하면 뭉친 것이 서서히 풀어지면서 간도 건강을 되찾게 된다.

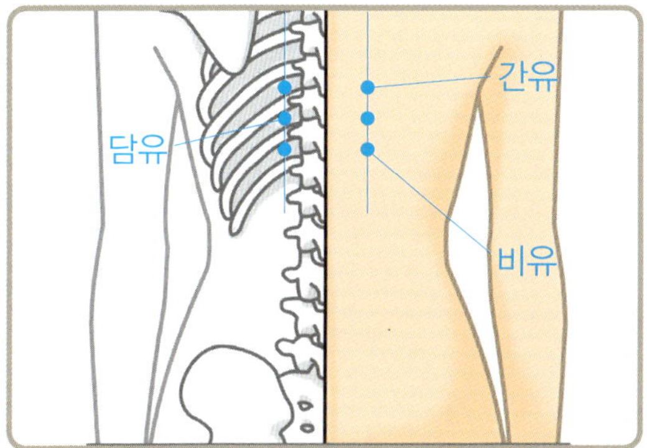

1 경혈의 위치를 확인한다

견갑골 가장자리 아래부터 허리선에 이르는 부분까지 등뼈를 중심으로 좌우로 2~4cm 바깥쪽에 위치한다.

2 경혈을 자극한다

간유, 담유, 비유의 순서로 간격을 촘촘히 하여 손가락으로 누르거나 문지른다.

add INFO 누워서 등의 경혈을 자극한다

1. 원통 모양의 단단한 물건을 타월로 싸서 견갑골 아래에 대고 눕는다.

2. 허리 바로 위까지 굴려서 간유, 담유, 비유를 자극한다. 이를 여러 번 반복한다.

배의 경혈
자극하기

'기문'을 자극하여 간 기능의 회복을 돕고 간 질환을 예방한다

'기문(期門)'이라는 경혈을 자극하면 과음으로 약해진 간 기능을 신속하게 회복시킬 수 있다. 기문은 좌우 유두에서 똑바로 아래로 내려가면 만져지는 마지막 갈비뼈 가장자리에 있다. 위치를 잘 모르겠으면 술 마신 다음 날에 그 부근을 한번 눌러본다. 간의 피로 때문에 통증이 느껴지는 자리가 바로 기문이다.

통증이 있다는 것은 혈액이 정체돼 있다는 뜻이다. 그럴 때는 조금 아프지만 기분 좋은 정도로 힘을 주어 천천히 기문을 지압한다(1회 3~5초). 기문을 자극하면 간으로 가는 혈액의 흐름이 원활해진다. 그러면 산소와 영양분이 간으로 운반되기 때문에 간세포의 신진대사가 활발해져서 간 기능이 회복된다.

술은 좋아하지만 간이 걱정되거나 간 기능을 좀 더 높이고 싶다면 하루에 3~5분씩 기문을 지압한다. 아침에 일어났을 때나 밤에 잠자기 전에 몸이 안정된 상태에서 하면 좋다. 또 술 마시기 바로 전이나 술을 마시면서 지압을 해도 충분한 효과를 얻을 수 있다. 기문을 매일 꾸준히 지압하면 간 질환 예방에 도움이 된다.

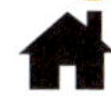

1회 3~5초씩 3~5분간 반복해서 지압한다.

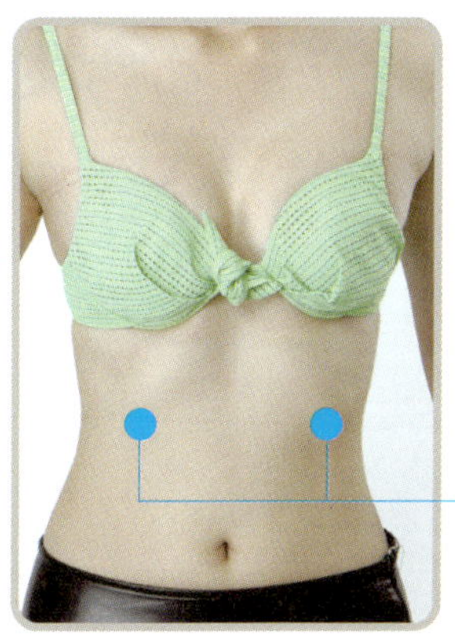

1 경혈의 위치를 확인한다

좌우 유두에서 똑바로 아래로 내려가면 만져
지는 마지막 갈비뼈 가장자리에 있다.

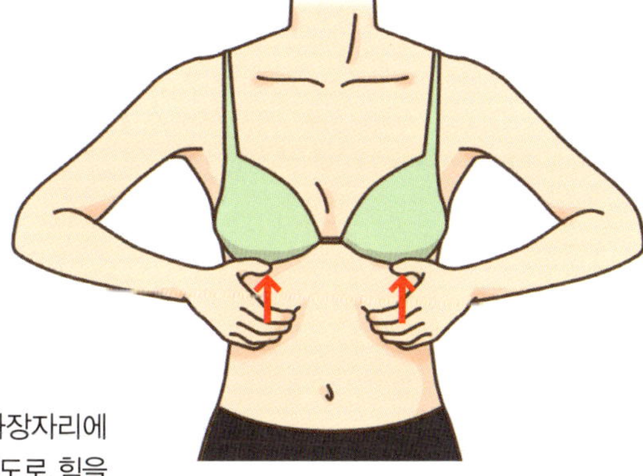

2 적당히 힘을 주어 지압한다

손가락 네 개를 구부려 갈비뼈 가장자리에
댄다. 조금 아프지만 기분 좋은 정도로 힘을
주어 위로 올리듯이 누르면서 자극한다. 너
무 세게 누르면 속이 거북해질 수 있으므로
주의한다.

엄지발가락
돌리기

온몸의 혈액순환을 촉진하고 간 기능을 활성화한다

간 기능을 좋게 하려면 간으로 신선한 혈액을 들여보내어 오래된 혈액이 빠져나오게 해야 한다. 그러려면 온몸의 혈액순환이 잘되어야 하는 데, 이를 위한 가장 쉽고도 효과적인 방법이 바로 엄지발가락을 자극하는 것이다.

엄지발가락 주변에는 간 기능을 좋게 하는 경혈과 반사구(신경이 모인 곳)가 집중돼 있어 그곳을 자극하면 혈액의 흐름이 원활해진다. 동시에 간 기능도 활성화되므로 만성 간 질환을 개선하거나 과음으로 인한 간의 부담을 줄이는 데 도움이 된다.

이때 엄지발가락을 누르거나 주무르는 것보다는 돌리는 것이 경혈을 더 강하게 자극할 수 있다. 바닥에 앉아 손가락으로 엄지발가락을 잡고 한쪽 발가락을 10~15회씩 돌리면 된다. 목욕할 때 욕조 안에서 해도 되고 잠자기 전에 하면 숙면을 취하는 데 도움이 된다. 또 그림과 같이 선 자세에서 바닥에 엄지발가락을 대고 발목을 10~15회씩 돌려도 된다. 엄지발가락을 돌릴 때 '간으로 신선한 혈액이 흘러들어가는 모습'을 머릿속에 그리면 더 큰 효과를 얻을 수 있다.

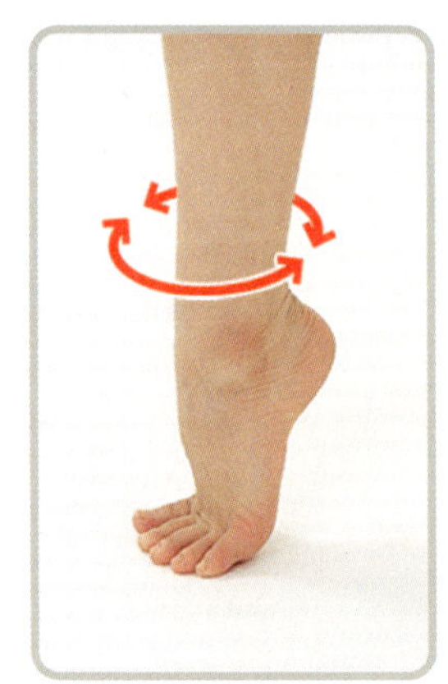

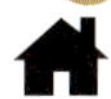

양쪽 발 합해서 20~30회 돌린다.
밤이나 잠자기 전에 하면 좋다.

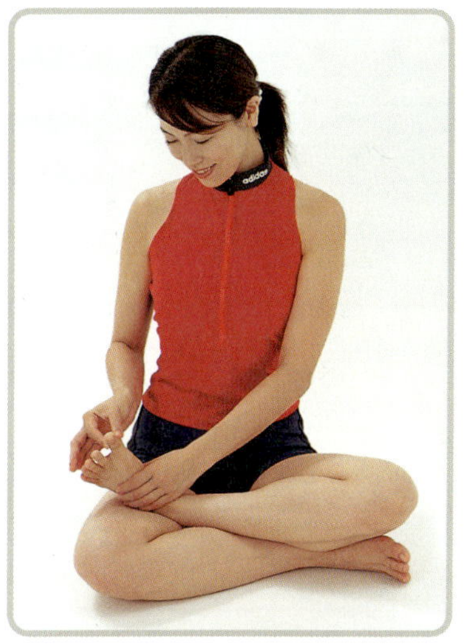

1 귀를 가볍게 잡는다

손의 온기가 귀 전체로 전해지도록 양쪽 귀
를 손바닥으로 감싸듯이 가볍게 잡는다.

■ **경혈의 위치**

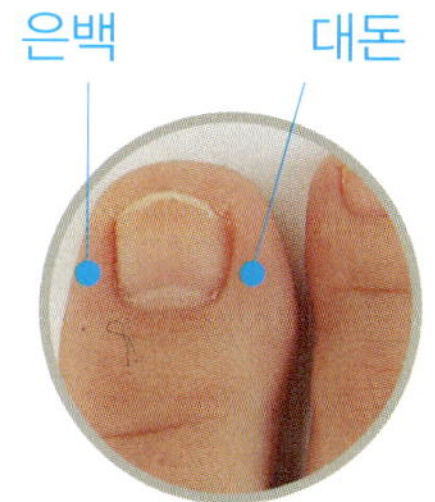

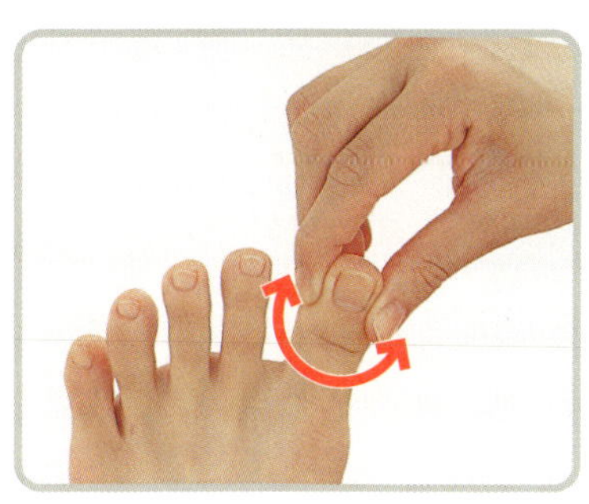

2 엄지발가락을 돌린다

한쪽 발가락을 좌우로 10~15회씩 돌
린다.

발꿈치의 경혈
자극하기

각후근을 자극하면 간 질환 예방에 도움이 된다

심장에서 나온 혈액은 온몸을 돌고 나서 다시 심장으로 돌아간다. 간은 음식물을 이용해 열을 생성하는데, 그 열을 운반하는 것도 혈액이다. 1분 동안에 혈액의 25%가 간을 지나갈 정도이므로 혈액순환은 간 기능에도 영향을 미친다.

인체에서 혈액의 흐름이 정체되기 가장 쉬운 곳은 하체, 특히 발끝이다. 손발의 끝에서는 온몸의 혈류를 조절한다. 만약 체간(몸의 중심부)의 온도가 떨어지면 우리 몸은 그곳의 열을 더 이상 다른 곳으로 뺏기지 않으려고 손발로 가는 혈류량을 떨어뜨린다.

발바닥에 있는 경혈을 자극하면 혈액순환이 잘되어 산소와 영양분이 온몸으로 운반되고 이와 동시에 몸에 쌓인 노폐물(독소)이 몸 밖으로 원활하게 배출된다. 또 경혈에 대한 자극이 장기로 전해져서 장기가 튼튼해진다.

특히 '각후근(脚後筋)'이라는 경혈을 평소에 자주 자극하면 간 기능이 좋아져서 질병을 막는 데 도움이 된다. 각후근은 발의 중심을 지나는 선을 따라가다 발꿈치 가장자리와 만나는 부분이다. 손가락이나 끝이 둥근 펜 등으로 아침저녁 10회씩 눌러준다.

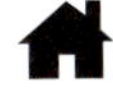

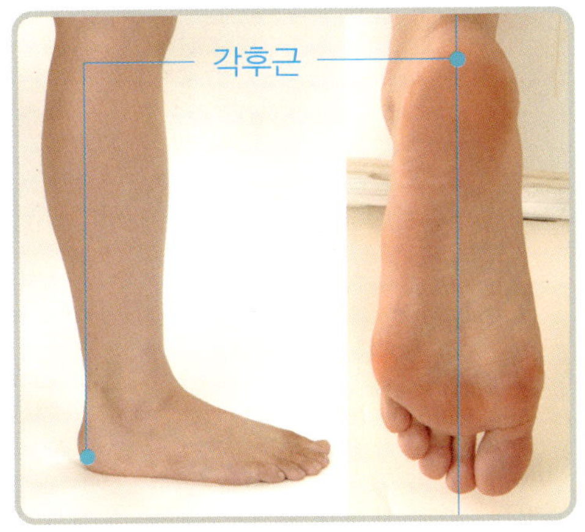

1 경혈의 위치를 확인한다

발의 중심을 지나는 선을 따라가
다 발꿈치 가장자리와 만나는 부
분이 '각후근'이다.

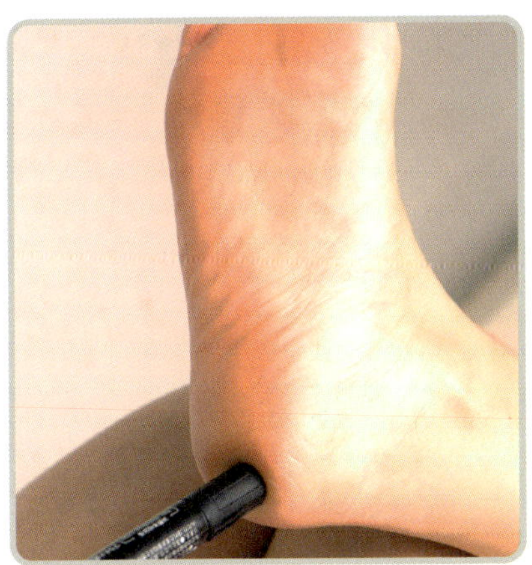

2 조금 세게 누른다

손가락이나 끝이 둥근 펜 등으
로 조금 아플 정도로 세게 누른
다. 양발을 각각 10회씩 지압한다
(1세트).

몸 비틀기 체조하기

등 근육의 긴장이 풀리고 약해진 간 기능이 회복된다

간 기능에 문제가 생기면 혈액의 흐름이 나빠진다. 이로 인해 등 전체, 그중에서도 간 뒤쪽의 근육이 많이 뭉치고 결린다. 이렇게 뭉친 근육의 긴장을 풀려면 충분히 움직여주어야 한다. 특히 근육을 수축·이완하면 근육 속의 혈관도 수축·확장되기 때문에 온몸의 혈액순환이 잘되어 근육의 긴장을 효과적으로 풀 수 있다.

이 같은 효과를 가장 간편하게 얻을 수 있는 방법이 바로 '몸 비틀기 체조'다. 의자에 앉아서 같은 동작을 반복하는 단순한 운동이지만 업무나 집안일 사이에 틈틈이 하면 뭉친 등 근육이 풀어지고 약해진 간 기능이 회복되어 이전보다 더 활발해진다.

몸을 비틀 때는 반동을 주거나 급하게 움직이면 안 된다. 천천히 크게 움직여서 등 근육이 기분 좋을 정도로 펴질 때까지 비트는 것이 요령이다. 체조를 하면서 호흡도 조절한다. 숨을 내쉬면서 천천히 몸을 비틀고 다 내쉬면 동작을 멈춘다. 하루에 20분만 해도 효과가 있다. 10분씩 2회나 5분씩 4회를 해도 된다. 중요한 것은 매일 꾸준히 하는 것이다.

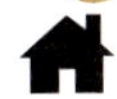

하루에 20분씩 한다.
오른쪽과 왼쪽 중 몸이 잘 돌아가지 않는 쪽을 중점적으로 하여 근육의 긴장을 푼다.

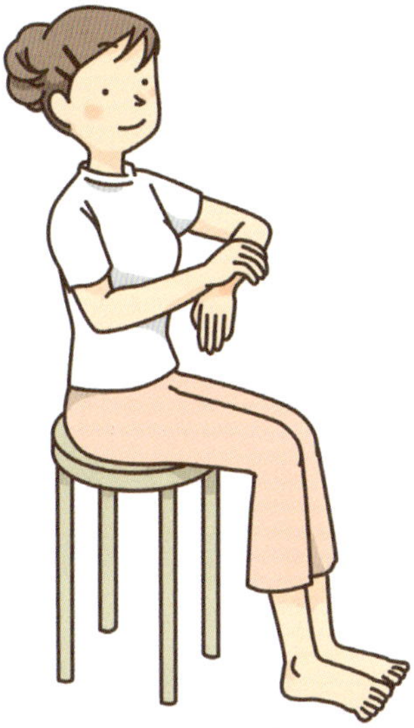

1 의자에 앉아서 오른손으로 왼쪽
손목을 잡는다.

2 숨을 내쉬면서 몸을 천천히 오른
쪽으로 크게 비튼다.

3 다시 **1**의 자세로 돌아가 반대 방
향도 똑같은 방법으로 한다.

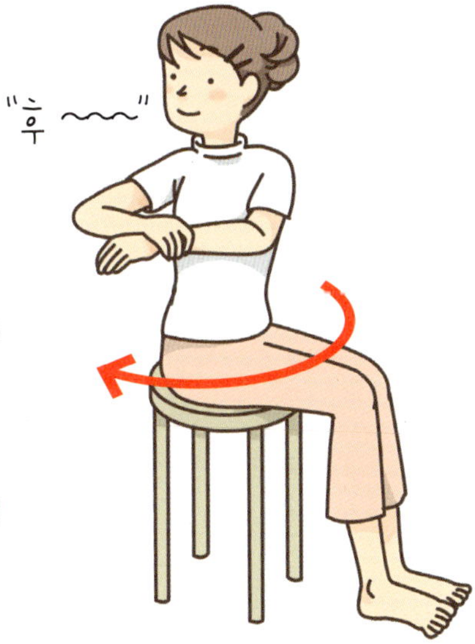

숨을 내쉬면서 몸을 비튼다.
숨을 다 내쉬면 동작을 멈춘다.

둥글게 걷기

혈액순환이 잘되어 간 기능이 좋아지며 스트레스 해소에도 도움이 된다

간 질환을 예방하려면 평소에 적절한 강도의 운동을 해야 한다. 이번에는 누구나 집 안에서 쉽게 할 수 있는 '둥글게 걷기'를 소개한다. 이름 그대로 바닥에 지름 1m 정도의 원이 그려져 있다고 상상하면서 그 위를 따라 걷는 운동이다. 원을 그리면서 둥글게 걷다 보면 균형 감각이 좋아지고 혈액순환도 잘되기 때문에 불쾌 증상을 개선하고 간 기능을 향상시키는 데 도움이 된다.

둥글게 걷기만 하는 단순한 동작이지만 10분 정도 계속하면 땀이 난다. 그러나 격렬한 운동은 아니라서 하루에 30분 정도라면 몸에 큰 부담 없이 운동 부족을 해소하고 다이어트 효과도 얻을 수 있다.

원을 그리며 반복해서 걷다 보면 잡념이 사라지고 흔히 말하는 무상무념의 상태에 가까워진다. 기분이 안정되고 마음도 편해지기 때문에 업무나 인간관계에서 비롯된 고민이나 스트레스에서 벗어날 수 있는 좋은 기회가 된다. 앞으로 하루 5분씩 둥글게 걷기로 몸과 마음의 건강을 지키도록 하자.

하루에 5~30분씩 실시한다.
바닥이 부드러운 곳에서 한다.

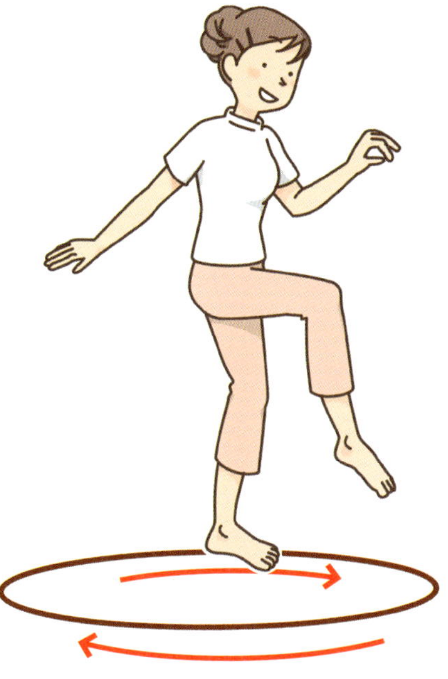

1 바닥에 지름 1m 정도의 원이 그려져 있다고 상상한다.

2 등 근육을 곧게 펴고 몸을 약간 숙인 상태에서 발끝을 보면서 원 위를 따라 걷는다.

3 양팔을 벌려 균형을 잡으면서 걷는다. 시계 방향과 반시계 방향을 같은 횟수(시간)로 걷는다.

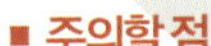

■ 주의할 점
뛰지 않는다.
구부정한 자세로 걷지 않는다.
다리를 안쪽으로 모으거나 밖으로 벌려서 걷지 않는다.
다리를 앞으로 내디딜 때는 똑바로 편다.

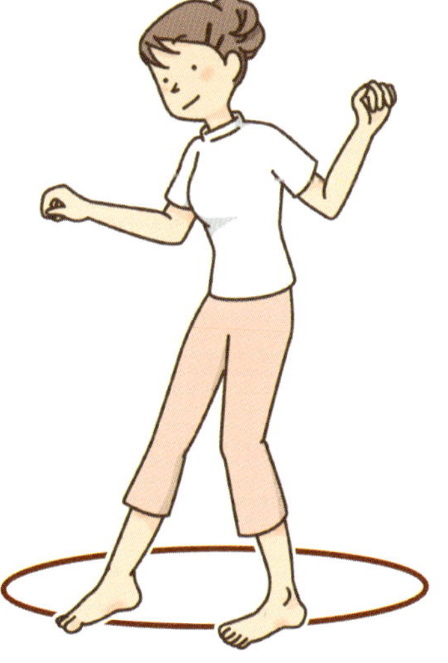

반신욕하기

신진대사가 활발해져서 간에 쌓인 지방이 쉽게 연소된다

간 기능 장애의 원인 중 80%는 지방간이다. 간에 쌓인 과도한 지방을 줄이는 가장 효과적인 방법은 바른 식생활과 적당한 운동이지만 한 가지 문제가 있다. 지방간 환자나 위험군의 대다수가 혈중 콜레스테롤이나 중성지방 수치가 높아 동맥경화나 고혈압까지 함께 앓고 있다. 이런 상태에서 익숙하지 않은 운동을 갑자기 시작하면 혈압이 급격히 오르거나 탁해진 혈액에 혈전이 생길 수 있으므로 매우 조심해야 한다.

이런 상황이라면 '반신욕'을 하는 것이 좋다. 40℃ 정도의 온수에 심장 아래의 하체만 담그는 반신욕은 안전하면서도 운동 못지않은 효과를 내기 때문에 생활습관의 하나로 삼아도 좋다. 반신욕을 하면 땀이 많이 나는데, 이때 몸에 쌓인 노폐물과 독소도 함께 배출된다. 그로 인해 혈액순환이 잘되고 신진대사도 활발해져 간에 있는 지방이 혈액을 타고 근육으로 운반되기 때문에 지방을 쉽게 연소할 수 있다. 평소에 신진대사가 원활하지 못하고 반신욕을 해도 땀이 잘 나지 않는 사람은 발한 작용을 촉진하는 입욕제 등을 이용해보는 것도 좋다.

도중에 목이 마르면 물을 마셔서 수분을 보충한다.

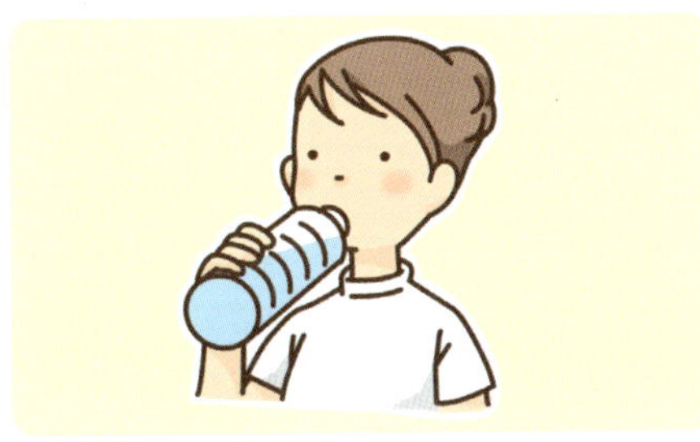

1 목욕 전에는 따뜻한 물을 한 컵 마시는 것이 좋다. 반신욕으로 땀을 흘리면 혈액 농도가 높아져 심혈관질환의 위험이 증가할 수 있으므로, 미리 수분을 보충해야 한다.

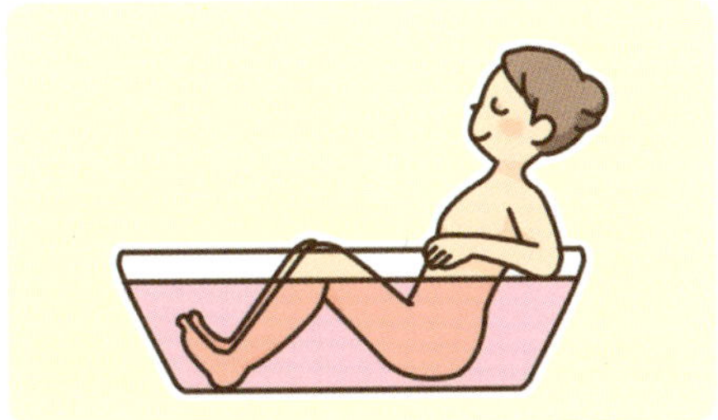

2 욕조에 몸을 담근다(5분간)

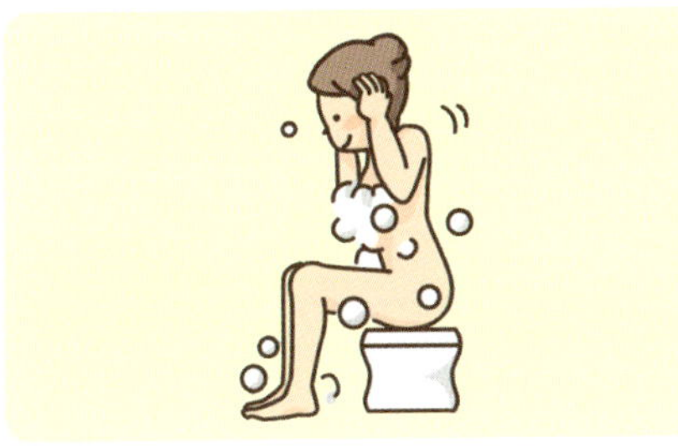

3 욕조 밖으로 나와 몸을 씻는다.

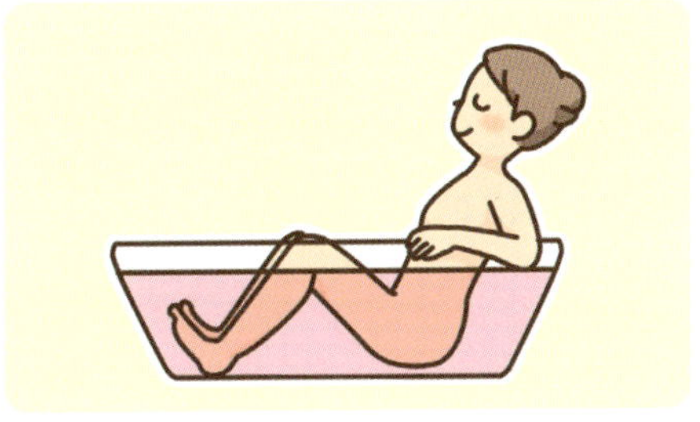

4 욕조에 몸을 담근다(5분간)

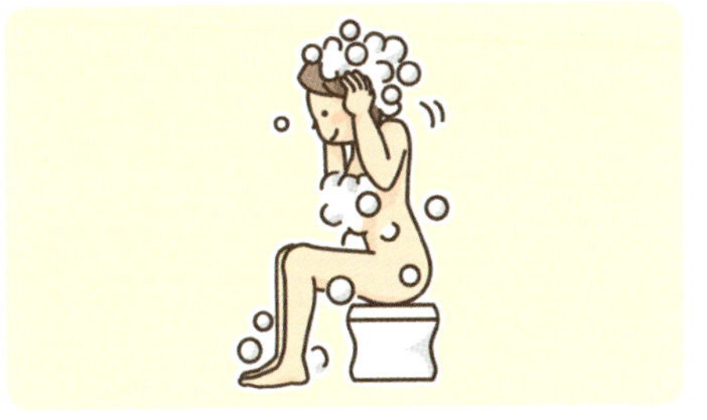

5 욕조 밖으로 나와 머리를 감는다.

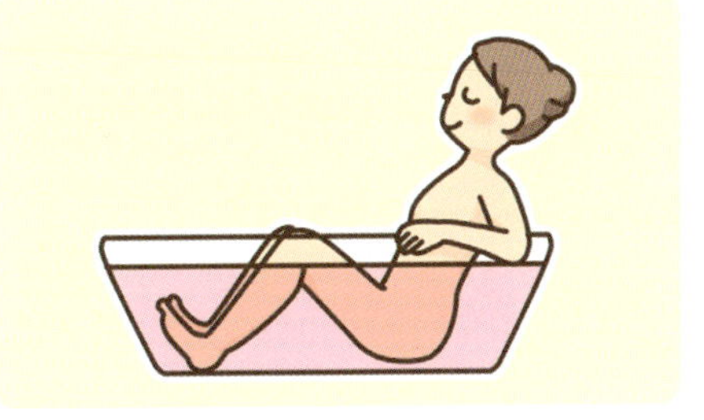

6 욕조에 몸을 담근다(5～10분간).

다리 올리고
낮잠 자기

혈액의 흐름이 활발해져서 간 기능이 활성화된다

간 질환을 예방하는 생활습관의 하나로 '다리를 올리고 낮잠'을 자보자. 다리의 위치가 높으면 혈액을 간으로 쉽게 되돌려보낼 수 있다. 보통은 심장에서 나간 혈액이 동맥을 거쳐 장기로 들어가지만 간으로 들어가는 혈액의 경로는 조금 다르다. 소화관에서 흡수한 생명의 근원 즉, 영양을 가진 혈액이 심장으로 되돌아가기 전에 간으로 흘러들어간다.

그때마다 간보다 낮은 위치에 있는 혈액은 중력을 거슬러 올라가야 하므로 정체되기가 쉽다. 다리를 위로 올리고 자세를 편하게 하면 간으로 가는 혈액의 흐름이 원활해져서 더 많은 양의 혈액이 간으로 흘러들어가므로 간 기능이 활성화된다.

그 자세만으로도 간에 좋은 효과가 있지만 이때 잠시 잠을 자면 몸과 마음의 긴장이 풀려 뇌나 다른 장기에서 간으로 혈액이 쉽게 유입된다. 또 근육이 이완되기 때문에 면역력을 떨어뜨리는 스트레스에서 벗어날 수 있다. 이처럼 다리를 올리는 자세와 낮잠은 간에 유익한 작용을 하므로 습관으로 삼아 매일 하도록 하자.

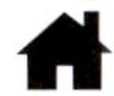

횟수와 상관없이 1회 10분씩 한다.

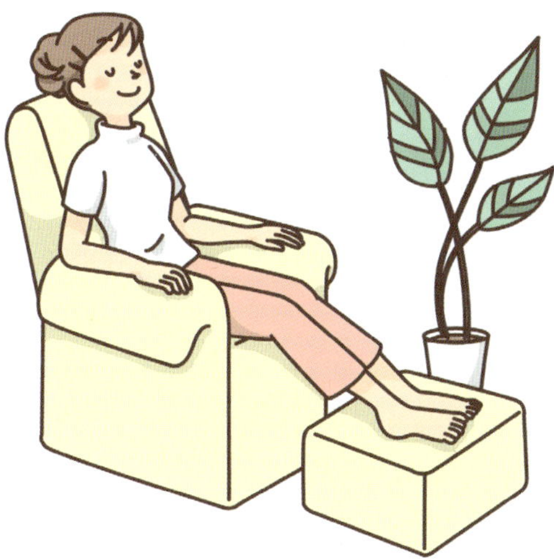

1 편한 의자와 다리를 올려둘 수 있는 받침대(높이 20~30cm)를 준비한다.

2 의자에 편안히 앉아 받침대에 다리를 올린다.

3 눈을 감고 몸에서 힘을 뺀 상태로 10분 정도 잠을 잔다.

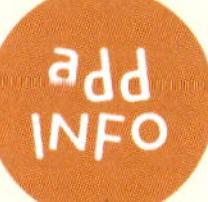

술을 마신 후에는 충분히 휴식한다

간은 해독과 대사를 담당하는 중요한 장기로, 하루 종일 쉬지 않고 기능을 수행한다. 특히 수면 중에는 전신 대사가 안정되면서 간의 회복과 재생이 보다 원활하게 이루어진다. 반대로 야근이나 음주 등으로 밤늦게까지 깨어 있으면 이러한 회복 과정이 충분히 이루어지지 않아 간 기능 저하로 이어질 수 있다. 따라서 술을 마신 후에는 무리한 활동을 피하고 충분히 휴식을 취하는 것이 바람직하다. 잠이 오지 않더라도 몸을 편안히 쉬게 하면 간의 부담을 줄이는 데 도움이 된다.

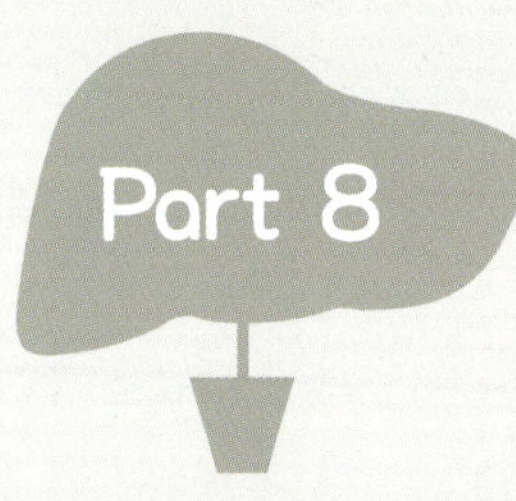

Part 8

간 질환, 가장 많이 묻는 질문에 답한다

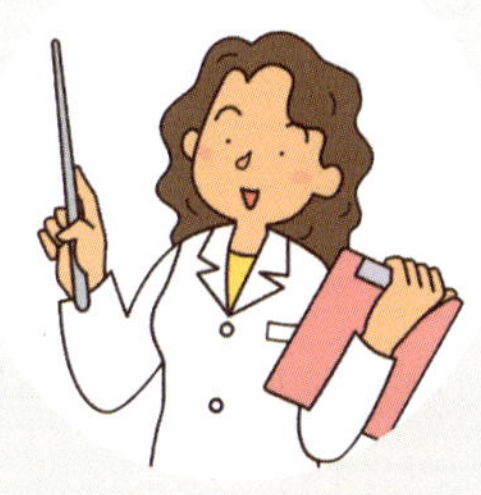

긴 질환에 대한 오해와 궁금증을 Q&A 형식으로 정리했다. 간염 환자의 생활 관리, 음주와 간 건강, 식습관 등 실생활에서 꼭 알아야 할 내용을 담았다. 이 장을 통해 간 건강 관리에 대한 정확한 기준과 실천 방법을 정리할 수 있다.

참여한 전문가들

● 나카시마 토시아키(中嶋 俊彰): 사이세카이 교토부병원 원장 · 교토부립 의과대학 임상교수
● 노무라 키주로(野村 喜重郎): 노무라소화기내과 원장

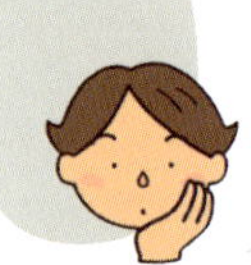

Q_간염에 걸렸을 때 지켜야 하는 생활 수칙에는 어떤 것이 있나요?

A_B형 또는 C형 간염 환자는 간에 부담을 주지 않도록 일상생활에서 주의하는 것이 중요합니다. 특히 피로와 스트레스가 쌓이지 않도록 관리해야 합니다. 육체적인 피로나 정신적인 스트레스가 지나치면 간 기능이 저하되고 면역력이 떨어져 간염이 악화되거나 재발할 수 있습니다.

이를 예방하기 위해서는 피곤할 때 곧바로 쉬고 과로나 무리를 피하는 것이 좋습니다. 또한 자신의 감정을 잘 다스려 과도한 걱정이나 불안을 줄이는 것도 중요합니다. 이러한 자기 조절은 육체적 피로와 스트레스를 완화하는 데 도움이 됩니다.

목욕은 지친 몸과 마음을 회복하는 데 도움이 됩니다. 다만 급성 간염 등으로 증상이 심한 경우에는 무리한 입욕을 피하고, 상태에 따라 담당 의사의 지시에 따르는 것이 좋습니다.

증상이 안정된 만성 간염 환자의 경우에는 목욕을 해도 무방하지만, 욕조에 오래 몸을 담그기보다는 가볍게 씻는 정도로 하는 것이 바람직하며, 가능하면 샤워를 하는 것이 좋습니다.

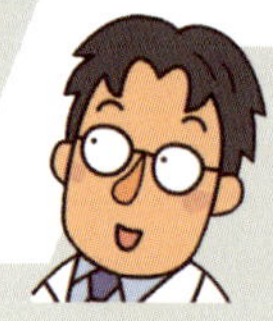

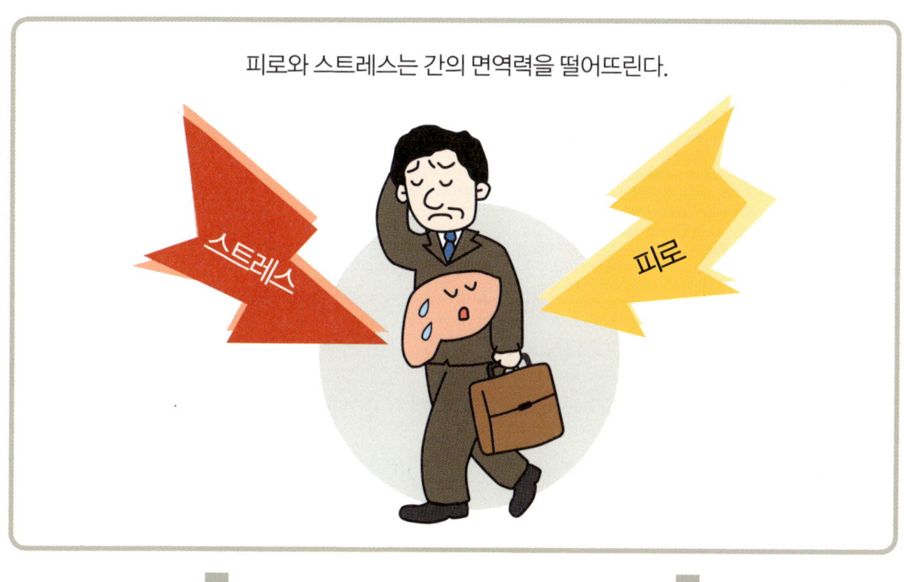

지나친 걱정이나 부정적인 생각을
내려놓고 마음을 편안하게 유지한다.

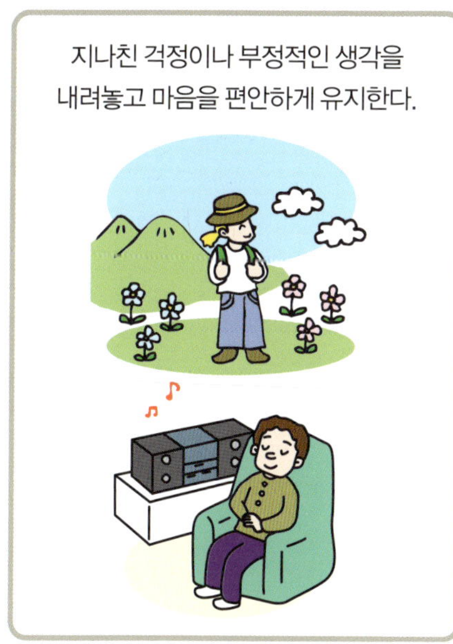

가벼운 입욕이나 샤워로
몸의 피로를 풀어준다.

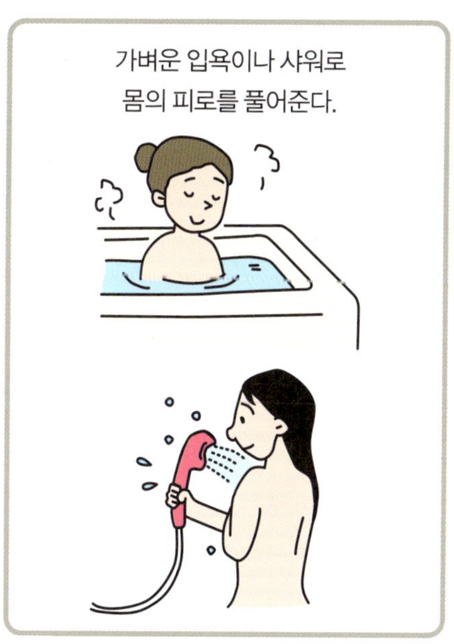

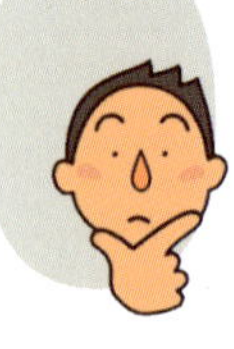

Q_비만한 사람이 살을 빼면 간이 다시 건강해질까요?

A_생활습관병의 주요 원인 중 하나는 인슐린 저항성입니다. 인슐린 저항성이란 인슐린은 충분히 분비되지만 체세포가 그 작용에 둔감해져 포도당을 제대로 이용하지 못하고 혈중 포도당 농도가 높아지는 상태를 말합니다.

비만, 운동 부족, 스트레스, 고지방식 등은 인슐린 저항성을 높이는 요인으로, 특히 내장 지방이 증가하면 간에서 인슐린의 작용이 저하될 수 있습니다.

당뇨병이 없는 C형 간염바이러스 감염자를 대상으로 한 연구에서도, 간 질환이 진행될수록 인슐린 저항성이 증가하는 경향이 나타났습니다. 이는 인슐린 저항성을 개선하는 것이 간 기능 악화를 막는 데 도움이 될 수 있음을 시사합니다.

따라서 C형 간염 환자 중 비만한 경우에는 체중을 줄이는 것이 중요합니다. 다만 단기간에 무리하게 체중을 줄이기보다는 식사요법과 운동요법을 병행하여 서서히 감량하는 것이 바람직합니다.

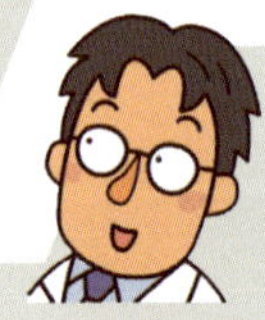

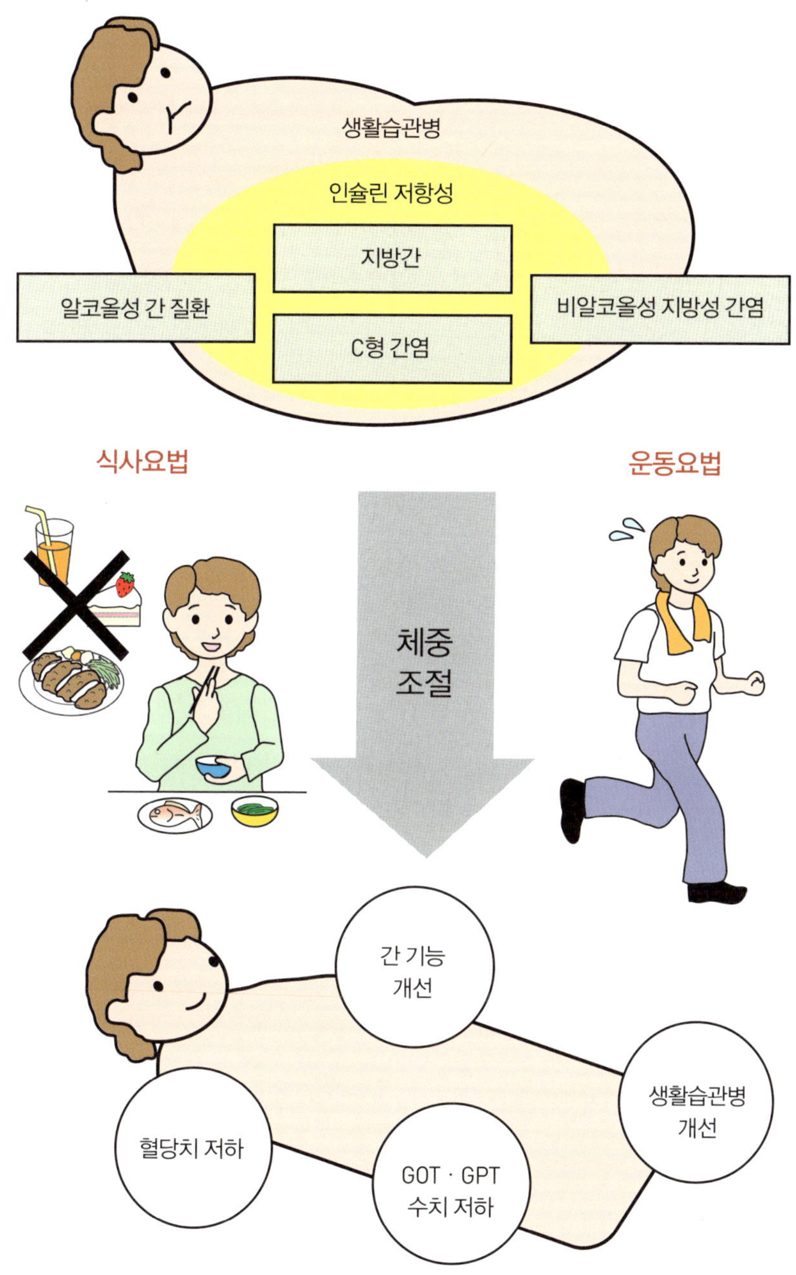
생활습관병
인슐린 저항성
지방간
C형 간염
알코올성 간 질환
비알코올성 지방성 간염
식사요법
운동요법
체중 조절
간 기능 개선
혈당치 저하
GOT · GPT 수치 저하
생활습관병 개선

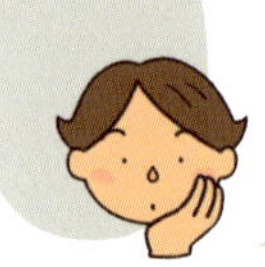

Q_간염이 있을 때 감기와 변비를 조심해야 하는 이유는 무엇입니까?

A_바이러스성 간염이 있을 때는 간 기능이 저하될 수 있으므로 전신의 면역 기능에도 영향을 줄 수 있습니다. 이런 상태에서 감기에 걸리면 몸에 부담이 커져 간염 증상이 악화될 수 있으므로 주의하는 것이 좋습니다.

변비 역시 간 건강에 좋지 않은 영향을 줄 수 있습니다. 변비가 지속되면 장내에서 생성된 암모니아 등의 물질이 혈액을 통해 간으로 운반되어 해독 과정을 거치게 됩니다. 그러나 간 기능이 저하된 상태에서는 이러한 물질이 충분히 처리되지 못할 수 있습니다.

특히 간 기능이 많이 저하된 상태에서는 이러한 물질이 체내에 축적되어 의식 변화나 행동 이상을 일으키는 간성뇌증으로 진행될 수 있으므로 주의가 필요합니다.

따라서 간 질환이 있을 때는 평소 식이섬유가 풍부한 채소와 해조류를 충분히 섭취하고, 수분을 충분히 보충하여 변비를 예방하는 것이 중요합니다. 변비가 지속될 경우에는 담당 의사와 상의하여 적절한 치료를 받는 것이 바람직합니다.

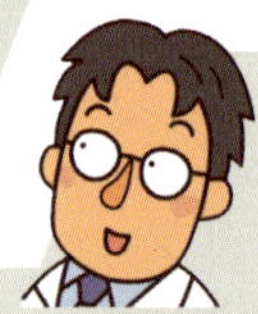

1. 아침에 일어나면 물을 충분히 마신다.
→ 장을 자극해 활동을 시작하는 데 도움이 된다.

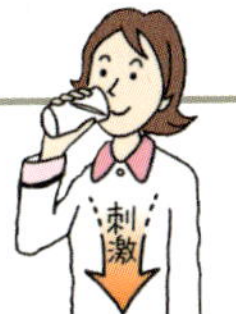

2. 아침 식사 때 채소로 만든 나물이나 조림 등을 먹는다.
→ 식이섬유가 배변 활동을 촉진하는 데 도움이 된다.

3. 매일 요구르트 등 유산균이 포함된 식품을 섭취한다.
→ 장내 유익균이 늘어나 장운동에 도움이 될 수 있다.

4. 변의가 없더라도 규칙적으로 변기에 앉는 습관을 들인다.
→ 일정한 시간에 배변을 시도하는 것이 중요하다.

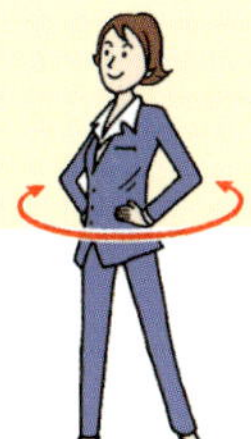

5. 틈틈이 서서 허리를 돌린다.
→ 장의 움직임을 촉진하는 데 도움이 될 수 있다.

6. 하루 세끼를 규칙적으로 먹고 과도한 간식은 피한다.
→ 식사량이 부족하면 변의 양도 줄어들어 변비가 심해질 수 있다.

7. 하루에 15분 정도 걷는 등 가벼운 운동을 한다.
→ 스트레칭이나 복근 운동을 함께 하면 더 도움이 된다.

8. 저녁 식사는 잠자기 3시간 전까지 마친다.
→ 소화와 체중 관리에 도움이 된다.

9. 목욕할 때 아랫배를 마사지한다.
→ 배꼽을 중심으로 부드럽게 마사지하면 장운동에 도움이 될 수 있다.

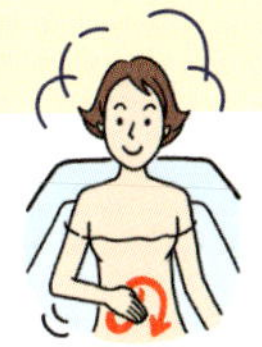

10. 충분한 수면을 취한다.
→ 장의 리듬을 유지하고 스트레스 완화에 도움이 된다.

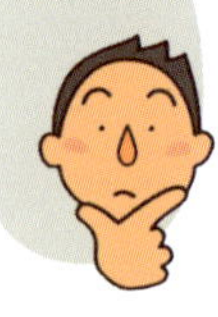

Q_도저히 술을 끊을 수 없을 때는 어떻게 해야 하나요?

A_다시 한번 강조하지만 음주와 흡연은 간에 해로운 영향을 줄 수 있습니다. 일본 국립암센터의 조사에 따르면 매일 음주와 흡연을 하고 녹황색 채소가 부족한 육류 위주의 식사를 하는 사람은, 음주와 흡연을 하지 않고 균형 잡힌 식사를 하는 사람에 비해 암 발생 위험이 높아지는 것으로 보고된 바 있습니다.

간 질환의 상태에 따라 반드시 금주가 필요한 경우도 있고, 제한적인 범위 내에서 음주가 허용되는 경우도 있습니다. 스스로 조절하기 어렵다면 담당 의사와 상의하여 허용 가능한 음주량을 확인하는 것이 중요합니다.

술을 마실 때는 공복 상태를 피하고, 단백질이나 채소를 함께 섭취하여 위와 간에 가해지는 부담을 줄이는 것이 도움이 됩니다.

특히 간경변증 환자의 경우 식도나 위에 정맥류가 생길 수 있으며, 음주로 인해 혈압이 상승하거나 구토가 발생하면 정맥류가 파열되어 심각한 출혈로 이어질 수 있으므로 주의해야 합니다.

또한 알코올 도수가 높은 술을 희석하지 않고 마시는 것은 간에 부담을 줄 수 있으므로 피하는 것이 바람직합니다. 음주를 하게 되는 경우에는 자신의 상태를 잘 살피고, 무리하지 않는 범위에서 조절하는 것이 중요합니다.

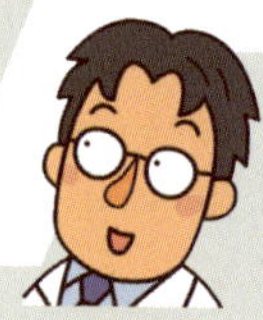

간 질환	알코올 허용량	알코올 허용 일수
(급성기) 급성간염	금지	0회
(회복기) 급성간염	하루 180㎖까지	주 2~3회
(활동기) 만성간염	금지	0회
(비활동기) 만성간염	하루 180㎖까지	주 2~3회
(대상기) 간경변증	하루 180㎖까지	주 2~3회
(비대상기) 간경변증	금지	0회
지방간	하루 180㎖까지	주 2회까지

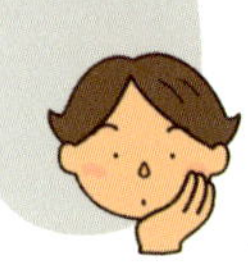

Q_B형 간염바이러스 보유자도 간염이 생기거나 악화될 수 있나요?

A_B형 간염바이러스에 감염되면 HBs항원이라고 불리는 바이러스의 단백질이 혈액에서 검출됩니다. 이러한 상태가 6개월 이상 지속되는 경우를 'B형 간염바이러스 보유자'라고 합니다.

보유자라고 하더라도 간염이 항상 안정된 상태로 유지되는 것은 아니며, 개인의 면역 상태나 경과에 따라 간염이 발생하거나 악화될 수 있습니다. 일부는 면역 작용에 의해 바이러스 활동이 억제되어 증상이 없는 비활동(비증식)성 보유자 상태를 유지하기도 합니다.

과거에는 HBe항원이 음성으로 전환되고 HBe항체가 양성으로 바뀌는 '혈청 전환'이 중요한 치료 목표로 여겨졌습니다. 그러나 이후에는 혈청 전환이 이루어진 뒤에도 간염이 다시 활성화되거나 간경변증으로 진행되는 경우가 확인되었습니다.

이와 함께 면역력이 저하되는 경우에는 억제되어 있던 바이러스가 다시 활성화되면서 간염이 급격히 악화될 수 있습니다. 특히 스테로이드제, 항암제, 면역억제제 등을 사용하는 경우에는 이러한 재활성화가 일어날 수 있으므로 주의가 필요합니다. 드물게는 전격성 간염으로 진행되는 경우도 있습니다. 한편 혈청 B형 간염바이러스 수치(HBV-DNA)가 높은 경우에는 간 질환이 악화될 위험이 높아질 수 있습니다.

따라서 B형 간염바이러스 보유자는 증상이 없더라도 방심하지 말고, 정기적인 검사를 통해 간 상태를 지속적으로 확인하고 관리하는 것이 중요합니다.

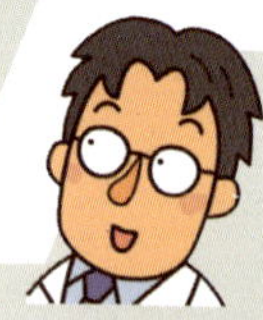

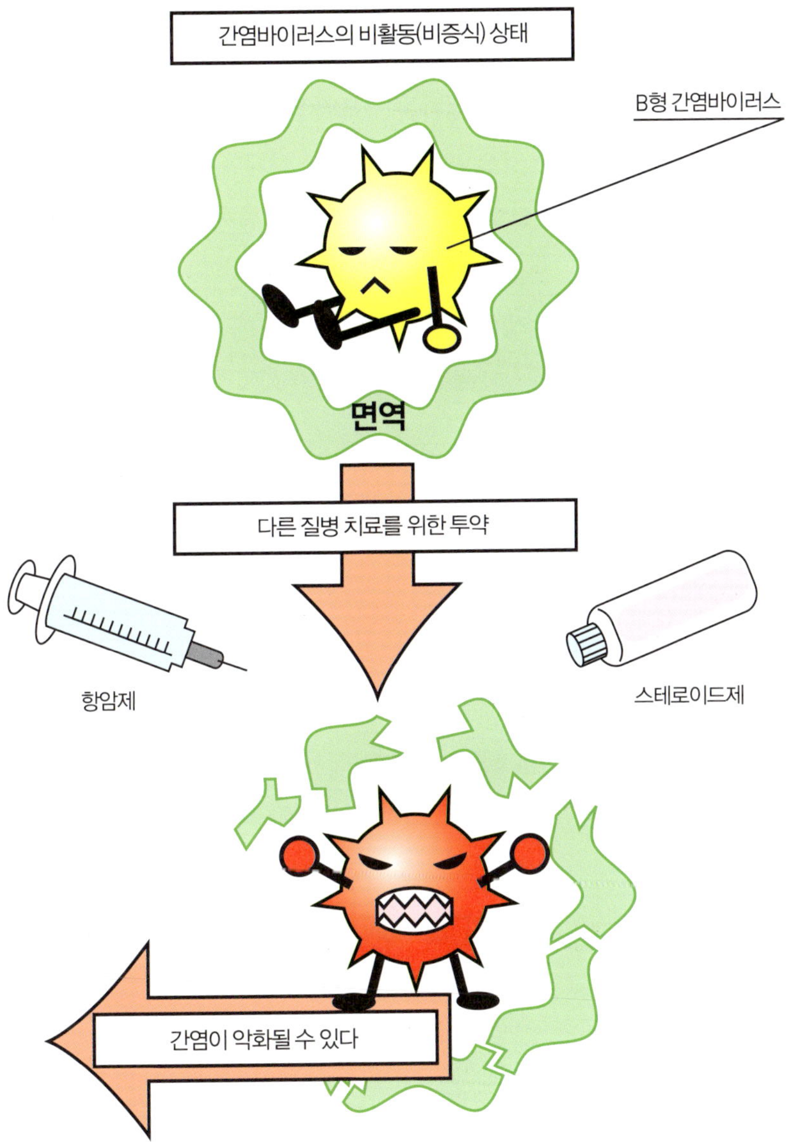

면역력이 저하되면 억제되어 있던 바이러스가 다시 활성화되면서 간염이 악화될 수 있으며, 드물게 전격성 간염으로 진행될 수 있다. 이러한 재활성화는 다른 질병 치료를 위해 사용하는 스테로이드제, 항암제, 면역억제제 등에 의해 유발될 수 있다.

_간염 환자도 성생활과 임신·출산을 해도 괜찮은가요?

A_바이러스성 간염 환자나 보유자는 결혼을 앞두고 상대에게 자신의 건강 상태를 어떻게 설명해야 할지 고민하는 경우가 많습니다. B형 간염바이러스는 성 접촉을 통해 전염될 수 있으므로, 가능한 한 상대에게 미리 알리고 이해를 구하는 것이 중요합니다. 필요하다면 담당 의사와 함께 상담을 받는 것도 도움이 됩니다.

간 질환이 있을 때는 성생활도 자신의 건강 상태에 맞게 조절해야 합니다. 일반적으로 증상이 안정된 상태에서는 큰 문제가 되지 않지만, 간 기능이 저하되어 있거나 황달, 심한 피로 등이 있는 경우에는 무리가 되지 않도록 주의하는 것이 좋습니다.

C형 간염의 경우 성 접촉을 통한 감염 위험은 비교적 낮은 것으로 알려져 있으나, 출혈이 있는 상황에서는 감염 가능성이 있으므로 주의가 필요합니다. B형 간염 환자도 상대방에게 항체(HBs항체)가 형성되어 있다면 감염 위험은 크게 낮아집니다. 다만 항체가 없는 경우에는 예방접종을 통해 항체가 형성된 이후에 성생활을 하는 것이 안전합니다.

임신과 출산도 대부분 가능하지만, 바이러스의 종류와 상태에 따라 태아에게 전염될 수 있으므로 전문의와 상담이 필요합니다. C형 간염의 경우 태아에게 전염될 가능성은 비교적 낮은 편이며, B형 간염의 경우에는 출생 직후 면역글로불린과 백신을 투여함으로써 감염을 예방할 수 있습니다.

따라서 간염 환자나 보유자는 자신의 상태를 정확히 알고, 정기적인 진료와 상담을 통해 성생활과 임신·출산을 계획하는 것이 중요합니다.

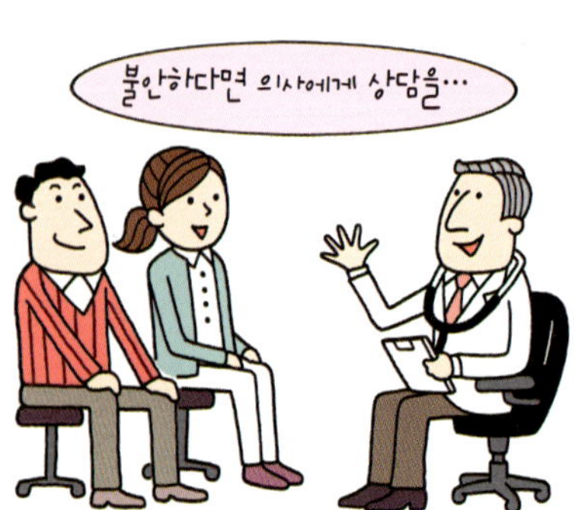

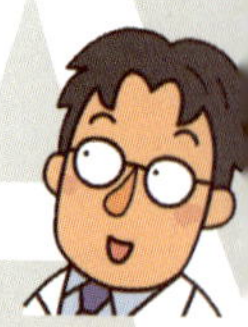

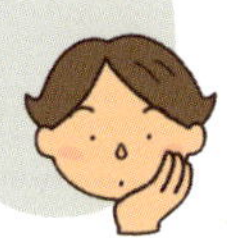

Q_ 약으로 인해 간에 장애가 일어나는 경우도 있나요?

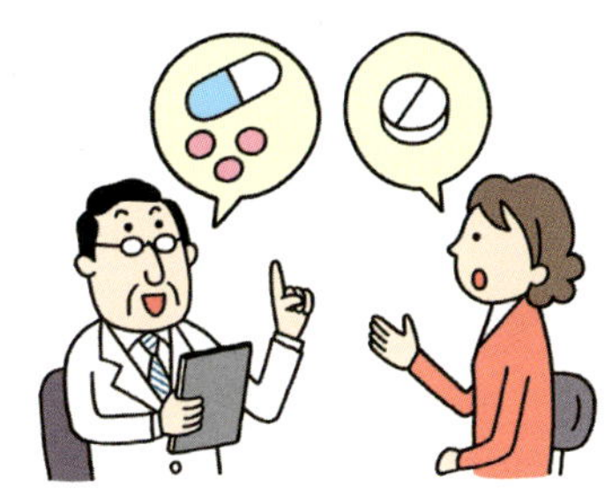

A_ 우리가 복용하는 약은 대부분 간에서 분해·해독된 후 몸 밖으로 배출됩니다. 그러나 약효가 강하거나 여러 약을 장기간 복용할 경우 간에 부담이 될 수 있으며, 심한 경우에는 '약제성 간 장애'가 발생하기도 합니다.

약으로 인해 간 장애가 생기는 원인은 크게 두 가지로 나눌 수 있습니다. 약은 염증 등을 치료하기 위한 화합물이지만, 우리 몸에서는 이물질로 인식될 수 있기 때문에 간에서 이를 분해·해독하는 과정에서 부담이 커질 수 있습니다. 특히 약의 용량이 많거나 여러 약을 함께 복용하는 경우에는 간에 무리가 갈 수 있습니다.

또 다른 원인은 약물로 인해 알레르기 반응이 일어나는 경우입니다. 알레르기는 일종의 과민성 면역반응으로, 이로 인해 간에 추가적인 손상이 생길 수 있습니다.

그중에서도 항생제나 진통제, 당뇨병 치료제 등 일부 약물은 간에 부담을 줄 수 있으므로 주의가 필요합니다. 이러한 약물은 효과가 강한 만큼 올바른 용법을 지키는 것이 중요하며, 임의로 복용량을 늘리거나 장기간 사용하는 것은 피해야 합니다. 약물로 인한 간 손상을 예방하려면 담당 의사의 처방과 지시에 따라 복용하고, 임의로 약을 추가하거나 중단하는 것은 피해야 합니다.

또한 약을 복용한 상태에서 음주를 하는 것은 주의가 필요합니다. 알코올은 간의 해독 기능에 영향을 주어 약물 대사를 늦출 수 있으며, 경우에 따라 부작용이 더 강하게 나타날 수 있습니다. 특히 수면제나 일부 신경계 약물과 함께 음주할 경우 위험할 수 있습니다.

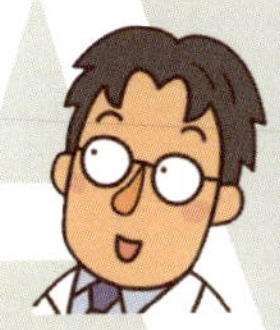

급성·만성 간염 환자는 현재 자신의 상태에 맞게 처방된 약 외에는 복용에 더욱 신중해야 하며, 다른 질환으로 치료를 받고 있다면 복용 중인 약에 대한 정보를 담당 의사에게 빠짐없이 알려야 합니다. 평소 자신이 어떤 질병으로 어떤 약을 복용하는지, 약 이름과 복용 횟수 등을 기록해두는 것도 안전한 약물 관리에 도움이 됩니다.

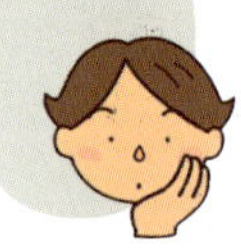

Q _ 간염바이러스의 전염을 막으려면 어떤 점에 주의해야 할까요?

A _ 간염바이러스의 전염을 막기 위해서는 혈액이 묻을 수 있는 물건을 위생적으로 관리하는 것이 가장 중요합니다. 기본적인 생활 위생을 잘 지키는 것만으로도 대부분의 감염은 예방할 수 있습니다.

B형 간염바이러스는 침이나 체액에도 존재할 수 있지만, 혈액에 비해 양이 매우 적어 일상적인 식사나 가벼운 접촉을 통해 전염되는 경우는 거의 없습니다. 따라서 한 그릇의 음식을 함께 먹거나 같은 공간에서 생활하는 것만으로 감염될 가능성은 매우 낮습니다.

다만 면도기, 손톱깎이, 칫솔 등 혈액이 묻을 수 있는 개인 위생용품은 함께 사용하지 않도록 주의해야 합니다. 이러한 물건은 반드시 개인별로 구분해 사용하는 것이 좋습니다. 세탁물은 함께 세탁해도 문제가 없지만, 혈액이 묻은 경우에는 별도로 세탁하고 충분히 세척·소독하는 것이 바람직합니다.

가족 중 B형 간염바이러스 보유자가 있는 경우에는 예방접종을 통해 항체를 형성하는 것이 가장 확실한 예방법입니다. 또한 C형 간염의 경우에도 일상적인 접촉으로 전염되는 경우는 드물며, 출혈을 동반한 상황에서의 접촉을 피하는 것이 중요합니다.

결론적으로 간염바이러스는 일상적인 생활 접촉으로 쉽게 전염되는 질환이 아니므로, 과도하게 걱정하기보다 올바른 위생 습관과 예방조치를 실천하는 것이 중요합니다.

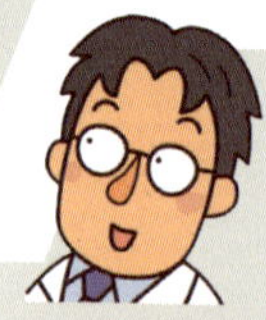

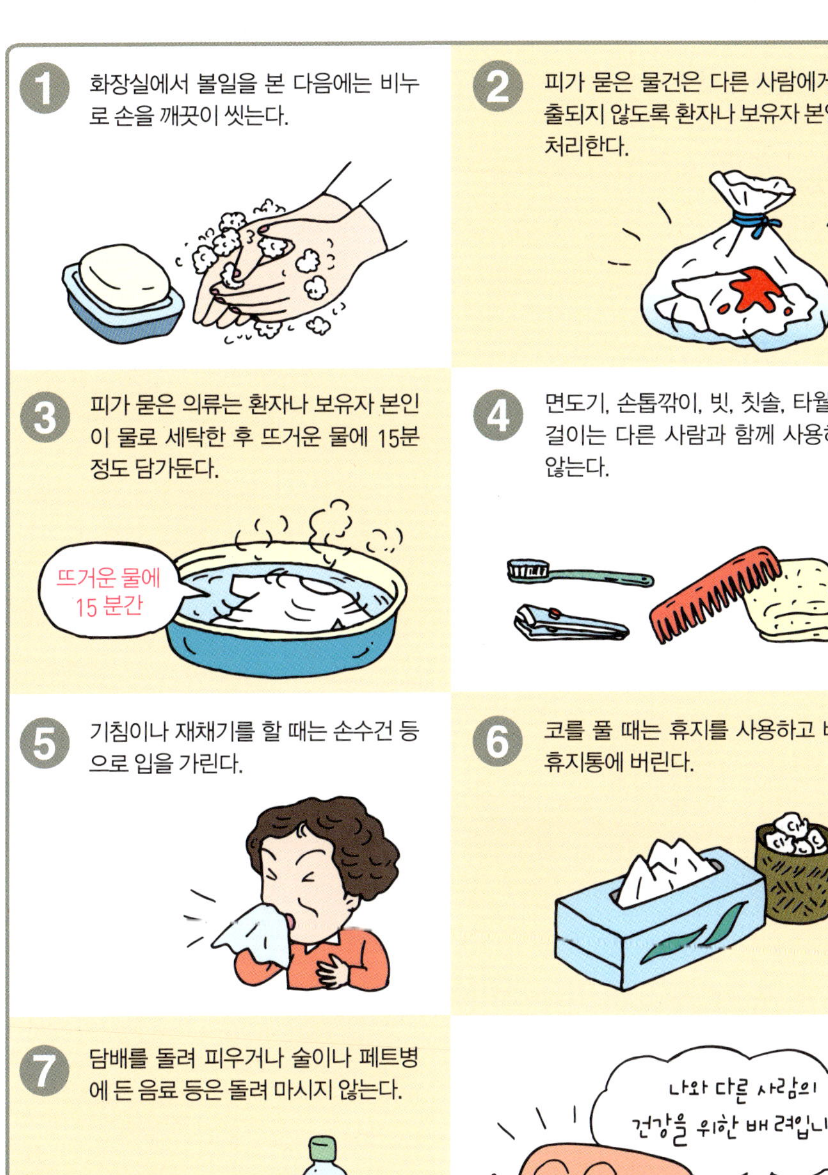

1 화장실에서 볼일을 본 다음에는 비누로 손을 깨끗이 씻는다.

2 피가 묻은 물건은 다른 사람에게 노출되지 않도록 환자나 보유자 본인이 처리한다.

3 피가 묻은 의류는 환자나 보유자 본인이 물로 세탁한 후 뜨거운 물에 15분 정도 담가둔다.

4 면도기, 손톱깎이, 빗, 칫솔, 타월, 귀걸이는 다른 사람과 함께 사용하지 않는다.

5 기침이나 재채기를 할 때는 손수건 등으로 입을 가린다.

6 코를 풀 때는 휴지를 사용하고 바로 휴지통에 버린다.

7 담배를 돌려 피우거나 술이나 페트병에 든 음료 등은 돌려 마시지 않는다.

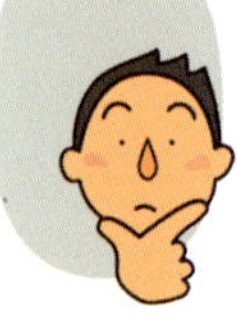

Q_어떤 식품이 간에 부담을 주나요?

A_보존료, 착색료, 인공감미료 등 식품첨가물이 많이 들어간 식품은 과다 섭취할 경우 간에 부담을 줄 수 있습니다. 또한 오래되어 산화된 기름은 공기 중의 산소와 결합해 과산화지질을 형성하는데, 이러한 물질 역시 건강에 바람직하지 않습니다.

과일이나 채소에 묻어 있는 농약은 세척을 통해 상당 부분 제거할 수 있지만, 완전히 없애기 어려운 경우도 있어 주의가 필요합니다. 이처럼 산화된 기름이나 잔류 농약 등은 간에서 해독 과정을 거치므로 과도한 섭취는 부담이 될 수 있습니다.

간에 부담을 줄 수 있는 식품이나 물질의 섭취를 줄이기 위한 방법은 다음과 같습니다.

- 시판 도시락이나 반찬을 구입할 때는 식품 표시를 확인해 첨가물이 적은 제품을 선택한다.
- 햄, 소시지, 어묵 등 가공식품은 과도하게 자주 섭취하지 않도록 한다.
- 볶음이나 튀김처럼 기름을 많이 사용하는 음식은 하루 섭취량을 적절히 조절한다.
- 채소와 과일은 흐르는 물에 충분히 씻어 섭취한다.
- 식재료는 가능한 한 신선한 것을 선택하고, 보관 상태에도 주의를 기울인다.

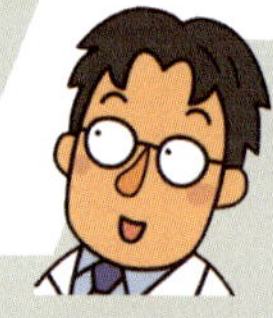

첨가물이 많이 들어간 식품

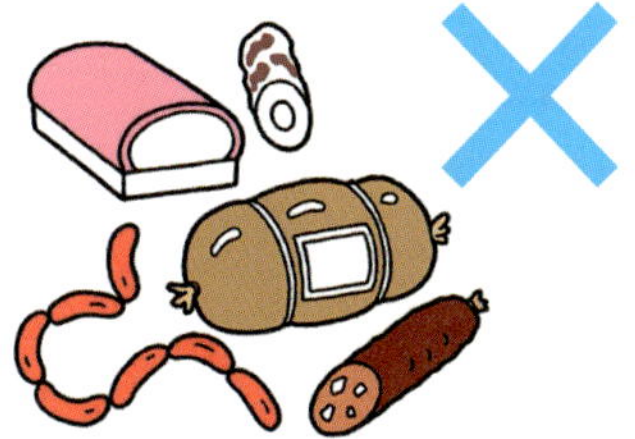

유통기한을 넘긴 과자나 인스턴트라면

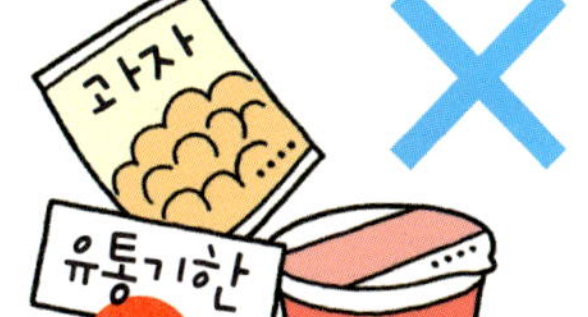

오래되어 산화된 기름

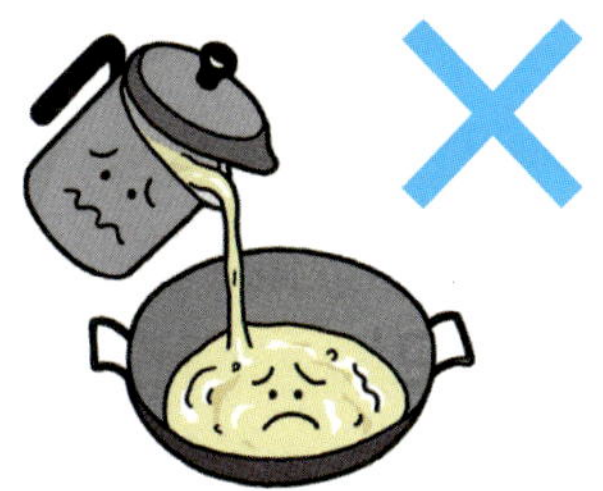

농약을 많이 사용한 채소나 과일

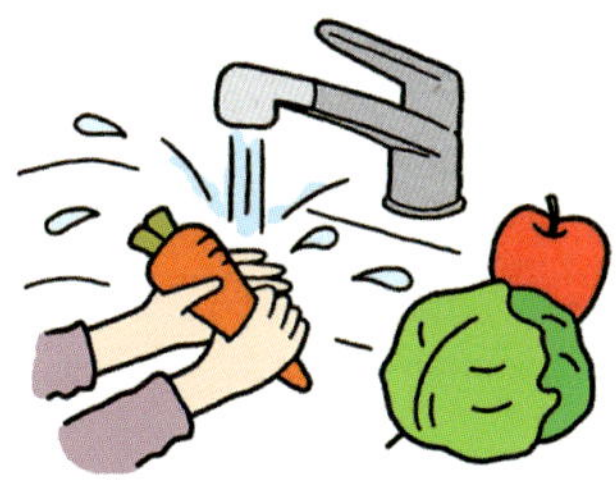

건강기능식품을 이용하기 전에는 반드시 의사와 상담하는 것이 중요하다

환자가 임의로 건강기능식품을 복용하는 것에 대해 의사가 신중한 태도를 보이는 데에는 그만한 이유가 있다. 병원에서 처방되는 의약품은 많은 환자를 대상으로 유효성과 안전성이 검증되어 있으며, 복용 후 중대한 부작용이 발생하면 이를 보고하고 관리하는 체계도 갖추어져 있다.

반면 건강기능식품은 일정한 기준에 따라 관리되기는 하지만, 의약품에 비해 임상 근거와 부작용 관리 체계가 제한적인 경우가 많다. 이 때문에 예상하지 못한 부작용이나 건강에 미치는 영향을 충분히 파악하기 어려울 수 있다.

특히 건강기능식품에 포함된 성분이 현재 복용 중인 약과 상호작용을 일으킬 경우, 약효가 떨어지거나 반대로 부작용이 증가하는 등 위험한 상황이 발생할 수 있다. 따라서 건강기능식품을 이용할 때는 스스로 판단하지 말고, 반드시 담당 의사와 상담한 후 결정하는 것이 바람직하다.

'내 몸의 화학공장', 오래도록 무탈하고 안전하기를

신체 부위 가운데 '간'만큼 속담이나 비유적인 표현에 자주 등장하는 장기가 또 있을까. 겉으로 보이지도 않고 만져지지도 않지만, 때로는 '콩알만 해졌다'거나 '부었다'고 말하곤 한다. 그중에는 실제 생물학적 특성과 맞닿아 있는 표현도 적지 않다고 하니 더욱 흥미롭다. 어쩌면 가끔씩 쓰리고 뒤틀리며 존재를 알리는 위나 장뿐 아니라, 웬만해서는 신호를 보내지 않는 간까지도 잘 돌보라는 뜻이 담겨 있는 말들인지도 모른다.

그런데 이 책을 번역하기 전까지, 나는 부끄럽게도 '간이 나쁜 사람'이 따로 있다고 막연히 생각해왔다. 더 솔직히 말하면 간이 이렇게 크고 무거운 장기인지, 또 이처럼 많은 일을 맡고 있는지조차 제대로 알지 못했다. 돌이켜보면 간의 묵묵함과 성실함을 당연한 것으로 여기고, 술을 마실 때가 되어서야 겨우 떠올리곤 하지 않았던가. 그러고도 다음날의 피로를 과음이 아니라 간 탓으로 돌리며, 정작 그 수고로움에는 무심했던 셈이다. 집안의 대소사를 맡겨놓고도 고마워하기는커녕, 당연하게 부려왔던 것과 다르지 않았다.

이 책의 39명의 저자는 각자의 전문 분야에서 쌓아온 지식과 경험을 바탕으로, 간 질환을 예방하고 치료하며 일상에서 간을 건강하게 지키는 방법을 구체적으로 알려준다. 간이 우리 몸에서 어떤 역할을 하는지, 그 기능이 어떻게 방해받아 병으로 이어지는지 차근차근 설명하고, 매일의 식탁에서 실천할 수 있는 식품 선택과 섭취 방법, 그리고 다양한 레시피를 제시한다. 여기에 더해 간 기능을 돕는 간단한 체조와 경혈 자극법까지 소개하며, 간의 수고로움과 소중함을 자연스럽게 깨닫게 한다. 또한 간 건강에 대한 막연한 불안을 덜고 잘못된 인식을 바로잡아, 보다 적극적으로 건강을 관리할 수 있도록 돕는다.

우리는 종종 몸이 보내는 신호를 무시한 채 무리하게 달리다가, 질병이라는 벽에 부딪히고 나서야 급히 멈추곤 한다. 이런 과속과 급제동의 습관은 운전뿐 아니라 건강관리에서도 흔히 반복된다. 간이 지닌 강인함이 앞으로도 제 역할을 다할 수 있도록, 혹여 침묵하더라도 완전히 말을 잃는 일이 없도록, 이 책에서 얻은 지식과 식습관, 생활 습관을 일상에서 꾸준히 실천해보자.

쉬지 않고 영양소를 대사하고 수많은 유해물질을 해독하는 '내 몸의 화학공장'이 오래도록 무탈하고 안전할 수 있도록, 오늘도 몸을 살피고 돌보는 일을 게을리하지 말자.

_ 윤혜림

ㄱ

ㄴ

ㄷ

ㅁ

ㅂ

ㅅ

옮긴이_ 윤혜림

서울대학교 건축학과를 졸업했다. 일본 교토대학에서 건축학 전공으로 공학석사 학위를 받고, 동 대학에서 건축환경공학 전공으로 공학박사 학위를 받았다. 한국표준과학연구원에서 일했고, 지금까지 전공과 관련하여 5권의 책을 내고 7권의 책을 옮겼다.

《암도 막고 병도 막는 항산화 밥상》, 《콜레스테롤 낮추는 밥상》, 《면역력을 높이는 밥상》, 《혈압을 낮추는 밥상》, 《나에게 꼭~ 맞는 면역강화 밥상》, 《암 환자를 살리는 항암 보양 식탁》, 《노화는 세포건조가 원인이다》, 《내장지방을 연소하는 근육 만들기》, 《근육 만들기》, 《세로토닌 뇌 활성법》, 《면역력을 높이는 장 해독법》, 《생활 속 면역 강화법》, 《부모가 높여주는 내 아이 면역력》, 《면역력을 높이는 생활》, 《나를 살리는 피, 늙게 하는 피, 위험한 피》, 《내 몸 안의 숨겨진 비밀, 해부학》, 《내 아이에게 대물림되는 엄마의 독성》을 비롯한 건강서와 자기계발서 《잠자기 전 5분》, 《코핑》, 자녀교육서 《엄마의 자격》 등을 번역했다.

좋은 책의 첫 번째 독자로서 누리는 기쁨에 감사하며, 번역을 통해 서로 다른 글을 잇는 다리를 놓아 저자의 지식과 마음을 독자에게 충실히 전달하려 한다.

간을 살리는 밥상

최신 개정판 1쇄 인쇄 | 2026년 4월 20일
최신 개정판 1쇄 발행 | 2026년 4월 27일

지은이 | 주부의벗사
감수 | 이동수 · 김기욱
옮긴이 | 윤혜림
펴낸이 | 강효림

편집 | 곽도경
디자인 | 주영란 · 지유

용지 | 한서지업㈜
인쇄 | 한영문화사

펴낸곳 | 도서출판 전나무숲 檜林
출판등록 | 1994년 7월 15일 · 제10-1008호
주소 | 10544 경기도 고양시 덕양구 으뜸로 130
            위프라임트윈타워 810호
전화 | 02-322-7128
팩스 | 02-325-0944
홈페이지 | www.firforest.co.kr
이메일 | forest@firforest.co.kr

ISBN | 979-11-93226-73-5 (13510)